全国中医药行业高等职业教育"十二五"规划教材

妇 产 科 学

（供中医学、临床医学专业用）

主　编　陈丽娟（黑龙江中医药大学佳木斯学院）

副主编　宋桂红（山东中医药高等专科学校）

　　　　陈英德（辽东学院）

编　委（以姓氏笔画为序）

　　　　王运贤（南阳医学高等专科学校）

　　　　杨祖艳（保山中医药高等专科学校）

　　　　宋桂红（山东中医药高等专科学校）

　　　　陈丽娟（黑龙江中医药大学佳木斯学院）

　　　　陈英德（辽东学院）

　　　　季顺欣（黑龙江中医药大学佳木斯学院）

　　　　梁静琪（四川中医药高等专科学校）

U0273126

中国中医药出版社

·北京·

图书在版编目（CIP）数据

妇产科学/陈丽娟主编 . —北京：中国中医药出版社，2015.8
全国中医药行业高等职业教育"十二五"规划教材
ISBN 978 - 7 - 5132 - 2503 - 8

Ⅰ.①妇…　Ⅱ.①陈…　Ⅲ.①妇产科学 - 高等职业教育 - 教材
Ⅳ.①R71

中国版本图书馆 CIP 数据核字（2015）第 108473 号

中 国 中 医 药 出 版 社 出 版
北京市朝阳区北三环东路 28 号易亨大厦 16 层
邮政编码　100013
传真　010 64405750
河北省欣航测绘院印刷厂印刷
各地新华书店经销
*
开本 787×1092　1/16　印张 19　字数 425 千字
2015 年 8 月第 1 版　2015 年 8 月第 1 次印刷
书　号　ISBN 978 - 7 - 5132 - 2503 - 8
*
定价　38.00 元
网址　www.cptcm.com

前　言

中医药职业教育是我国现代职业教育体系的重要组成部分，肩负着培养中医药多样化人才、传承中医药技术技能、促进中医药就业创业的重要职责。教育要发展，教材是根本，在人才培养上具有举足轻重的作用。为贯彻落实习近平总书记关于加快发展现代职业教育的重要指示精神和《国家中长期教育改革和发展规划纲要（2010—2020年）》，国家中医药管理局教材办公室、全国中医药职业教育教学指导委员会紧密结合中医药职业教育特点，充分发挥中医药高等职业教育的引领作用，满足中医药事业发展对于高素质技术技能中医药人才的需求，突出中医药高等职业教育的特色，组织完成了"全国中医药行业高等职业教育'十二五'规划教材"建设工作。

作为全国唯一的中医药行业高等职业教育规划教材，本版教材按照"政府指导、学会主办、院校联办、出版社协办"的运作机制，于2013年启动了教材建设工作。通过广泛调研、全国范围遴选主编，又先后经过主编会议、编委会议、定稿会议等研究论证，在千余位编者的共同努力下，历时一年半时间，完成了84种规划教材的编写工作。

"全国中医药行业高等职业教育'十二五'规划教材"，由70余所开展中医药高等职业教育的院校及相关医院、医药企业等单位联合编写，中国中医药出版社出版，供高等职业教育院校中医学、针灸推拿、中医骨伤、临床医学、护理、药学、中药学、药品质量与安全、药品生产技术、中草药栽培与加工、中药生产与加工、药品经营与管理、药品服务与管理、中医康复技术、中医养生保健、康复治疗技术、医学美容技术等17个专业使用。

本套教材具有以下特点：

1. 坚持以学生为中心，强调以就业为导向、以能力为本位、以岗位需求为标准的原则，按照高素质技术技能人才的培养目标进行编写，体现"工学结合""知行合一"的人才培养模式。

2. 注重体现中医药高等职业教育的特点，以教育部新的教学指导意见为纲领，注重针对性、适用性及实用性，贴近学生、贴近岗位、贴近社会，符合中医药高等职业教育教学实际。

3. 注重强化质量意识、精品意识，从教材内容结构、知识点、规范化、标准化、编写技巧、语言文字等方面加以改革，具备"精品教材"特质。

4. 注重教材内容与教学大纲的统一，教材内容涵盖资格考试全部内容及所有考试要求的知识点，满足学生获得"双证书"及相关工作岗位需求，有利于促进学生就业。

5. 注重创新教材呈现形式，版式设计新颖、活泼，图文并茂，配有网络教学大纲指导教与学（相关内容可在中国中医药出版社网站 www.cptcm.com 下载），符合职业院校学生认知规律及特点，以利于增强学生的学习兴趣。

在"全国中医药行业高等职业教育'十二五'规划教材"的组织编写过程中，得到了国家中医药管理局的精心指导，全国高等中医药职业教育院校的大力支持，相关专家和各门教材主编、副主编及参编人员的辛勤努力，保证了教材质量，在此表示诚挚的谢意！

我们衷心希望本套规划教材能在相关课程的教学中发挥积极的作用，通过教学实践的检验不断改进和完善。敬请各教学单位、教学人员及广大学生多提宝贵意见，以便再版时予以修正，提升教材质量。

国家中医药管理局教材办公室
全国中医药职业教育教学指导委员会
中国中医药出版社
2015 年 5 月

编写说明

《妇产科学》是"全国中医药行业高等职业教育'十二五'规划教材"之一。本教材是依据习近平总书记关于加快发展现代职业教育的重要指示和《国家中长期教育改革和发展规划纲要（2010—2020 年)》精神，为充分发挥中医药高等职业教育的引领作用，满足中医药事业发展对于高素质技术技能人才的需求，由全国中医药职业教育教学指导委员会、国家中医药管理局教材办公室统一规划、宏观指导，中国中医药出版社具体组织，全国中医药高等职业教育院校联合编写出版，供中医药高等职业教育教学使用的教材。

妇产科学是高等职业教育中医学、临床医学专业的主干课、必修课。为更好地服务于高等职业教育的人才培养目标，满足基层医疗保健岗位对妇产科人才的理论知识、岗位能力和职业素质要求，编写本教材，力求体现高等职业教育特点，核心任务是培养学生具备妇产科学的基本理论、基本知识、基本技能，具备妇产科常见病、多发病诊疗技术及优育助产技术，具有妇女经带妊产保健、计划生育技术指导、妇科卫生防疫、妇幼健康管理等能力，成为基层医疗卫生队伍中高素质技术技能的妇产科人才。

教材编写首先围绕培养目标，优化教材内容。以基本理论、基本知识够用、实用为度，重点突出妇产科基本技能操作与技术方法的应用。妇产科病症病种的选择以常见病、多发病为主，突出妇女保健、计划生育及妇产科基本检查技术，实现教材内容的科学性、实用性、技能操作性。其次，设计相关知识与课堂案例链接，培养病症诊治能力，补充妇产科诊疗新进展，体现前沿性、时代性。再者，突出职业能力培养。结合助理执业医师资格考试大纲及专科层次晋升全科医师要求，满足执业资格考试及从业人员学习使用所需，体现实用性和适用性。教材还注重继承与创新相结合，承袭相关妇产科学本、专科教材的精华，保持教材的科学性、合理性、规范性与延续性。同时，与中医药高等职业教育妇产科人才培养目标相符，创新思路，以适应中医药高职院校师生所需。

本教材共十九章，分为总论和各论。总论为第一章至第八章，主要阐述女性生殖系统解剖与生理、正常妊娠、正常分娩与产褥、妇科疾病病因与诊断及妇科常用药物和治法、妇科常用特殊检查。各论为第九章至第十九章，其中第九章至第十七章主要介绍异常妊娠、异常分娩与产褥及妇科临床常见病多发病的诊治等内容，第十八章和第十九章专门介绍计划生育及妇女保健的基本知识与技能。书后附有妇产科住院病历示例及主要参考书目。

编写分工：第一、二、三、十五章由陈丽娟编写。第四、十七、十九章由杨祖艳编写。第五、七、八章及附录由宋桂红编写。第六、十四、十八章由王运贤编写。第九、十、十一章由陈英德编写。第十二章由梁静琪编写。第十三、十六章由季顺欣编写。陈丽娟负责全书的体例设计、统稿、审校。宋桂红负责插图、文字内容的审校。

本教材得到了出版社和各院校教师的倾力相助，在此谨向所引用的著述作者、同道专家的支持表示诚挚的谢意！由于时间仓促，不足之处在所难免，希望读者提出宝贵意见，以便进一步修订完善。

《妇产科学》编委会
2015 年 5 月

目　录

总　论

各 论

总　论

第一章　绪　论

一、妇产科学的定义与研究范围

妇产科学是专门研究女性特有的生理、病理变化及生殖与保健的一门临床医学学科，研究的范围包括妇科学、产科学两大部分及与计划生育、妇女保健相关的基本知识。临床上各部分相互联系，是不可分割的整体，因而统称为"妇产科学"。

妇科学是专门研究妇女在非妊娠期生殖系统的生理、病理改变并对其进行诊断、治疗与预防的临床学科，包括月经生理、妇科疾病病因与诊断、妇科常用药物和治疗、生殖内分泌疾病、女性生殖系统炎症、子宫内膜异位症、子宫腺肌病与妇科肿瘤等常见妇科疾病。

产科学是研究女性妊娠、分娩、产褥三个时期的生理、病理改变并对其进行诊断与处理的临床学科，包括女性生殖系统解剖及生理、正常妊娠、正常分娩与产褥、异常妊娠、异常分娩、异常产褥等。

不孕症与辅助生殖技术、计划生育和妇女保健属于生殖调控方面的基本知识与技术，也是妇产科学的重要组成部分。

妇产科学与内科学、外科学、儿科学一样，属于独立的临床医学学科，是医学生学习的主干课和必修课。由于人是统一的整体，女性生殖系统是人体中的一部分，与其他脏器和系统关系密切，因而妇产科学与其他学科尤其是内科学密切相关。妇产科学也是一门预防医学。妇女保健、产前检查与诊断、遗传咨询与筛查等预防措施也是妇产科学的重要组成部分，所以学习中应注意其与各学科之间的联系，有机结合，融会贯通。

二、妇产科学发展概况

（一）妇产科学的起源

妇产科学的起源最早可追溯到公元前近千年。古埃及、古希腊、古罗马、以色列和印度等国家的一些著作中，均载有妇女生理病理及妊娠生理病理方面的内容。传说第一例剖宫产术是为古罗马大帝凯撒之妻（有说大帝母亲生凯撒时）所做。西方医学鼻祖希腊的希波克拉底对一些妇科疾病亦作了详细观察。

13～16世纪，西方文艺复兴时期，一些国家开始建立医院和医学堂，倡导尸体解剖并形成解剖学，其中包含了女性生殖器官的解剖，对卵巢的生理变化也有进一步的描述，这意味着女性生殖器系统的解剖与生理基本理论体系的初步建立。这一时期，各种妇产科手术也逐步开展并完善，如开创阴道式子宫切除术、治疗宫颈癌的宫颈切除术、治疗阴道前后壁膨出和子宫脱垂的会阴修补术等，还创制了阴道窥器（初为三叶）和各种妇科手术器械，同时倡导无菌接生，提出了产科无菌手术。至此，妇产科学初见雏形。

第二次世界大战后，随着基础医学各学科的发展，激素类药物、抗生素类药物及多种检验新技术的发明和应用，妇产科学有了突破性进展，最终与内、外、儿科学一起构成西医学的四大临床医学主干学科。

（二）妇产科学在我国的兴起和发展

在清代以前，我国只有传统医学（即中医学）。18世纪初，通过各地教会及其所办医院和医学堂，西方医学开始进入我国，逐渐传播，并推动了我国西医学事业的发展。由于长期受封建礼教的束缚，西医妇产科学发展缓慢，仅在助产、产护等产婴方面有所应用。辛亥革命以后，我国陆续培养输送出早期的西方医学人才进入医院及医学堂，推动了妇产科学的进一步发展。进入20世纪，随着世界医学的空前发展，我国妇产科学亦迅速发展成为西医学中一门独立学科，并在世界妇产科学术讲坛上拥有了重要一席。随着全国医学院校临床医学专业的发展建设，妇产科学作为医学生的主干课程，在医学人才培养、临床疾病防治、科学学术研究等方面发挥着重要作用。

（三）妇产科学近代学术与临床进展

随着临床医学各学科理论与技术的不断更新及发展，妇产科学近年在学术、技术上也不断取得新成就，有了新进展。

1. 妇科学进展 主要体现在女性生殖内分泌学、妇科肿瘤学及妇女保健学几方面。近年来，女性生殖内分泌学已逐渐发展为妇产科学中的专门学科。女性生殖内分泌疾病的研究从器官水平进入分子水平，以月经失调及生殖功能异常为代表的女性生殖内分泌疾病的诊断、用药、治疗进入新阶段。妇科肿瘤学在病因等基础理论研究方面也取得大量科研成果，妇科肿瘤的化疗、根治术、微创手术等有效开展，标志着妇科手术进入一个新阶段。妇女保健学是近年发展起来的一门新兴学科，主要研究女性一生各时期生理、病理、心理改变及适应社会的保健要求与措施，维护和提高妇女身心健康水平。我国已建立健全妇女保健三级网，突出了妇女保健学的社会地位。

2. 产科学进展　首先是产科学的理论体系发生了根本变化，即从以往以母亲为中心转向母子统一管理的新理论体系。以母亲为中心是指主要研究孕产妇在妊娠期、分娩期、产褥期的具体变化及病证处理，如今转为"母子医学"，统一管理，注重胎儿、早期新生儿的研究，诞生了围生医学。其次，产前诊断技术不断更新。通过羊水、绒毛细胞、胎儿血细胞培养，利用遗传学新技术，开展遗传咨询、遗传筛查及出生前诊断，减少了先天畸形患儿和遗传缺陷儿的出生率，降低了遗传疾病发生率，优化了人口素质，造福了社会。

3. 生殖学与生殖技术进展　随着辅助生殖技术不断改进并成熟，生殖生理学迅速发展。控制性超排卵、人工授精、胚胎移植等辅助生殖技术的深入应用及不断改进，促使生殖生理学在基础理论研究、生殖学检测及监测技术中逐步更新与改革。另一方面，生殖生理学为生殖技术的运用提供了理论依据，发挥其指导作用，促进了生殖技术的改进、成熟。可以说，生殖生理学与生殖技术相互共进，协同发展。

总之，妇产科学的不断发展与进步，在学术与技术上衍生出许多新方向或新专科，并通过与临床各学科复合交叉，逐渐多元化，且进一步国际化。妇产科学在疾病诊断、治疗及妇女保健等方面担当着重要使命。

复习思考题

1. 试述妇产科学的定义。
2. 简述产科学与妇科学的主要内容及范围。
3. 如何理解学习妇产科学的意义。

第二章 女性生殖系统解剖

女性生殖系统居于盆腔内，由外、内生殖器官及其相关的血管、淋巴和神经组织构成，与尿道、膀胱、直肠等器官相邻。

第一节 骨 盆

骨盆是人体躯干和下肢之间的骨性连结，是支持躯干和保护盆腔脏器的重要器官。女性骨盆有其明显的性别特征，是胎儿娩出的必经通道，其形状、大小与分娩的难易有直接影响。

一、骨盆的组成

（一）骨盆的骨骼

骨盆由骶骨、尾骨及左右两块髋骨组成。每块髋骨又由髂骨、坐骨及耻骨融合而成。骶骨由 5~6 块骶椎融合而成，呈楔形，第 1 骶椎向前突出形成骶岬，为骨盆内测量的重要标志。尾骨由 4~5 块尾椎合成。

（二）骨盆的关节

1. **耻骨联合** 位于骨盆前方，两耻骨之间，由纤维软骨连结形成。
2. **骶髂关节** 位于骨盆后方，骶骨和左、右髂骨之间。
3. **骶尾关节** 骶骨与尾骨的联合处，有一定活动度。

（三）骨盆的韧带

骶骨、尾骨与坐骨结节之间的为骶结节韧带；骶骨、尾骨与坐骨棘之间的为骶棘韧带，是骨盆中最重要的两对韧带。骶棘韧带宽度既是坐骨切迹宽度，又是判断骨盆是否狭窄的重要标志。妊娠期该韧带松弛，有利于分娩。各骨骼、关节靠韧带相连而形成骨盆。

二、骨盆的分界

以耻骨联合上缘、髂耻缘及骶岬上缘的连线为界，将骨盆分为假骨盆、真骨盆两部分。

1. 假骨盆 又称"大骨盆"，指分界线以上，为腹腔的一部分。前为腹壁下部，两侧为髂骨翼，后为第5腰椎。假骨盆与分娩无直接关系，但某些径线的长短与真骨盆的大小有关，临床上测量假骨盆径线，可间接估计真骨盆的大小。

2. 真骨盆 又称"小骨盆"，指分界线以下的部分，也称"骨产道"，是胎儿娩出的通道。真骨盆有上、下两口，上口为骨盆入口，下口为骨盆出口，两口之间为骨盆腔。骨盆腔前浅后深，前壁为耻骨联合，后壁为骶骨和尾骨，两侧为坐骨、坐骨棘和骶棘韧带。骨盆腔中轴为骨盆轴，分娩时胎儿沿此轴娩出。两坐骨棘连线的长短是衡量中骨盆大小的重要径线，也是分娩时衡量胎先露下降程度的重要标志。

三、骨盆的类型

根据骨盆的形状，可将其分为4种常见类型。

1. 女型 入口呈横椭圆形，入口横径较前后径稍长，骶岬突出不明显，盆腔浅而宽，耻骨弓角度大约为90°，两侧坐骨棘间径≥10cm，有利于胎儿的娩出。此型最常见，为女性正常骨盆，我国妇女占52%~58.9%。

2. 扁平型 入口呈扁椭圆形，入口横径大于前后径，耻骨弓宽，大于90°，骶骨短，失去正常弯曲，故骨盆浅。此型较常见。我国妇女占32.2%~29%。

3. 类人猿型 入口呈长椭圆形，入口前后径大于横径，两侧壁内聚，坐骨棘较突出，耻骨弓较窄，骶骨较长且向后倾斜，骨盆前部窄后部宽，故骨盆腔深。我国妇女占14.2%~18%。

4. 男型 入口略呈三角形，两侧壁内聚，坐骨棘突出，耻骨弓较窄，骶骨较直而前倾，出口后矢状径短，骨盆腔呈漏斗形。此型较少见，我国妇女仅占1%~3.7%。

临床所见骨盆多是混合型，仅理论上归为上述4类。骨盆的生长发育与种族、遗传、营养及性激素有密切关联，故形态、大小呈现差异。

第二节 外、内生殖器

一、外生殖器

女性外生殖器又称"外阴"，指生殖器官的外露部分，位于耻骨联合后下方、会阴前面及两股内侧之间。其包括阴阜、大阴唇、小阴唇、阴蒂和阴道前庭（图2-1）。

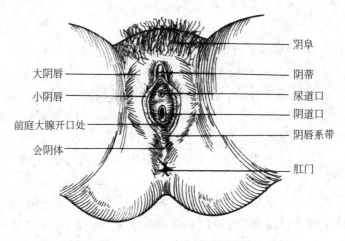

图2-1 女性外生殖器示意图

1. 阴阜 为耻骨联合前面含有丰富脂肪组织的皮肤隆起。青春期女性第二性征出现，该部位皮肤开始生长卷曲的阴毛，逐渐呈倒三角形分布。阴毛的色泽、疏密及曲直形态等因种族及个体不同而存在差异。

2. 大阴唇 为两股内侧纵行隆起的一对皮肤皱襞，前起于阴阜，向后延伸止于会阴。两前端为子宫圆韧带终点，后端与会阴体相融合，形成大阴唇的前后联合。外侧面与皮肤相同，含有皮脂腺与汗腺，有色素沉着和阴毛；内侧面湿润似黏膜。皮下为疏松结缔组织和脂肪，含有丰富的血管、淋巴和神经，若受外伤易致血肿。未婚女性大阴唇自然闭合，经产妇向两侧分开，绝经后大阴唇逐渐萎缩。

3. 小阴唇 是位于两大阴唇内侧的一对淡褐色薄皮皱襞，表面湿润，无阴毛，富含神经末梢，故敏感。两侧小阴唇前端相互融合，分为前后两叶包绕阴蒂。前叶形成阴蒂包皮，后叶形成阴蒂系带。两侧小阴唇后端与大阴唇融合，在正中线形成一条横皱襞，为阴唇系带。

4. 阴蒂 位于小阴唇顶端下方，由海绵体构成，与男性阴茎相似，可勃起，直径6～8mm。阴蒂分为头、体、脚三部分，头部富含神经末梢，极其敏感。

5. 阴道前庭 为两侧小阴唇之间的菱形区域。前端为阴蒂，后端为阴唇系带，中间有尿道口和阴道口，阴道口与阴唇系带之间有一浅窝，为舟状窝，又称"阴道前庭窝"。阴道前庭内还有以下结构：①前庭球：又称球海绵体。位于前庭两侧，由勃起性组织构成，上有球海绵体肌覆盖。其前端与阴蒂相接，后端膨大与前庭大腺相邻。②前庭大腺：又称"巴氏腺"。位于大阴唇后方深部，表面为球海绵体肌覆盖，左右各一，如黄豆大小，腺管细长，为1～2cm，向内开口于前庭后方小阴唇与处女膜之间的沟内，一般不易触及。性兴奋时可分泌黏液润滑阴道。当感染、腺管口堵塞后，可形成前庭大腺囊肿或脓肿。③尿道外口：位于阴蒂头后下方，略呈圆形，后襞上有一对并列的腺体，称"尿道旁腺"，分泌物润滑尿道口，易有细菌潜伏而引发感染。④阴道口及处女膜：阴道口位于前庭后部，尿道外口后下方，其周缘有一层较薄的黏膜，称"处女膜"，膜中央多有一筛状处女膜孔，其厚薄、形态和大小因人而异，内含有血管、神经末梢及结缔组织，可因性交或剧烈运动而破裂出血，分娩后则残留处女膜痕。

二、内生殖器

女性内生殖器位于真骨盆内，包括阴道、子宫、输卵管和卵巢。后两者又称为子宫的附件（图2-2、图2-3）。

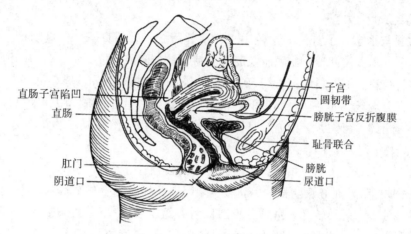

图2-2 女性内生殖器侧位矢状面示意图

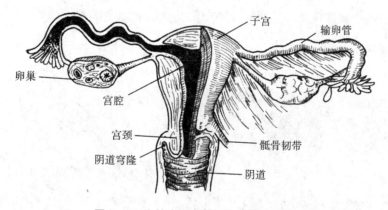

图2-3 女性内生殖器正位后面示意图

（一）阴道

阴道是性交器官，也是月经排出与胎儿娩出的通道。

1. 位置与形态 位于真骨盆下部中央，为子宫与外阴之间上宽下窄的扁圆柱状管道。前壁长7~9cm，与膀胱和尿道比邻，后壁长10~12cm，与直肠相贴近。上端环绕宫颈，下端开口于阴道前庭。环绕宫颈的部分称"阴道穹隆"，按其位置分为前、后、左、右4个部分，其中后穹隆较深，具有重要的临床意义。

2. 组织结构　阴道壁由黏膜层、肌层和纤维组织膜构成。内层为黏膜层，由复层扁平上皮（又称"复层鳞状上皮"）覆盖，淡红色，无腺体。受激素影响呈周期性变化。中层为肌层，含内环、外纵两层平滑肌。外层为纤维组织膜，与肌层紧密相贴，富含弹力纤维及结缔组织。阴道有很多横纹皱襞，富有较大伸展性。

（二）子宫

子宫是产生月经和孕育胎儿的场所，也是精子到达输卵管的通道，并为促进胎儿及附属物娩出提供动力。

1. 位置与形态　子宫位于盆腔中央，前邻膀胱，后邻直肠，下接阴道。两侧有输卵管和卵巢。子宫靠韧带、盆底肌及筋膜支持，呈前倾前屈位，站立时与阴道呈90°角。子宫呈前后略扁的倒置梨形，重约50g，长7~8cm，宽4~5cm，厚2~3cm，宫腔容量约5mL。其上端隆突部为宫底部，下端较窄呈圆柱状的为宫颈部，中间为宫体部。宫底两侧为子宫角部，与输卵管相通。宫体与宫颈的比例因年龄而异，幼儿期为1:2，成年期为2:1，老年期为1:1。

子宫腔呈上宽下窄的三角形，尖端向下通向宫颈管。宫体与宫颈之间的最狭窄部分称为"子宫峡部"，非妊娠期长约1cm。上端因在此处解剖上狭窄称为"解剖学内口"，下端因在此处子宫内膜转变为宫颈黏膜而称为"组织学内口"。妊娠后子宫峡部逐渐伸展，末期可延长至7~10cm，形成子宫下段，成为软产道的一部分。宫颈内腔呈梭形，为宫颈管，成年人长约3cm，下端为宫颈外口，伸入阴道内的部分为宫颈阴道部（图2-4）。未产妇宫颈外口呈圆形，经产妇受分娩的影响形成呈"一"字形似唇样的横列。

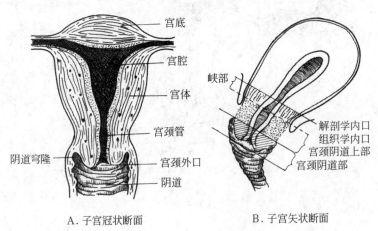

A. 子宫冠状断面　　　　　　　　B. 子宫矢状断面

图2-4　子宫各部解剖示意图

2. 组织结构　宫体与宫颈的组织结构不同。

（1）宫体　由三层组织构成，由内向外分为子宫内膜层、子宫肌层和子宫浆膜层。①子宫内膜层：呈粉红色，由致密层、海绵层、基底层构成。内膜层的2/3为致密层和海绵层，统称"功能层"，青春期后受性激素影响，发生周期性变化脱落。内膜层的

1/3为"基底层"，贴近肌层，无周期性变化，能再生新的功能层。②子宫肌层：由平滑肌束与弹力纤维构成，是宫壁最厚的一层，非孕时厚约0.8cm。肌束排列外纵、内环、中间交织成网状。其内含血管，子宫收缩时能压迫血管，有效地控制出血。③子宫浆膜层：为覆盖于宫体底部及前后壁上面的脏腹膜，与肌层紧贴。浆膜在子宫前壁近峡部处，向前反折覆盖在膀胱上，形成膀胱子宫陷凹；在子宫后壁向下至宫颈后方于阴道后穹隆再折向直肠，形成直肠子宫陷凹，又称"道格拉斯陷凹"。

（2）宫颈　主要由结缔组织构成，含平滑肌纤维、血管及弹力纤维。宫颈管黏膜上皮细胞呈高柱状，内含许多腺体，分泌碱性黏液并形成黏液栓堵塞宫颈管。宫颈黏膜受性激素影响可发生周期性变化。宫颈阴道部由鳞状上皮覆盖，表面光滑；宫颈管由柱状上皮组成，在宫颈外口柱状上皮与鳞状上皮交界处是宫颈癌的好发部位。

3. 子宫韧带　共有4对（图2-5）。①圆韧带：呈圆索状而得名。由结缔组织和平滑肌组成。起于两侧子宫角前面、输卵管起始部的下方，向前下方伸展达两侧盆壁，再穿过腹股沟管止于大阴唇前端。维持子宫前倾位置。②阔韧带：为一对翼形腹膜皱襞。覆盖子宫前后，自子宫两侧延伸达两侧盆壁。维持子宫于盆腔正中位置。其上缘游离，内2/3包绕输卵管峡部、壶腹部，外1/3由输卵管伞部下方向外延伸达骨盆壁，称"骨盆漏斗韧带"，又称"卵巢悬韧带"。卵巢动、静脉由此穿过。卵巢内侧与子宫角之间的阔韧带稍增厚处，称"卵巢韧带"或"卵巢固有韧带"。在输卵管以下，阔韧带后叶卵巢附着处以上的阔韧带称"输卵管系膜"。卵巢与阔韧带后叶相连处称"卵巢系膜"。宫体两侧阔韧带中有丰富的血管、神经、淋巴管及大量的结缔组织，称"宫旁组织"。子宫动、静脉和输尿管均从底部穿过。感染或癌瘤常累及此部。③主韧带：位于阔韧带下部，横行于宫颈两侧和骨盆侧壁之间，又称"宫颈横韧带"。该韧带为坚韧的平滑肌与结缔组织纤维束，主要固定宫颈，维持宫颈正中位置，并防止宫体下垂。④宫骶韧带：内含平滑肌与结缔组织，外为腹膜覆盖；起自宫颈宫体交界的后侧方，向两侧绕过直肠到达第2、3骶椎前面的筋膜。将宫颈向后向上牵引，使颈、体之间形成钝角，维持子宫前倾前屈的位置。

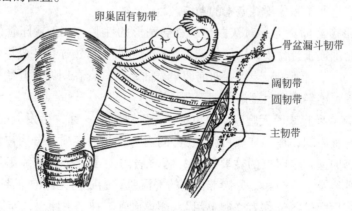

图2-5　子宫韧带示意图

上述韧带、肌肉及筋膜等薄弱或受损，可导致子宫位置异常或不同程度的子宫脱垂。

（三）输卵管

输卵管是精子与卵子结合的场所，拾卵的工具，运送孕卵的管道，也是宫外孕的好发部位。

1. 位置与形态　为一对细长而弯曲的肌性管道，全长 8 ~ 14cm。位于阔韧带上缘内，近端与子宫角相连，外端游离呈"漏斗状"，与卵巢相近。由内向外按输卵管形态将其分为 4 个部分，即间质部、峡部、壶腹部、伞部。

2. 组织结构　输卵管由三层组织构成：外为浆膜层，是腹膜的一部分；中为内环、外纵两层平滑肌；内为黏膜层，由单层高柱状上皮覆盖。上皮细胞部分属纤毛细胞。输卵管通过有节奏的收缩、蠕动及纤毛的摆动，有助于孕卵的运送。输卵管黏膜层受激素影响而有周期性变化（图 2 - 6）。

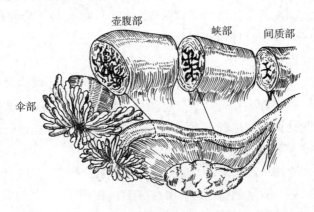

图 2 - 6　输卵管解剖示意图

（四）卵巢

卵巢具有产生卵子和分泌性激素的功能。

1. 位置与形态　卵巢为一对灰白色、扁椭圆形的性腺。位于输卵管的后下方，外侧以骨盆漏斗韧带连于骨盆壁，内侧借卵巢固有韧带与子宫相连接。成年女性卵巢大小为 4cm × 3cm × 1cm，重 5 ~ 6g。青春期前卵巢表面光滑；青春期卵巢开始排卵后，其表面逐渐凹凸不平；绝经后卵巢逐渐萎缩而变硬变小。

2. 组织结构　卵巢表面无腹膜，由单层立方上皮覆盖，称"生发上皮"。上皮内在深层是致密的纤维组织，称"卵巢白膜"，再向内为卵巢的实质，分为皮质和髓质。皮质居外，有许多卵泡，是卵巢的主要部分；髓质居内，含疏松的结缔组织，丰富的血管、淋巴管、神经及少量与卵巢悬韧带相连的平滑肌，髓质内无卵泡（图 2 - 7）。卵巢系膜连于阔韧带后叶的部位称为"卵巢门"，卵巢血管与神经由此出入卵巢。

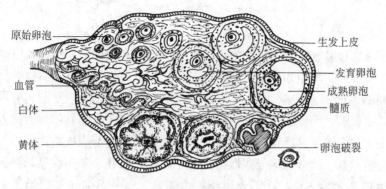

图 2 - 7 卵巢解剖示意图

第三节 血管、淋巴与神经及邻近器官

女性生殖器官与血管、淋巴及神经密切相关，并且在位置上与盆腔其他器官相邻，在生理、病理上相互影响。

一、血管、淋巴与神经

（一）血管

1. 动脉 女性内、外生殖器官的血液供应主要来自卵巢动脉、子宫动脉、阴道动脉及阴部内动脉。

（1）卵巢动脉 为腹主动脉分支，左侧为肾动脉分支。在腹膜后沿腰大肌向下前行至盆腔，跨过输尿管与髂总动脉下段，经骨盆漏斗韧带向内侧横行，经卵巢系膜进入卵巢门。其分支供应输卵管，末端在子宫角附近与子宫动脉上行支相吻合。

（2）子宫动脉 为髂内动脉前分支，在腹膜后沿骨盆侧壁下行达阔韧带底部、宫旁组织到达子宫外侧，距子宫颈 2cm 处（相当于宫颈内口水平）跨过输尿管达子宫侧缘，再分为上下两支：①子宫体支：沿子宫外侧上行至子宫角处又分为子宫底支、卵巢支、输卵管支。②宫颈 - 阴道支：为下行支，分布于宫颈、阴道。

（3）阴道动脉 为髂内动脉前干分支，与子宫动脉的阴道支和阴道内动脉的分支相吻合，分布于膀胱及阴道中下段前后壁。

（4）阴部内动脉 为髂内动脉前干终支，经坐骨大孔穿出盆腔，绕过坐骨棘，再经坐骨小孔达会阴、肛门部，并分出 4 支即痔下动脉、会阴动脉、阴唇动脉及阴蒂动脉，供应肛门、阴道、直肠下段及外生殖器各部位的血液。

2. 静脉 盆腔静脉与同名动脉伴行，并在相应的器官及其周围形成静脉丛，互相吻合，盆腔一旦发生感染则容易蔓延。卵巢静脉出卵巢门后形成静脉丛，与同名动脉伴行，右侧汇入下腔静脉，左侧汇入左肾静脉，故左侧盆腔静脉曲张较多见。

（二）淋巴

女性生殖器官和盆腔具有丰富的淋巴系统，淋巴结通常伴随相应的血管排列，成群或成串分布，其数目、大小和位置不均一恒定。一般分外生殖器淋巴与盆腔淋巴两组。

1. 外生殖器淋巴 分为深、浅两部分。①腹股沟浅淋巴结：分上、下两组。上组收纳外生殖器、会阴、阴道下段及肛门部的淋巴；下组沿大隐静脉收纳会阴及下肢的淋巴，大部分注入腹股沟深淋巴结，少部分注入髂外淋巴结。②腹股沟深淋巴结：位于股静脉内侧，收纳阴蒂、股静脉区及腹股沟浅淋巴，汇入闭孔、髂内、髂总淋巴结。

2. 盆腔淋巴 分为三组。①髂淋巴组：由髂内、髂外及髂总淋巴结组成。②骶前淋巴组：位于骶骨前面。③腰淋巴组：位于腹主动脉旁。

子宫宫体两侧淋巴沿圆韧带汇入腹股沟浅淋巴结；宫体、宫底、输卵管、卵巢淋巴大部分汇入腰淋巴结，小部分汇入髂外淋巴结；阴道上段淋巴与宫颈淋巴回流相同，大部分汇入髂内及闭孔淋巴结；阴道下段淋巴主要汇入腹股沟浅淋巴结。当内、外生殖器官发生感染或癌瘤时，则可沿各自回流的淋巴管播散，引起相应各部淋巴结增生肿大。

（三）神经

女性内、外生殖器官由躯体神经和自主神经共同支配。

1. 外生殖器的神经支配 由阴部神经支配，含运动神经及感觉神经。由第Ⅱ、Ⅲ、Ⅳ骶神经的分支组成。在坐骨结节内侧分成三支，即会阴神经、阴蒂背神经、肛门神经（也称痔下神经），分布于阴唇、阴蒂、会阴及肛门周围。

2. 内生殖器的神经支配 由交感与副交感神经所支配。交感神经纤维自腹主动脉前神经丛分出，下行入盆后分为两部分：①卵巢神经丛：分布于卵巢与输卵管。②骶前神经丛：大部分在宫颈旁形成骨盆神经丛，分布于宫体、宫颈、膀胱上部。骨盆神经丛与含有向心传导感觉神经纤维共同支配子宫肌的收缩与舒张；但子宫平滑肌有自主节律活动，其神经被切断后，仍可节律性收缩完成分娩。临床上可见低位截瘫后的产妇能顺利自然分娩。

二、邻近器官

女性生殖器官的邻近器官包括尿道、膀胱、输尿管、直肠与阑尾。

1. 尿道 为肌性管状排尿器官。自膀胱三角尖端开始，穿过泌尿生殖膈，开口于阴道前庭，形成尿道外口。尿道长 4~5cm，直径约 0.6cm。尿道内括约肌为不随意肌，尿道外括约肌为随意肌。女性尿道短而直，且与阴道邻近，易引起感染。

2. 膀胱 为囊腔性储尿器官，位于耻骨联合之后、子宫前方。其形态、大小可因充盈程度而变化，充盈时可凸向盆腔（甚至腹腔），影响妇科检查及手术视野暴露。膀胱分顶、体、颈三部，膀胱壁由浆膜层、肌层及黏膜层三层构成。底部黏膜形成三角区，称"膀胱三角"。三角尖端向下有尿道内口，两侧为输尿管开口，两口距离约为 2.5cm。膀胱底部与宫颈和阴道前壁紧邻，故妇科手术或检查时均需排空膀胱。

3. 输尿管 为一对圆索状肌性长管，起自肾盂，终止于膀胱，粗细不一。其内径最细为 3~4mm，最粗达 7~8mm，长约 30cm。自肾盂沿腰大肌下行，跨过髂外动脉起点的前方进入盆腔后，沿盆壁下行，达阔韧带底部时向前内行，于宫颈旁2cm处，在子宫动脉后方与之交叉，再经阴道侧穹隆顶端绕向前方进入膀胱壁，在壁内斜行 1.5~2.0cm，开口于膀胱三角的两外侧角。其周围血管丰富，在结扎子宫动脉时，应避免损伤输尿管。

4. 直肠 位于盆腔后部，上接乙状结肠，下接肛管；前为子宫与阴道，后为骶骨。肛管周围有肛门内、外括约肌及肛提肌，外括约肌为骨盆浅层肌的一部分。直肠前面与阴道后壁相贴，妇科检查、手术及分娩时要注意避免损伤直肠及肛管。

5. 阑尾 位于右髂窝内，上接盲肠，远端游离，形似蚯蚓，长 7~9cm。其位置、长度、粗细等变异较大。有的下端可达右侧附件处，妊娠期可随子宫增大而逐渐上移。感染后可累及附件甚至盆腔，需注意鉴别诊断。

第四节 骨 盆 底

骨盆底由多层肌肉和筋膜所组成，封闭骨盆出口，使骨盆腔内各器官保持正常位置。尿道、阴道和直肠经盆底贯穿而出，若分娩处理不当可损伤盆底组织，影响脏器的位置和功能。盆底前为耻骨联合，后为尾骨尖，两侧为耻骨降支、坐骨升支及坐骨结节。盆底由外向内分为三层组织。

一、外层

外层即会阴浅层筋膜与肌肉，含有三对肌肉和一个括约肌。肌肉的肌腱汇合于阴道外口与肛门之间，形成中心腱。

1. 球海绵体肌 位于阴道两侧，覆盖前庭球与前庭大腺，向后与肛门外括约肌相互交叉混合。收缩时可紧缩阴道，又称"阴道括约肌"。

2. 坐骨海绵体肌 自坐骨结节内侧，沿坐骨升支内侧与耻骨降支向上，最终汇合于阴蒂脚部。

3. 会阴浅横肌 自两侧坐骨结节内侧面向中线汇合于中心腱。

4. 肛门外括约肌 围绕肛门的环形肌束，后端与肛尾韧带相连，前端也汇合于中心腱。

二、中层

中层即泌尿生殖膈。由上、下两层坚韧筋膜及一层薄肌肉组成，覆盖于耻骨弓与两坐骨结节所形成的骨盆出口前面的三角形平面上，又称"三角韧带"。其上有尿道与阴道穿过。两层筋膜间有一对由两侧坐骨结节至中心腱的会阴深横肌及位于阴道周围的尿道括约肌。

三、内层

内层即盆膈，为骨盆底最坚韧的一层，由肛提肌及其内、外各覆盖一层筋膜所组成，有尿道、阴道及直肠穿过。

肛提肌是位于骨盆底的成对扁肌，向下、内合成漏斗形。每侧肛提肌由耻尾肌、髂尾肌及坐尾肌三部分组成。肛提肌有加强盆底托力的作用，而且部分肌纤维在阴道和直肠周围密切交织，还有加强肛门及阴道括约肌的作用。

会阴，广义是指封闭骨盆出口的所有软组织。狭义是指位于阴道口与肛门之间的楔形软组织，又称"会阴体"，厚3～4cm。其由表及里依次为皮肤、皮下脂肪筋膜、部分肛提肌和会阴中心腱。会阴有较大伸展性。妊娠期由于性激素作用会阴组织变软，有利于分娩。分娩时要注意保护，以免发生裂伤。

知识链接

中医学对女性生殖器的认识

◆阴户、玉门：是用于女性外生殖器官的解剖术语。阴户指外阴，即现代解剖学中的阴蒂、大小阴唇、阴唇系带及阴道前庭的部位，又名"四边"。《校注妇人良方》提出："登厕风入阴户，便成痼疾。"《诸病源候论》曰："胞门、子户，主子精，神气所出入，合于中黄门、玉门四边。"玉门又名龙门、胞门，即阴道口、处女膜部位。玉门一词始见于《脉经》。据《千金要方》"妇人阴阳过度，玉门疼痛"，"产劳玉门开而不闭"及《妇人大全良方》中"产后阴脱，玉门不闭"的记载，说明玉门并非未嫁女的专用语，已婚、已产者也可称玉门。古今认识颇为一致。

◆阴道、子门：阴道指女性内生殖器的一部分，又称产道、子肠，始见于《诸病源候论》。据该书"五脏六腑津液流行阴道""产后阴道肿痛"和《千金要方》"治产后阴道开不闭方"的记载，阴道是娩出胎儿及排出月经、带下、恶露的通道，与现代解剖学一致。子门又有子户、胞门之称，指子宫颈口。首见于《灵枢·水胀》"石瘕生于胞中、寒气客于子门，子门闭塞，气不得通……"，认为其是"主定月水，生子之道"也，即排出月经、娩出胎儿之关口。

◆胞宫：即女子胞，又名子胞、子脏、子处、血脏、子宫等。明代《景岳全书·妇人规》引朱丹溪之言描述："阴阳交媾，胎孕乃凝，所藏之处，名曰子宫。"在《内经》里称"女子胞""子处"。《神农本草经》称"子宫""子脏"。《金匮要略》里称"血室"。胞宫一词始见于《女科百问》中的"热入胞宫，寒热如疟"，指能排出月经和孕育胎儿之处。《内经》中称"女子胞"为六腑之外的"奇恒之腑"，指明胞宫不同于一般脏腑，其行经、蓄经、育胎、分娩，各依其时，藏泻分明，表现了"胞宫"的特殊性。

复习思考题

1. 简述骨盆的组成及女型骨盆的特点。
2. 女性内生殖器官包括哪些？
3. 试述内生殖器各器官的位置形态、组织结构及功能。
4. 女性生殖器官的邻近器官有哪些？

第三章　女性生殖系统生理

女性生殖系统除在解剖上有其独特性，在生理上也呈现女性独有的自身特征，与全身其他系统的功能又相互联系、相互影响。掌握女性生殖系统的生理变化，是诊治女性生殖内分泌相关疾病的理论基础。

第一节　女性一生各阶段的生理特点

女性从出生到衰老是一个渐进的生理过程，是生命个体自出生、生长、发育、成熟到衰退的过程。根据女性不同年龄阶段呈现的生理特点，将其一生按年龄大致划分为 6 个阶段，但各阶段并无截然界线，且个体可因遗传、环境、营养等因素影响而具有一定差异。

一、新生儿期

出生后 4 周内，称"新生儿期"。女性胎儿在母体受性激素的影响，出生时新生儿外阴较丰满，乳房和子宫都有一定程度的发育，乳房略隆起或有少许泌乳。出生后新生儿血中女性激素的水平迅速下降，可引起子宫内膜脱落而有少量阴道流血。这些均属生理现象，可在数日内自然消退。

二、儿童期

出生后 4 周至 12 岁左右，称"儿童期"。约 8 岁之前为儿童期早期，卵巢内卵泡无激素分泌，生殖器为幼稚型。身体发育较快，体格持续增长。约 8 岁之后，进入儿童期后期，卵巢内的卵泡受垂体促性腺激素的影响而有一定程度的发育，并分泌少量雌激素，但卵泡发育达不到成熟的程度，故不排卵。在少量雌激素的影响下，女性特征开始出现，乳房和内、外生殖器开始发育，逐渐向青春期过渡。

三、青春期

从月经初潮至生殖器官发育成熟具有生殖能力的时期称"青春期"。这一时期是女性由儿童到成人的转变期，也是儿童期转向性成熟期的过渡期。世界卫生组织将青春期定为 10～19 岁。我国女性多数在 12～13 岁进入青春期，一般最迟不超过 17～18 岁。青春期的主要生理特点：体格迅速增长，第一性征即生殖器官显著发育，第二性征出现，月经来潮。体格发育表现为身高的增长和体重的增加。生殖器官的发育表现为阴阜隆起，大阴唇变厚，小阴唇变大且色素沉着。阴道的长度及宽度增加，黏膜增厚出现皱襞。子宫增大，子宫体颈比例逐渐接近 2：1。输卵管变粗；卵巢增大，皮质内有不同发育阶段的卵泡，卵巢表面稍显凸凹。卵巢产生的雌激素可使子宫内膜增殖，促使第二性征出现，表现为音调变高，乳房丰满而且隆起，阴毛及腋毛生长，骨盆横径大于前后径，胸肩、髋部皮下脂肪增多，形成女性特有体态。乳房发育是第二性征的最初特征。当雌激素达到一定水平且有明显波动时，引起子宫内膜脱落即出现月经。月经第一次来潮称为"月经初潮"，是青春期开始的重要标志，通常发生于乳房发育的 2.5 年之后。由于卵巢功能尚不健全，故初潮后月经周期常不规则，经 2~4 年建立规律性周期性排卵后，月经逐渐正常。

四、性成熟期

性成熟期亦称"生育期"，一般从 18 岁开始，持续约 30 年，是卵巢生殖功能与内分泌功能最旺盛的时期。此阶段女性卵巢功能成熟，有规律地周期性排卵并分泌性激素，生殖器官各部位和乳房在卵巢分泌的性激素的作用下发生周期性变化。月经规律，生育功能活跃。

五、围绝经期

围绝经期过去称"更年期"。世界卫生组织将卵巢功能开始衰退直至绝经后 1 年内的时期称为"围绝经期"，是女性从生殖功能旺盛的性成熟期向老年期变更过渡的时期。其包括绝期过渡期、绝经和绝经后期三个阶段。绝经过渡期是指卵巢功能开始衰退直至最后一次月经的一段时期，也称"绝经前期"。一般始于 40 岁以后，历时因人而长短不同，短则 1~2 年，长至 10 余年，甚至 20 年。其生理特征是：月经紊乱，周期、经期不规则，经量渐少，最后绝经。女性一生中最后一次月经，称为"绝经"。我国妇女绝经年龄平均为 49.5 岁。绝经后期是指绝经后至 60 岁之前的生命期，此期卵泡不能发育成熟及排卵，生殖功能停止，生殖器官逐渐萎缩。在围绝经期，由于雌激素缺乏，部分女性可出现血管舒缩障碍和神经精神症状，如潮热、出汗、情绪不稳、烦躁不安、失眠、抑郁等，称为"围绝经期综合征"。

六、老年期

60 岁以后称为"老年期"。此期卵巢缩小、变硬，卵巢功能进一步衰竭，体内雌激素水平明显下降，阴唇皮下脂肪减少，阴道黏膜变光滑，宫体及宫颈萎缩。整个机体发生衰老性改变。由于性激素减少，易发生老年性阴道炎、机体代谢紊乱等。如骨代谢紊乱引起骨质疏松而易发生骨折。

第二节　月经及月经期的临床表现

一、月经

月经是指随卵巢周期性变化而出现的子宫内膜周期性的脱落及出血，约每月 1 次，故称"月经"。

1. 月经初潮　第一次月经来潮称"月经初潮"。月经初潮年龄多在 13～14 岁，可早至 11～12 岁，晚至 17～18 岁。初潮迟早常受环境、气候、遗传、体质、营养、情绪等许多内外因素的影响。近年来，月经初潮年龄有提前趋势。

2. 月经的周期及经期　正常月经具有周期性。出血的第 1 天为月经周期的开始，两次月经第 1 天的间隔时间称为 1 个月经周期，一般为 21～35 天，平均 28 天。月经周期的长短因人而异，提前或延后 7 天以内仍视为正常。每次月经持续的时间称为"经期"。一般为 3～5 天，不超过 7 天。

3. 月经的经量及经血　一次月经的总流血量称为"经量"。正常经量为 30～50mL，不超过 80mL。月经血呈暗红色，主要为血液，还含有脱落的子宫内膜碎片、宫颈黏液及脱落的阴道上皮细胞。经血中含有大量的纤溶酶，对血中的纤维蛋白有溶解作用，所以，月经血不凝固，偶尔有一些小血块。

二、月经期的临床表现

一般大多女性在月经期无特殊不适。但由于盆腔充血及前列腺素的作用，部分女性可有下腹及腰骶部坠胀、轻度乳房胀痛、尿频、腹泻、便秘或头痛、失眠、精神抑郁等，但不影响工作与学习。若出现剧烈周期性小腹腰骶痛、头痛、乳房胀痛等症状应及时诊治。

第三节　卵巢的功能及周期性变化

一、卵巢的功能

卵巢是女性的性腺，具有两种主要功能：一是生殖功能，即产生卵子并排卵；二是内分泌功能，即合成和分泌性激素。

二、卵巢的周期性变化

女性一生从青春期开始至绝经前，卵巢的形态及功能呈周期性变化，称为"卵巢周期"。卵巢周期包括卵泡的发育及成熟、排卵、黄体的形成与退化三方面变化。

（一）卵泡的发育及成熟

此期也称"卵泡期"，指自月经第 1 天至卵泡发育成熟的阶段，一般为 10～14 天。在卵巢的皮质中存在着大小不一的各级发育卵泡。其中始基卵泡是卵巢的基本生殖单位，也称"原始卵泡"。胚胎 20 周时，始基卵泡最多，大约有 700 万个。新生儿出生时，始基卵泡部分退化闭锁，总数下降至 200 万个。儿童期至青春期发育过程中，始基卵泡数继续下降至 30 万～50 万个。每一个始基卵泡中含有一个初级卵母细胞，周围有一层梭形细胞。青春期开始及青春期后，始基卵泡开始发育。卵泡基底膜周围的间质细胞增生分化为卵泡内膜和卵泡外膜，卵母细胞周围的梭形细胞增生成颗粒细胞，颗粒细胞间的卵泡液增多并融合成卵泡腔，卵泡液将卵细胞及其周围部分颗粒细胞推向一侧形成卵丘。此时发育成排卵前卵泡，即"成熟卵泡"，是卵泡发育的最后阶段。成熟卵泡体积显著增大，卵泡腔增大。围绕卵细胞的一层颗粒细胞呈放射状排列，称"放射冠"。在放射冠与卵细胞之间有一层很薄的透明膜，称"透明带"。成熟卵泡的结构从外向内依次为卵泡外膜、卵泡内膜、颗粒细胞、卵泡腔、卵丘、放射冠、卵细胞（图3－1）。

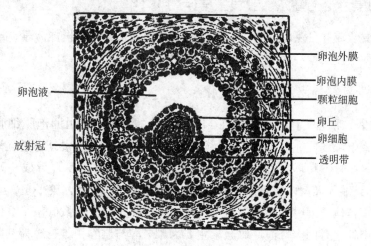

图3－1　成熟卵泡示意图

一般认为，正常生育年龄的妇女每个周期中仅有数个卵泡发育成熟，但只有一个卵泡排卵，其余成熟的卵泡均不排卵而退化。

（二）排卵

卵细胞被排出的过程称为"排卵"，多发生在下次月经来潮前14天左右。随着卵泡的发育成熟，卵泡逐渐向卵巢表面移动，最后呈泡状突出于卵巢表面。在血中 LH/FSH（黄体生成素/卵泡刺激素）峰的刺激及孕激素的协同作用下，激活卵泡内蛋白溶酶活性，溶解卵泡壁，形成排卵孔，同时卵泡液中的前列腺素促使卵巢内平滑肌收缩，将成熟卵泡的卵细胞与其周围的透明带、放射冠及部分卵丘内颗粒细胞从排卵孔排出卵巢，完成排卵，被排出的卵细胞也称为"卵子"。卵子可由两侧卵巢轮流排出，也可由一侧卵巢连续排出。

（三）黄体的形成与退化

此期也称"黄体期"。自排卵日至月经来潮，一般约14天。排卵后，留在卵巢表面的卵泡壁塌陷，卵泡膜血管破裂，血液流入卵泡腔内凝成血块，称"血体"。残留在卵泡腔内的颗粒细胞变大，胞浆内出现黄色颗粒，使血体变成"黄体"。在排卵后7～8天，黄体的发育及分泌功能达高峰，直径为1～2cm，外观黄色，突出于卵巢表面。若卵子受精，妊娠3个月内，黄体变为妊娠黄体，继续分泌激素。若卵子未受精，黄体在排卵后9～10天开始退化。退化后的黄体经8～10周逐渐纤维化，外观色白，称为"白体"。黄体的平均寿命为14天，黄体功能衰退后月经来潮，卵巢中又有新的卵泡发育，开始新的周期。

女性进入性成熟期，卵巢规律地呈现卵泡发育、成熟、排卵、黄体形成、黄体退化的周期性变化。女性一生中有 400~500 个卵泡发育成熟，绝大多数卵泡在其发育过程中退化成为闭锁卵泡。在妊娠期及哺乳期，卵巢不排卵，周期性变化暂停。极个别人在哺乳期有排卵现象，需注意避孕。

三、卵巢分泌的性激素及其生理作用

卵巢主要合成并分泌雌激素、孕激素和少量雄激素，均属甾体激素，与胆固醇结构相似。这些激素在女性一生中有着非常重要的作用。

（一）性激素分泌及周期性变化

1. 雌激素 卵泡发育过程中，在 LH 和 FSH 的作用下，由卵泡膜细胞和颗粒细胞合成分泌，肾上腺皮质亦能少量分泌。随着卵泡的发育，雌激素分泌量逐渐增加，于排卵前形成第一高峰。排卵后其分泌量略有减少。但黄体逐步发育形成，开始分泌雌激素，在排卵后 7~8 天黄体成熟时，形成雌激素的第二个高峰，较平坦，峰的均值较第一个高峰低。黄体萎缩时，雌激素水平迅速下降，在月经前达最低水平。因此，雌激素在一个月经周期中有两个峰值。雌激素主要为雌二醇与雌酮，雌三醇为其降解产物。雌激素的生物活性以雌二醇最强，雌酮次之，雌三醇最弱。

2. 孕激素 孕激素由黄体合成并分泌。孕激素在排卵前维持低度水平，排卵后随黄体形成分泌量开始增加，在排卵后 7~8 天黄体成熟时分泌量达最高峰，随着黄体的退化分泌量逐渐下降，于月经来潮时回落到排卵前水平。孕激素在一个月经周期中仅有一个峰值。孕激素主要为孕酮（黄体酮）。孕酮的代谢产物在尿中主要为孕二酮。

3. 雄激素 女性体内的雄激素大部分来源于肾上腺，小部分来自卵巢的卵泡膜和卵巢间质。排卵前，在 LH 峰作用下，雄激素增多，可促进非势卵泡闭锁并提高性欲。女性雄激素主要为睾酮和雄烯二酮。

（二）性激素的生理作用

1. 雌激素的生理作用

（1）对子宫的作用 促进子宫肌层的发育，使肌层增厚，血运增加，并使子宫收缩力增强及增加子宫平滑肌对缩宫素的敏感性，促进子宫内膜腺体及间质增殖和修复，以及使宫颈口松弛、扩张，宫颈黏液分泌增加，质变稀薄，易成拉丝。宫颈黏液涂片出现羊齿植物叶状结晶。

（2）对卵巢的作用 协同卵泡刺激素促进卵泡发育。

（3）对输卵管的作用 促进输卵管肌层发育及黏膜分泌，增强输卵管平滑肌节律性收缩的振幅。

（4）对外阴、阴道的作用 促进外阴的发育，使阴唇发育、丰满。促进阴道上皮细胞增生和角化，使阴道黏膜增厚并增加阴道上皮细胞内糖原的含量，使阴道维持弱酸环境，抵御碱性致病菌的感染。

（5）对乳房的作用 使乳腺管增生，乳头、乳晕着色。促进其他第二性征的发育。

（6）对下丘脑、垂体的作用 通过对下丘脑和垂体的正负反馈调节，控制垂体促性腺激素的分泌。

（7）代谢作用 促进水钠潴留。降低血中总胆固醇的水平，减少胆固醇在动脉壁的沉积。促进骨中钙盐的沉积及骨骺的闭合。与甲状旁腺素协同维持血中钙、磷平衡。

2. 孕激素的生理作用

（1）对子宫的作用 降低子宫平滑肌的兴奋性及其对缩宫素的敏感性，抑制子宫肌的收缩，有利于孕卵的着床和胎儿的生长发育。使子宫内膜在增殖期基础上发生分泌变化，为受精卵着床做准备。使宫颈口闭合，宫颈黏液分泌减少，质变黏稠，拉丝度降低。宫颈黏液涂片出现椭圆体。

（2）对输卵管的作用 抑制输卵管平滑肌节律性收缩的频率和振幅。

（3）对阴道上皮的作用 使阴道上皮细胞加快脱落。

（4）对乳房的作用 促进乳腺小叶及腺泡发育。大剂量孕激素可抑制乳汁分泌。

（5）对下丘脑、垂体的作用 增强雌激素的正反馈调节，对下丘脑、垂体有负反馈作用，抑制垂体促性腺激素的分泌。

（6）调节体温 孕激素能兴奋下丘脑的体温调节中枢，使基础体温在排卵后升高 $0.3℃ \sim 0.5℃$，临床以此作为判断排卵日期的重要指标之一。

（7）代谢作用 孕激素能促进蛋白分解，增加尿素氮的排出量，促进水钠的排泄。

雌激素与孕激素在生理作用上既有协调关系又有拮抗关系。

3. 雄激素的生理作用 雄激素能促进女性外生殖器发育，促进阴毛、腋毛生长。促进机体合成蛋白质、肌肉生长，刺激骨髓中红细胞增生。雄激素还与性欲有关。雄激素过多会对雌激素产生拮抗作用，可减缓子宫肌内膜的生长及增殖，抑制阴道上皮的增生和角化，引发妇科生殖内分泌疾病。

第四节　月经周期的调节

月经周期的调节既复杂又协调，是通过下丘脑、垂体及卵巢所分泌的激素的作用来实现的。

通常将下丘脑、垂体、卵巢合称为"下丘脑－垂体－卵巢轴"。下丘脑－垂体－卵巢轴（HPOA）又称"性腺轴"，是一个完整而协调的神经内分泌系统，主要生理功能是控制女性性征发育、正常月经和性功能。它的每个环节均有其独特的神经内分泌功能，互相调节且互相影响。

下丘脑的神经分泌细胞在接受大脑皮层中枢神经刺激后分泌促性腺激素释放激素（GnRH），即卵泡刺激素释放激素（FSH-RH）和黄体生成素释放激素（LH-RH），通过下丘脑与垂体之间的门静脉系统进入腺垂体，促进垂体合成和分泌卵泡刺激素（FSH）和黄体生成素（LH）。FSH 有刺激卵泡生长发育的作用，并促使卵泡合成雌激素。LH 有促使黄体生成及发育的作用。大量 LH 和一定量 FSH 共同作用，促使成熟的卵泡排卵，并促进黄体形成，合成分泌雌、孕激素，使子宫内膜产生增生及分泌的周期性变化。

卵巢合成和分泌雌、孕激素受下丘脑、垂体激素的调控，反过来，雌、孕激素对下丘脑、垂体的分泌活动也产生反馈作用。性激素使下丘脑促性腺激素释放激素分泌增多称"正反馈"，反之称"负反馈"。排卵前，大量雌激素使下丘脑 FSH – RH 分泌量减少（负反馈），而使下丘脑分泌 LH – RH 增加（正反馈），形成 LH/FSH 峰，促使发育成熟的卵泡排卵。黄体期，大量雌、孕激素共同作用于下丘脑产生负反馈，GnRH 分泌减少。随之垂体促性腺激素（FSH、LH）分泌减少，黄体失去支持而萎缩，雌、孕激素分泌减少，子宫内膜因失去激素的支持而萎缩、坏死、剥脱、出血，月经来潮。同时，雌、孕激素负反馈作用下降，解除了对下丘脑的抑制作用，下丘脑又开始持续分泌促性腺激素释放激素，FSH、LH 水平回升，又促使卵泡开始发育，进入下一个新的卵巢周期。如此循环，周而复始，月经周期也随之形成（图 3 – 2）。可见，月经来潮是一个性周期的结束，也是另一个性周期的开始。

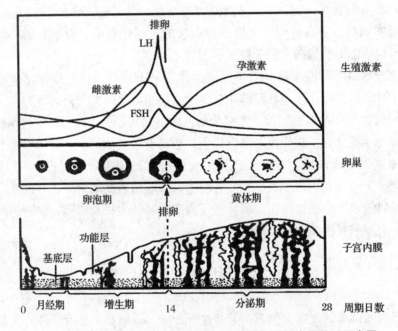

图 3 – 2　生殖激素水平变化与卵巢及子宫内膜周期性变化关系示意图

下丘脑 – 垂体 – 卵巢轴对月经的调节过程中，其他内分泌激素及前列腺素也参与其中，所有这些生理活动均受大脑皮层神经中枢的控制和调节。

第五节　子宫内膜及生殖器其他部位的周期性变化

子宫内膜及宫颈、输卵管等生殖器其他部位的周期性变化是在雌、孕激素作用下，随着卵巢的周期性变化而产生的。这是性周期的具体体现，其中以子宫内膜的周期性变化最为显著。

一、子宫内膜的周期性变化

子宫内膜在组织结构上分为基底层和功能层：基底层不受卵巢激素周期性变化的影响，不发生脱落；功能层受卵巢性激素的影响，发生周期性增殖、分泌和脱落的变化。正常月经周期以 28 天为例，其组织形态的周期性变化可分为以下 3 期（图 3-2）：

（一）增生期

月经周期的第 5～14 日，相当于卵泡的发育成熟阶段。受雌激素影响，子宫内膜腺体和间质细胞呈增殖状态。内膜基底层细胞增生、修复，逐渐变厚。腺体增多，伸长且变弯曲，血管延长、迂曲。内膜充血。约在增生期末，卵巢表面的卵泡成熟、破裂而排卵。

（二）分泌期

月经周期的第 15～28 天，相当于黄体期。受雌激素和孕激素的影响，子宫内膜继续增厚，血管进一步卷曲呈螺旋状。子宫腺体增大呈分泌状态，腺腔含有大量黏液，间质疏松水肿。此期子宫内膜柔软，血供充足，适合受精卵着床和发育。分泌期末，在月经周期的第 24～28 日，黄体萎缩，孕激素减少，子宫内膜的腺体及腺细胞相应缩小变性，内膜变薄。

（三）月经期

月经周期的第 1～4 天，由于黄体萎缩，雌、孕激素撤退，腺体缩小，子宫内膜间质水肿消失，螺旋小动脉痉挛性收缩，以致子宫内膜缺血坏死，内膜功能层从基底层崩解脱落，与血液相混排出，形成月经。

雌、孕激素能促进子宫内膜溶酶体中水解酶的合成，能使蛋白质、核酸和黏多糖分解。雌、孕激素水平下降时，溶酶体膜的通透性增加，水解酶进入内膜组织，影响内膜组织代谢，使其遭受破坏，造成内膜的剥脱和出血，形成不凝固的经血。

二、生殖器其他部位的周期性变化

（一）阴道黏膜的周期性变化

阴道黏膜为复层扁平上皮。排卵前，阴道上皮在雌激素的影响下，底层细胞增生，逐渐演变为中层和表层细胞，使阴道上皮增厚，表层细胞出现角化，角化程度在排卵期最明显。阴道上皮细胞内富含糖原，糖原经寄生在阴道内的阴道乳酸杆菌分解成乳酸，使阴道内保持弱酸环境，可以防止致病菌的侵袭。排卵后，在孕激素的作用下，表层细胞脱落。临床上常借助阴道脱落细胞的变化了解体内雌激素水平和有无排卵。阴道上段黏膜对性激素敏感，故一般在上 1/3 段阴道侧壁取脱落细胞进行检查。

(二) 宫颈黏液的周期性变化

在卵巢雌、孕激素作用下，宫颈腺体分泌宫颈黏液，其理化性质及涂片结晶均有周期性改变。月经来潮后，体内雌激素水平低，宫颈黏液量少，随着卵泡的发育成熟，雌激素水平逐渐升高，宫颈黏液的分泌量逐渐增加，至排卵期前，黏液变稀薄、透明，似蛋清样，有较强延展性，拉丝度可达10cm以上。涂片检查可见羊齿植物叶状结晶。这种结晶在月经周期第6~7天出现，至排卵期最为清晰而典型。排卵后，受孕激素的影响，宫颈黏液分泌减少，质地黏稠而浑浊，拉丝易断裂。羊齿植物叶状结晶逐渐减少、模糊，至月经周期第22日左右，结晶由排列成行的椭圆体取代。通过宫颈黏液检查，可了解卵巢功能变化。

(三) 输卵管的周期性变化

排卵前在雌激素的影响下，输卵管黏膜上皮纤毛细胞生长，体积增大，输卵管肌层节律性收缩频率和振幅加强，为拾取卵子及运送受精卵做准备。排卵后，孕激素抑制输卵管黏膜上皮纤毛细胞的生长和肌层收缩的振幅，与雌激素协同作用，保证受精卵在输卵管内向宫腔方向正常运行。

第六节　其他内分泌激素对女性生殖系统的影响

人体是由各系统组成的统一整体，女性生殖系统是人体的重要组成部分。下丘脑－垂体－卵巢轴的调节与其他系统的功能密切相关。尤其当内分泌系统功能异常，激素水平波动时，会影响性周期而导致月经失调。另外，体内合成的前列腺素，在卵巢、子宫内膜及月经血中均有分布和存在，并产生各种效应。

一、肾上腺皮质激素

肾上腺皮质激素由肾上腺分泌并影响雄激素的合成。肾上腺皮质是女性雄激素的主要来源。适量雄激素为正常女性阴毛、腋毛、肌肉及全身生长发育所必需。若雄激素分泌过多，则抑制下丘脑分泌GnRH，并对抗雌激素，使卵巢功能受到抑制而出现闭经，甚至有男性化表现，如引发多囊卵巢综合征。

二、甲状腺激素

甲状腺激素和卵巢甾体激素的分泌共同受下丘脑－垂体的调控。甲状腺激素对于性腺的发育成熟、维持正常的月经和生殖功能十分必要。甲状腺激素可以直接作用于卵巢，改变卵巢对促性腺激素的敏感性；也可间接作用于丘脑下部，影响丘脑下部促性腺激素释放激素的分泌，使卵泡刺激素及黄体生成素的产生及释放失调，从而影响卵巢功能。甲状腺功能减退，甲状腺激素分泌减少时，可延迟发育，引起月经失调、月经过少、闭经，甚至合并不孕、流产、畸胎等。甲状腺功能亢进时，甲状腺素激分泌增加，则引起月经过多、频发及不规则阴道出血；当甲状腺功能亢进进一步加重时，甾体激素分泌受抑制，可出现月经稀发甚至闭经。

三、胰岛素

胰岛素除参与糖代谢外，对维持正常卵巢功能也有重要影响。1 型糖尿病患者常有卵巢功能低下。高胰岛素血症将促使卵巢产生过多雄激素，引发高雄激素血症，导致月经失调、闭经。

四、前列腺素

前列腺素（PG）几乎存在于全身各重要组织和体液之中，对排卵、月经及子宫肌收缩有着重要影响。

1. 对卵巢功能的影响 在垂体促性腺激素的作用下，卵泡成熟并分泌雌激素及前列腺素 $F_{2\alpha}$。在黄体生成素高峰出现时，较高浓度的前列腺素 $F_{2\alpha}$，促使卵巢间质内平滑肌纤维收缩，导致卵泡破裂，诱发排卵。

2. 对月经的作用 子宫内膜能合成前列腺素，其含量随月经周期而异，前列腺素 $F_{2\alpha}$ 在分泌期子宫内膜较增生期为多。前列腺素 $F_{2\alpha}$ 能促使子宫内膜螺旋小动脉收缩，加速内膜缺血、坏死及血管断裂，导致月经来潮。

3. 对子宫肌的作用 前列腺素 E 能使非妊娠子宫肌松弛，妊娠子宫肌收缩；前列腺素 $F_{2\alpha}$ 则使非妊娠子宫肌及妊娠子宫肌均收缩。分泌期子宫内膜因产生较多的前列腺素 $F_{2\alpha}$，能引起子宫肌收缩，有利于加速内膜脱落。临床发现，原发性痛经患者经血中前列腺素 $F_{2\alpha}$ 含量较正常妇女高，给予消炎痛等抑制前列腺素的药物后，痛经好转，认为前列腺素 $F_{2\alpha}$ 含量增多可能是产生痛经的原因。

知识链接

中医学对月经及其调节机理的认识

中医学认为，月经是肾-天癸-冲任-胞宫这一生殖轴相互调节，并在全身脏腑、经络、气血的协同作用下，子宫定期藏泻而产生的正常生理现象。《素问·上古天真论》曰："女子七岁，肾气盛，齿更发长；二七而天癸至，任脉通，太冲脉盛，月事以时下，故有子……七七任脉虚，太冲脉衰少，天癸竭，地道不通，故形坏而无子也。"月经的产生和调节与天癸、脏腑、气血、经络密切相关，是肾气、天癸、冲任二脉协调作用于胞宫的结果。肾为主导，天癸是促进生长、发育和生殖的物质与动力，通过冲任聚集脏腑之阴血，使血海满盈，并下达于胞宫，胞宫藏泻有期，则月经按时来潮。若肾精血不足，癸水不充，或肝血衰少，疏泄功能失调，或脾虚气血生化不足，统摄功能失常，或冲任二脉气血不能相资，任督二脉不能共同维持阴阳脉气的平衡，胞宫功能就会发生紊乱，月经的产生及其期、量、色、质就会发生异常。

复习思考题

1. 简述女性一生各时期的生理特点。
2. 月经的定义及正常月经的表现。
3. 卵巢激素有哪几种？各有何生理功能？
4. 试述子宫内膜的周期性变化。

第四章 正常妊娠

妊娠是指胚胎及胎儿在母体内生长发育的过程。卵子受精是妊娠的开始，胎儿及其附属物自母体娩出是妊娠的结束。因受精日期不易确定，临床上以末次月经的第1天作为妊娠的开始，每4周为一个妊娠月，全过程约40周（280天），10个妊娠月。妊娠全程是一个非常复杂而又极为协调的生理过程。

第一节 妊娠生理

一、受精及受精卵的发育与着床

（一）受精

成熟的卵子与精子相结合的过程称"受精"。精液射入阴道内，精子离开精液经宫颈管进入宫腔，与子宫内膜接触后，子宫内膜白细胞产生淀粉酶，解除精子顶体酶上的"去获能因子"，使精子具有了受精能力，称为"精子获能"。

卵子从卵巢排出后，经输卵管伞部的"拾卵"作用进入输卵管，停留在输卵管壶腹部等待受精。当精子与卵子相遇，精子顶体外膜破裂，释放顶体酶，称"顶体反应"。通过酶的作用，精子穿过卵子外围的放射冠与透明带，与卵子表面接触，为受精的开始。受精发生在排卵后12小时，整个受精过程需要24小时。已受精的卵子称为"受精卵"或"孕卵"。

（二）发育与着床

受精后约30小时，孕卵借助输卵管的蠕动和纤毛运动向宫腔方向移动，并开始有丝分裂，此为"卵裂"。受精后第3天，孕卵分裂成桑椹胚，也称"早期囊胚"（胚泡）。受精后第4天，囊胚进入宫腔，在子宫腔内继续分裂发育成晚期囊胚。受精后第6～7天，晚期囊胚透明带消失后逐渐侵入并被子宫内膜覆盖，这一过程称为"着床"，也称为"植入"。着床需经过定位、黏附、穿透三个过程。着床部位多在子宫后壁上部。

（三）蜕膜形成

受精卵着床后，子宫内膜发生蜕膜反应与内环境变化。按蜕膜与囊胚的部位关系，将蜕膜分为底蜕膜、包蜕膜和真蜕膜三部分：

1. 底蜕膜 指囊胚及滋养层接触的蜕膜。

2. 包蜕膜 指覆盖在囊胚表面的蜕膜。

3. 真蜕膜 除底蜕膜和包蜕膜以外，覆盖于子宫腔表面的蜕膜，又称"壁蜕膜"（图4-1）。蜕膜随囊胚发育逐渐突向宫腔，至妊娠12周后，包蜕膜与真蜕膜相贴并融合，宫腔消失。

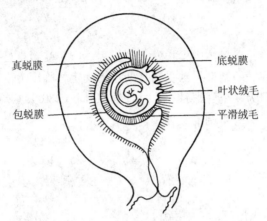

图4-1 早期妊娠子宫蜕膜与绒毛的关系

二、胎儿附属物的形成及其功能

胎儿附属物是指胎儿以外的组织，包括胎盘、胎膜、脐带和羊水。

（一）胎盘

胎盘是母体与胎儿间进行物质交换的重要器官，由羊膜、叶状绒毛膜和底蜕膜构成。

1. 胎盘的构成

（1）羊膜 为具有一定弹性的半透明膜，表面光滑，无血管、神经及淋巴，位于胎盘的子面。

（2）叶状绒毛膜 构成胎盘的胎儿部分，是胎盘的主要部分。受精卵着床后，滋养层细胞迅速分裂增殖，滋养层增厚并形成许多不规则突起，称"绒毛"。与底蜕膜接触的绒毛因营养丰富发育良好，分支增多，称"叶状绒毛膜"。与包蜕膜接触的绒毛因缺乏血液供应而逐渐退化，称"平滑绒毛膜"，与羊膜共同组成胎膜。绒毛与绒毛之间的间隙称为"绒毛间隙"，绒毛间隙之间有蜕膜隔，将胎盘分成若干胎盘小叶。

（3）底蜕膜 构成胎盘的母体部分，占足月妊娠胎盘的很小部分，分娩时胎盘由此剥离（图4-2）。

2. 胎盘的结构 妊娠足月时胎盘呈椭圆（或圆形）形，重500~600g，直径16~20cm，厚1~3cm，中间厚、边缘薄。分为胎儿面与母体面：胎儿面覆盖有羊膜，呈灰蓝色，光滑半透明，脐带附着中央附近，血管从附着点向四周呈放射状分布，分支伸入

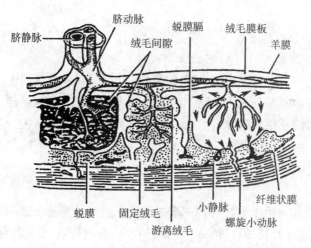

图 4-2 胎盘模式图

胎盘各小叶直达边缘。母体面与宫壁紧贴，呈暗红色，分为 15~20 个胎盘小叶，有时可见表面散在的钙化斑点。

3. 胎盘的功能 胎盘的功能较复杂，主要有气体交换、营养物质的供应、排出胎儿代谢产物、防御、合成等功能。

（1）气体交换 利用胎血和母血中氧、二氧化碳分压的差异，在胎盘中通过扩散作用进行气体交换。

（2）营养物质的供应 胎儿生长发育所需要的葡萄糖、氨基酸、脂肪酸、维生素、电解质和水溶性维生素等经胎盘输送给胎儿，同时胎盘产生各种酶，如氧化酶、还原酶、水解酶等，将复杂物质分解为简单物质，如脂肪酸、氨基酸，或合成加工成糖原、蛋白质、脂肪等供给胎儿。

（3）排出胎儿的代谢产物 胎儿的代谢产物如尿素、尿酸、肌酐、肌酸等，经胎盘送入母血，由母体排出体外，替代胎儿泌尿系统的功能。

（4）防御功能 胎盘的屏障作用极有限，某些病原体如细菌、弓形虫、衣原体、支原体、螺旋体等可在胎盘形成病灶，破坏绒毛结构进入胎儿体内；各种体积微小的病毒（如肝炎、风疹、巨细胞病毒）及分子量微小的有害药物均可通过胎盘影响胎儿。母血中免疫抗体如 IgG 能通过胎盘进入胎体，使胎儿出生后短时间内获得被动免疫力。

（5）合成功能 主要合成激素和酶。①绒毛膜促性腺激素（HCG）：由合体滋养细胞分泌的一种糖蛋白激素，于受精后第 10 天左右用 β-HCG 特异抗血清，通过放射免疫法能在母血中测出 β-HCG，是诊断早孕较敏感的方法之一。妊娠 8~10 周达高峰，持续 1~2 周后迅速下降，持续至分娩，于产后 2 周内消失。HCG 主要作用是使月经黄体发育成妊娠黄体，以维持妊娠。②胎盘生乳素（HPL）：由合体滋养细胞分泌，于妊娠的第 2 个月开始分泌，随妊娠进展分泌量持续增加，妊娠 34~36 周达高峰，直至分娩。产后 HPL 迅速下降，约产后 7 小时即不能测出。HPL 主要作用是促进蛋白质合成，促使母体乳腺腺泡发育。③雌激素和孕激素：妊娠早期由卵巢妊娠黄体产生，自妊娠 8~10 周起，由胎盘合成。雌、孕激素的主要作用是共同参与妊娠期母体各系统的生理变化。

（二）胎膜

胎膜由绒毛膜和羊膜组成。绒毛膜为胎膜的外层，在发育过程中因缺乏营养而退化成平滑绒毛膜，妊娠晚期与羊膜紧贴。胎膜内层为羊膜，与覆盖胎盘、脐带的羊膜层相接。完整的胎膜可防止细菌入侵宫腔，也可能与甾体激素代谢有关，对分娩发动有一定作用。

（三）脐带

脐带是连接胎儿与胎盘的纽带。一端连于胎儿腹壁的脐轮，另一端附着于胎盘中央（胎儿面）。妊娠足月时长 30~70cm，平均约 50cm，直径 1.0~2.5cm。外层为羊膜，内有两条脐动脉和一条脐静脉，血管周围为胶样结缔组织（华通胶），起保护血管的作用。脐血管较长，故呈螺旋状迂曲，胎儿通过脐带血循环与母体进行营养和代谢物质交换，一旦受压可引起血运障碍，致胎儿窘迫，甚至危及胎儿生命。

（四）羊水

充满于羊膜腔内的液体称为羊水。

1. 羊水的来源　妊娠早期羊水主要来源于母体血清的透析液，经胎膜进入羊膜腔。妊娠中期以后，胎儿尿液成为羊水的主要来源，使羊水的渗透压逐渐降低。羊水通过胎膜、胎儿不断循环更新，保持羊水的动态平衡。

2. 羊水的量、性状及成分　妊娠 38 周羊水量约为 1000mL，此后逐渐减少。妊娠足月羊水略浑浊，不透明，呈中性或呈弱碱性，pH 值约为 7.20。羊水比重为 1.007~1.025，羊水内含胎脂、毳毛、胎儿脱落的上皮细胞、激素和酶等。

3. 羊水的功能

（1）保护胎儿　保护胎儿在羊水中活动自如，避免胎儿受到挤压；防止胎体粘连；保持羊膜腔内恒温；有利于胎儿体液平衡，适量羊水可避免子宫肌壁或胎体直接压迫脐带导致胎儿窘迫；临产时，羊水直接受宫缩压力作用，能使压力分布均匀，避免胎儿局部受压。

（2）保护母体　羊水可以减少因胎动给母体带来的不适感；临产后，前羊水囊扩张子宫颈口及阴道，促进产程进展；破膜后羊水冲洗、润滑阴道，并减少感染发生机会。

三、胎儿发育及其生理特点

（一）胎儿的发育特征

孕卵在受精后第 6 周（即妊娠 8 周）称"胚胎"；此期如受有害因素的影响可致胎儿畸形。受精后第 7 周（妊娠 9 周）起称为"胎儿"。以 4 周为一孕龄单位。

4周末：可辨认胚盘及体蒂。

8周末：胚胎初具人形，早期心脏形成，能分辨五官，超声可发现胎心搏动。

12周末：生殖器开始发育，可辨认性别，四肢可活动，指甲形成，有肠蠕动。身长约9cm，体重约20g。

16周末：可确定胎儿性别，母体自觉有胎动，胎儿已开始有呼吸运动，头皮已长毛发。身长约16cm，体重约100g。

20周末：开始有吞咽、排泄功能，检查孕妇可听到胎心音。身长约25cm，体重约300g。

24周末：各器脏均已发育，皮下脂肪开始少量沉积，生长眉毛及眼毛，皮肤呈皱缩状。身长约30cm，体重约700g。

28周末：皮肤呈粉红色，皮下脂肪沉积不多，有呼吸运动，出生后能啼哭、吞咽；但肺泡表面活性物质含量较少，出身后易患特发性呼吸窘迫综合征。若加强护理可能存活。身长约35cm，体重约1000g。

32周末：面部毳毛脱落，出生后加强护理可以存活。身长约40cm，体重约1700g。

36周末：皮下脂肪增多，面部皱褶消失，指（趾）甲达到指（趾）端，出生后能啼哭、吸吮，基本能存活。身长约45cm，体重约2500g。

40周末：皮下脂肪丰满，呈粉红色，头发长2~3cm，男性胎儿睾丸已下降达阴囊，女性胎儿大小阴唇发育良好，出生后哭声洪亮，有强烈的吸吮反射力，存活力强。身长约50cm，体重约3000g，胎头双顶径>9.0cm。

（二）胎儿的生理特点

胎儿在生长发育过程中为适应其生存需要，具备了与成人不同的生理特点。

1. 循环系统

（1）脐静脉 脐静脉有一条，将摄取含氧和营养的血液由脐静脉送入胎儿体内；出生后，脐静脉闭锁为肝圆韧带。

（2）脐动脉 脐动脉有两条，将胎儿体内含代谢产物的血液注入胎盘，后与母血交换并排出；出生后闭锁为腹下韧带。

（3）心脏 胎儿心脏存在动脉导管和卵圆孔，体内无纯动脉血，而是动、静脉混合血。胎儿血含氧量明显低于母体血液含氧量，但由于血红蛋白较成人高，且心率快，使含氧低得以补偿。

2. 血液系统

（1）红细胞生成 妊娠10周前胎儿红细胞主要来源于卵黄囊，10周后来源于肝脏，以后骨髓、脾逐渐有造血功能。胎儿红细胞寿命为80天，短于成人，需不断生成。

（2）血红蛋白生成 包括原始血红蛋白、胎儿血红蛋白和成人血红蛋白。妊娠前半期均为胎儿血红蛋白，直至妊娠34~36周，成人血红蛋白逐渐增多。

（3）白细胞生成 胎儿血循环中出现粒细胞是在妊娠8周后，妊娠12周始，胸腺开始产生淋巴细胞，足月时白细胞计数可达（15~20）×10^9/L。

3. 呼吸系统 胎儿16周后，超声可见呼吸运动，羊水进出呼吸道，使肺泡扩张并生长发育。若胎儿窘迫时，正常呼吸可能暂停，出现喘息样呼吸。

4. 消化系统 胎儿于11周小肠出现蠕动，至16周肠功能基本建立，能吞咽羊水，吸收水及氨基酸、葡萄糖及其他可溶性的营养物质，但吸收脂肪的功能较差；胎儿肝功能尚不健全，因酶的缺乏，以致不能结合因红细胞破坏产生的大量游离胆红素，所以胆红素大部分由母体（经胎盘）排出，仅有小部分在肝内结合，在小肠氧化成胆绿素使胎粪呈黑绿色；胎盘还参与妊娠期雌激素的代谢。

5. 泌尿系统 胎儿14周以后肾开始有泌尿功能（超声膀胱内有尿液）。妊娠中期胎尿是羊水的主要来源，胎儿肾对抗利尿激素无反应，不能浓缩尿液。

6. 内分泌系统 胎儿甲状腺于妊娠6周开始发育，是胎儿最早发育的内分泌腺，约12周能合成甲状腺素。肾上腺发育良好，能产生大量甾体激素，与胎儿肝、胎盘、母体共同完成雌三醇的合成。

7. 生殖系统及性腺发育 男性胎儿睾丸于妊娠9周开始发育，临产前下降至阴囊。女性胎儿卵巢于妊娠11～12周开始发育，受母体雌激素的影响，宫内膜及阴道上皮增生，宫颈腺体分泌黏液，可在出生后出现撤激素性阴道流血或液性白带，一般不需特殊处理。

四、妊娠期母体变化

为适应胎儿的生长发育并为分娩做好准备，孕妇各系统会发生一系列适应性的生理变化。了解妊娠期的母体变化，有助于做好孕期保健工作。

（一）生殖系统的变化

1. 子宫

（1）宫体 逐渐增大变软。肌纤维数目增多、肥大，间质内血管、淋巴增多、扩张。子宫大小由非孕时的 (7～8) cm×(4～5) cm×(2～3) cm 增至妊娠足月时的35cm×25cm×22cm，重量由非孕时约50g增至1000g左右，容量由非孕时5mL增加至5000mL。足月妊娠时子宫血流量增加至500～700mL/min，其中80%～85%供应胎盘，宫缩时子宫血流量明显减少。随着子宫逐渐增大，妊娠12周子宫可超出骨盆腔并出现不规则的无痛性收缩，其强度和频率随孕周增长而逐渐增加。妊娠晚期子宫常轻度右旋。

（2）子宫峡部 非妊娠时长1cm，妊娠12周后逐渐伸展拉长变薄，妊娠后期与宫颈共同形成子宫下段。分娩前可长达7～10cm，成为软产道的一部分。

（3）宫颈 妊娠早期出现黏膜充血、组织水肿，外观肥大，呈紫蓝色。黏液增多，形成黏液栓堵于宫颈内口，保护宫腔免受外来感染。接近临产，宫颈变短并轻度扩张，宫颈鳞状上皮外移，出现"假性糜烂"。

2. 卵巢 妊娠期略增大，无排卵。一侧可见妊娠黄体，妊娠6～7周前产生雌、孕激素，以维持妊娠的继续。黄体功能于妊娠10周后由胎盘取代，在妊娠16周左右黄体开始萎缩。

3. 输卵管 妊娠期伸长，但肌层并不增厚，黏膜上皮细胞变扁平，可有蜕膜样改变。

4. 阴道及外阴 阴道黏膜变软、充血水肿呈紫蓝色，皱襞增多，伸展性增加。阴道上皮细胞含糖原增加，乳酸含量增加，使分泌物 pH 值下降，不利于致病细菌生长，可防止感染。外阴皮肤增厚，大小阴唇色素沉着，组织变软，伸展性增加，小阴唇皮脂腺分泌增多。

（二）乳房的变化

乳房妊娠早期开始增大，皮下浅静脉明显可见。孕妇自觉有胀感或刺痛。乳头增大变黑，易勃起。乳晕着色，其外围皮脂腺肥大形成散在的结节状小隆起，称为"蒙氏结节"。

妊娠期有多种激素参与乳腺发育，为泌乳做准备。妊娠末期乳头可有少量黄色液体溢出，称为"初乳"。分娩后新生儿吮吸乳头时正式分泌乳汁。

（三）循环系统的变化

1. 血容量 随孕周增长而增加，至妊娠 32～34 周时达高峰。妊娠期血容量最多可增加 40%～45%，平均增加约 1450mL，维持至分娩。

2. 心脏 妊娠晚期因膈肌上升，心脏向左、向上、向前移位，心界稍扩大，心尖搏动左移约 1cm，可听到 I～II 级柔和吹风样收缩期杂音，产后逐渐消失。心脏容量可增加 10%，心率增加 10～15 次/分。

3. 心排出量 心排出量增加对维持胎儿生长发育尤为重要。心排出量自妊娠 10 周逐渐增加，至妊娠 32～34 周时达高峰，直至分娩。临产后在第二产程显著增加。

4. 血压 妊娠早期和中期血压偏低，晚期轻度升高。孕妇坐位血压稍高于仰卧位。

5. 静脉压 逐渐增大的子宫压迫下腔静脉使血液回流受阻，使得下肢、外阴及直肠静脉压升高，加之妊娠期静脉壁扩张，故孕妇易发生下肢、外阴静脉曲张和痔疮。孕妇长时间仰卧位可使回心血量减少，心排出量减少，血压下降，称为"仰卧位低血压综合征"。

（四）血液系统的变化

1. 红细胞 由于妊娠期血容量增加，血液稀释，红细胞和血红蛋白相对不足。由于胎儿生长发育及孕妇各器官生理变化的需要，容易缺铁而造成妊娠期缺铁性贫血，故应在妊娠中、晚期开始补充铁剂。

2. 白细胞 从妊娠 7～8 周开始略有增多，至妊娠 30 周达高峰，为 10×10^9～12×10^9/L，有时可达 15×10^9/L，主要为中性粒细胞增多，淋巴细胞增加不多。

3. 凝血因子 妊娠期血液处于高凝状态，血浆纤维蛋白原和大部分凝血因子增多，血小板无明显改变。

4. 血浆蛋白 由于血液稀释，妊娠早期起开始降低，为 60～65g/L，主要是白蛋白减少，约为 35g/L，持续至分娩。

5. 组织间液 由于血液稀释，血浆白蛋白降低，使血浆胶体渗透压下降，液体流入组织间隙，导致水肿。

（五）泌尿系统的变化

1. 由于孕妇和胎儿代谢产物增多，肾脏负荷加重。肾脏血流量与肾小球滤过率增加 35%，尿液增多，尿频（同时也受增大子宫压迫的影响）。

2. 肾小球滤过率增加约 50%，而肾小管对葡萄糖的再吸收能力不能相应增加，故孕妇餐后可出现尿糖增多。

3. 孕激素的影响，使肾盂与输尿管平滑肌张力降低、蠕动减弱、尿流缓慢，输尿管受右旋子宫压迫，孕妇易发生肾盂肾炎，右侧多见。

（六）消化系统的变化

1. 妊娠期受雌激素影响，牙龈充血、水肿，易出血。

2. 胃肠道平滑肌张力降低，贲门括约肌松弛，胃内容物逆流至食道下段致上腹不适，排空时间延长，胃酸与胃蛋白分泌减少，出现上腹不适、便秘、痔疮加重。

3. 肝脏负荷加重，但肝功能无明显变化。胆囊因排空时间延长，胆道平滑肌松弛；胆汁稍黏稠，易诱发胆石症。

（七）呼吸系统的变化

1. 胸廓改变：为适应孕中期后孕妇耗氧量增加，肺通气量约增加 40%，胸廓横径与前后径加宽，胸廓活动度加大，以胸式呼吸为主，利于母儿氧的供应。

2. 妊娠后期因子宫增大，腹肌活动幅度减少，使孕妇以胸式呼吸为主，气体交换保持不变；同时因横膈上升，平卧时有呼吸困难感，稍垫高头部可减轻症状。呼吸次数在妊娠期变化不大，呼吸较深大。呼吸道黏膜充血、水肿，局部抵抗力降低，易发生呼吸道感染。

（八）内分泌系统的变化

1. 垂体

（1）促性腺激素 孕期由于妊娠黄体及胎盘分泌大量的雌、孕激素，对下丘脑及垂体的负反馈作用，使促性腺激素分泌减少，故孕期卵巢无卵泡发育及排卵。

（2）催乳激素 孕 7 周开始增多，随孕期增长而逐渐增多，促进乳腺发育，为产后泌乳做准备。

2. 肾上腺皮质

（1）皮质醇 是主要的理糖激素。妊娠期中层束状带分泌增多 3 倍，但仅有 10% 为起活性作用的游离皮质醇，故孕妇并无肾上腺皮质功能亢进表现。

（2）醛固酮 是主要的理盐激素。妊娠期外层球状带分泌增多 4 倍，但仅有 30% ～

40%起活性作用，故不致引起过多的水钠潴留。

3. 甲状腺 呈均匀中度增大，功能旺盛。因游离甲状腺素并未增加，孕妇通常无甲状腺功能亢进表现。母儿体内的促甲状腺素均不能通过胎盘，而是各自负责自身的调节。

（九）新陈代谢的变化

1. 基础代谢率 妊娠早期稍下降，但妊娠中晚期逐渐升高（15%~20%）。

2. 体重 妊娠12周前无明显变化；13周起平均每周增加不超过350g，至妊娠足月时，体重平均约增加12.5kg。

3. 碳水化合物代谢 妊娠期胰岛功能旺盛，胰岛素分泌增多，故孕妇空腹血糖值稍低于非孕期。

4. 脂肪代谢 妊娠期肠道吸收脂肪的能力增加，血脂升高。妊娠期由于能量消耗多，糖原储备减少。若遇能量消耗过多，动用体内大量脂肪，血中酮体增多，出现酮血症，多见于妊娠剧吐或是因产程过长、能量过度消耗使糖原储备量相对减少时。

5. 蛋白质代谢 孕妇对蛋白质的需要量增加，呈正氮平衡状态。

6. 水代谢 妊娠期水储备量增加，平均约7L。一般水钠潴留与排泄比例适当不引起水肿。

7. 矿物质代谢 胎儿生长发育需要大量的钙、磷、铁。母体对钙摄取不足或吸收不良时可发生肌肉痉挛。若储铁不足，血清铁下降导致缺铁性贫血，需补充铁剂。

（十）皮肤及其他

1. 皮肤 色素沉着，以乳头、乳晕、外阴、腹中线及脐周明显，面颊可出现黄褐斑（妊娠斑）。腹壁与乳房局部皮肤弹力纤维断裂，出现妊娠纹，初孕妇为紫红色，经孕妇为白色。

2. 关节与韧带 临床多见于耻骨联合、骶髂关节松弛引起孕妇下肢或腰骶部疼痛不适，可能与松弛素有关。为保持身体平衡，孕妇头肩部后仰，腰部前挺，形成典型的孕妇体态。

知识链接

中医学对胎儿发育及妊娠期母体变化的认识

中医学对胎儿发育最早记载于《灵枢·经脉》："人始生，先成精，精成而脑髓生，骨为干，脉为营，筋为刚，肉为强，皮肤坚而毛发长。"《千金要方》曰："妊娠一月始胚，二月始膏，三月始胞，四月形体成，五月胎动，六月筋骨立，七月毛发生，八月脏腑具，九月谷气入胃，十月诸神备，日满即产矣。"

中医学认为，母体在孕期变化首先是月经停止来潮。妊娠后，阴血下聚养胎，"上丽胃经以营乳"，血海藏而不泻，故月经停止来潮。孕期特点是"血感不足、气易偏盛"。

第二节 妊娠诊断

通常将妊娠（全程共 40 周）分为三个期：妊娠 12 周末以前为"早期妊娠"，13 ~ 27 周末为"中期妊娠"，28 周以后为"晚期妊娠"。

一、早期妊娠的诊断

（一）症状与体征

1. 停经 月经正常，夫妇同居未避孕的育龄妇女，一旦月经过期，应疑为妊娠。停经是育龄妇女可能妊娠最早与最重要的症状。但停经不一定是妊娠，应与哺乳、使用避孕剂、环境因素、精神因素等引起的闭经相鉴别。

2. 早孕反应 约半数的妇女在停经 6 周左右出现头晕、乏力、嗜睡、流涎、食欲不振、恶心、晨起呕吐等现象，称"早孕反应"。12 周以后多自行消失。

3. 尿频 孕早期因前倾增大的子宫在盆腔内压迫膀胱导致尿频，12 周后子宫进入腹腔不再压迫膀胱，症状自然消失。

4. 乳房变化 乳房增大胀痛（初产妇明显），有明显的静脉显露，乳头乳晕着色加深，乳晕周围有蒙氏结节出现。哺乳期妇女妊娠后乳汁明显减少。

5. 生殖器官变化 外阴色素沉着，阴道壁与宫颈充血、变软呈紫蓝色。双合诊检查，宫体增大、变软，峡部极软，感觉宫颈与宫体似不相连，称为"黑加征"。随孕期增加子宫逐渐增大，12 周后于耻骨联合上方可触及。

（二）辅助检查

1. 妊娠试验 利用孕卵着床后滋养细胞分泌 HCG 并经孕妇尿液排出的原理，可用免疫学方法测出孕妇血、尿中 HCG 的含量，阳性可协助诊断。

2. 超声检查

（1）超声检查 停经 5 周时宫腔内即可见妊娠囊，若见到胚芽和节律的心脏搏动，可确诊为宫内妊娠、活胎。停经 12 周后可测量胎儿头臀长、双顶径、股骨径等，作为估计孕周的依据。

（2）超声多普勒法 妊娠 8 周后，在增大的子宫区内，用超声多普勒仪能听到有节律的胎心音，150 ~ 160 次/分，可确诊为早期妊娠、活胎。

3. 基础体温测定 具有双向型基础体温的妇女，停经后高温相持续 18 天不见下降，有早孕可能；如高温相持续 3 周以上，妊娠可能性更大。

4. 宫颈黏液检查 宫颈黏液量少质稠，涂片干燥后光镜下见到排列成行的珠豆状椭圆体，则有妊娠可能；若镜下出现羊齿植物叶状结晶，基本能排除早孕。

一般早孕诊断是根据病史、体征及辅助检查结果综合判断的。对临床表现可疑者需排除子宫肌瘤、卵巢囊肿、膀胱尿潴留等病理情况。

二、中、晚期妊娠的诊断

（一）症状和体征

1. 症状　有早期妊娠的经过，并感腹部逐渐膨隆增大。妊娠 18 周左右自觉胎动，正常胎动每小时 3～5 次，胎动感随妊娠进展逐渐增强。

2. 体征

（1）子宫增大　随妊娠进展子宫逐渐增大，孕妇自觉腹部日渐膨隆。根据手测宫底高度及尺测耻上子宫长度（表 4－1），可判断胎儿大小及孕周。应注意宫底高度可受孕妇脐耻间距离、胎儿发育情况、胎儿数、羊水量及胎头等影响。

表 4－1　不同妊娠周数的宫底高度及子宫长度

妊娠周数	手测宫底高度	尺测耻上子宫长度（cm）
12 周末	耻骨联合上 2～3 横指	
16 周末	脐耻之间	
20 周末	脐下 1 横指	18（15.3～21.4）
24 周末	脐上 1 横指	24（22.0～25.1）
28 周末	脐下 3 横指	26（22.4～29.0）
32 周末	脐与剑之间	29（25.3～32.0）
36 周末	剑突下 2 横指	32（29.8～34.5）
40 周末	脐与剑之间或略高	33（30.0～35.3）

（2）胎动　胎儿在子宫内的活动为胎动。孕 18～20 周开始自觉有胎动，每小时 3～5次。用听诊器可闻及胎动音，用手可触及胎动感。

（3）胎心音　于 18～20 周后用一般听诊器在孕妇腹壁可听到胎心音，每分钟 120～160 次，成双音，似钟表"滴答"声，在胎背部听诊最清楚。需与子宫杂音、腹主动脉音、胎动音及脐带杂音相鉴别。子宫杂音、腹主动脉音的节律与孕妇脉搏一致，脐带杂音为脐带血流受阻出现的与胎心率一致的吹风样低音响，改变体位可消失。

（4）胎体　妊娠 20 周后可触及胎体，孕周越大，胎体触及越清楚。24 周后可区分各部位：胎头圆而硬，有浮球感。胎臀宽而软，形状不规则。胎背宽而平，胎肢小而有不规则活动。

（二）辅助检查

1. 超声检查　超声可以显示胎儿数目、胎方位、胎先露、胎动、胎心搏动、胎盘位置、羊水量等，还可测定胎头双顶径，观察胎儿体表有无畸形。用超声多普勒仪可探测胎心音、胎动音、脐带血流音、胎盘血流音等。

2. 胎儿心电图　于妊娠 12 周以后可显示较规律图形，20 周后更明显。

三、胎产式、胎先露、胎方位

胎儿在宫内有一定的姿势与位置。妊娠 28 周前胎儿小，羊水量相对多，胎儿活动范围大，位置易变。32 周后胎儿生长迅速，羊水量相对减少，胎儿的位置和姿势相对固定。胎儿的位置与母体骨盆的关系是决定分娩经过能否顺利的重要因素，故在产前或分娩时，检查胎儿在宫内的位置非常重要。

（一）胎产式

胎体纵轴与母体纵轴的关系称为"胎产式"。两纵轴平行为纵产式（如头位、臀位），占 99.75%；两纵轴垂直为横产式，占 0.25%；两纵轴交叉呈角度者为斜产式，一般在分泌过程中多数转为纵产式，偶尔转成横产式（图 4-3）。

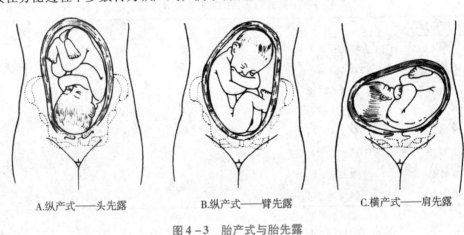

A.纵产式——头先露　　　　B.纵产式——臀先露　　　　C.横产式——肩先露

图 4-3　胎产式与胎先露

（二）胎先露

最先进入骨盆入口的胎儿部分为"胎先露"。纵产式为头和臀先露，横产式为肩先露。头先露因胎头屈伸程度不同可分为枕先露、前囟先露、额先露、面先露（图 4-4）。臀先露可分为完全臀先露（混合臀先露）、单臀先露、足先露（图 4-5）。偶见头先露或臀先露与胎手胎足同时入盆，称为"复合先露"。

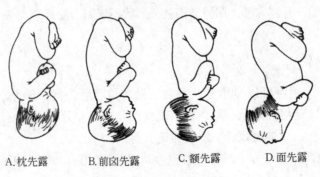

A.枕先露　　　　B.前囟先露　　　　C.额先露　　　　D.面先露

图 4-4　头先露的种类

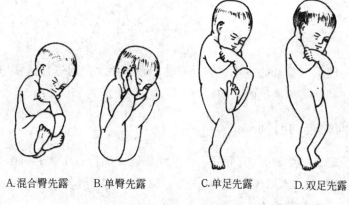

A.混合臀先露　　　B.单臀先露　　　　C.单足先露　　　D.双足先露

图4-5　臀先露的种类

（三）胎方位

胎儿先露部的指示点与母体骨盆的关系称为"胎方位"（简称胎位）。枕先露以枕骨、面先露以颏骨、臀先露以骶骨、肩先露以肩胛骨为指示点。根据指示点与骨盆前后左右的关系不同又有不同的胎位。如枕先露时，胎儿枕骨位于母体骨盆的左前方，应为枕左前位，其余类推。

胎产式、胎先露、胎方位的关系及种类见表4-2。通过腹部视诊、触诊和必要的肛门指诊、阴道检查及B型超声波检查，确定胎产式、胎先露、胎方位。

表4-2　胎产式、胎先露和胎方位的关系及种类

纵产式（99.75%）	头先露（95.75%~97.75%）	枕先露（95.55%~97.55%）	枕左前（LOA），枕左横（LOT），枕左后（LOP） 枕右前（ROA），枕右横（ROT），枕右后（ROP）
		面先露（0.2%）	颏左前（LMA），颏左横（LMT），颏左后（LMP） 颏右前（RMA），颏右横（RMT），颏右后（RMP）
	臀先露（2%~4%）		骶左前（LSA），骶左横（LST），骶左后（LSP） 骶右前（RSA），骶右横（RST），骶右后（RSP）
横产式→（0.25%）	肩先露		肩左前（LScA），肩左后（LScP） 肩右前（RScA），肩右后（RScP）

第三节　孕期监护与产前检查

从妊娠开始至分娩前的整个时期，对孕妇及胎儿要及时进行健康检查与监护，以便及时发现异常，及早发现和治疗妊娠合并症和并发症，保障母儿健康，降低孕产妇和围产儿死亡率。开展孕期监护及定期产前检查是围生医学的组成部分，具有重要临床意义。围生医学是研究胚胎发育、胎儿生理病理及新生儿和孕产妇疾病诊治的科学。国际上对围产期范围的规定有4种，我国采用的是妊娠满28周（胎儿出生体重≥1000g或身

长≥35cm）到产后1周。

一、孕期及产前监护与检查

孕期及产前监护与检查的主要目的是对孕妇在孕期及产前进行监管与检查。实现孕期监护的主要途径是实施规范的产前检查。

（一）产前检查的时间

产前检查从确诊早孕时开始，妊娠20~36周每4周检查1次，妊娠36周后每1周检查1次，即妊娠20、24、28、32、36、37、38、39、40周各检查1次，共9次。凡高危妊娠者，酌情增加产前检查次数。

（二）首次产前检查内容

孕妇首次接受产前检查时，应进行较全面的评估，并注意收集下列资料，及时发现影响妊娠正常过程的潜在因素。

1. 病史

（1）**一般情况**　询问孕妇的年龄、职业、受教育程度、宗教信仰、婚姻状况、经济状况及住址、电话号码等。

①年龄　年龄过小易发生难产。35岁以上的高龄初产妇，容易并发妊娠高血压疾病、产力异常等，应予以重视。

②职业　是否存在有害物质接触史。妊娠早期接触放射线者，可造成流产、胎儿畸形。铅、汞、苯及有机磷农药、一氧化碳中毒者，可引起胎儿畸形。

（2）**预产期的推算**　询问末次月经时间，推算预产期。方法：从末次月经第1日算起，月份减3或加9，日期加7。如为阴历，月份减3或加9，日期加15。实际分娩日期与推算的预产期可以相差1~2周。如孕妇记不清末次月经的日期，则可根据早孕反应出现时间、胎动开始时间、子宫高度和超声测得胎头双顶径值等加以估计。

（3）**月经史和孕产史**　询问月经初潮的年龄、月经周期和月经持续时间。了解妊娠次数、分娩次数，分娩方式（包括自然分娩、阴道手术助产、剖宫产），有无流产、早产、死胎、死产、产后出血史；询问既往妊娠有无合并症、并发症及末次分娩或流产时间和处理情况。

（4）**本次妊娠经过**　了解早孕反应出现的时间、严重程度，有无病毒感染史及用药史；胎动开始时间，妊娠过程有无阴道流血、头痛、心悸、气短、下肢浮肿等症状；孕妇日常生活方式、饮食类型、活动与休息情况、工作状况及个人卫生习惯等。

（5）**既往史和手术史**　重点了解孕前有无高血压、心脏病、肝肾疾病、血液病、传染病（如结核病）等病史，注意发病时间和治疗情况，有无手术史及手术名称。

（6）**家族史**　询问家族中有无高血压、糖尿病、双胎、结核病等病史。对有遗传病家族史者，可在妊娠早期行绒毛活检，或在妊娠中期做羊水染色体核型分析，以减少遗传病儿的出生率。

（7）丈夫健康情况 了解其丈夫有无烟酒嗜好及遗传性疾病。

2. 全身检查 注意发育、营养、身高、体重、步态，身材矮小（＜145cm）者常伴有骨盆狭窄；注意巩膜有无黄染，甲状腺有无肿大，五官有无异常；检查心、肺、肝、肾有无病变；乳头大小、有无凹陷，乳房发育有无异常；脊柱四肢有无畸形，下肢有无水肿；测量基础血压及本次血压。

3. 产科检查 包括腹部检查、骨盆测量、阴道检查、肛门指诊和绘制妊娠图。

（1）腹部检查 孕妇排空膀胱仰卧于检查床上，头部稍垫高，露出腹部，双腿略屈曲分开，放松腹肌。检查者站在孕妇右侧。

①视诊 注意腹形和大小，腹部有无妊娠纹、手术瘢痕和水肿。腹部过大者，应考虑双胎、羊水过多、巨大儿的可能；腹部过小、宫底过低者，考虑胎儿生长受限、孕周推算错误等；腹部向前突出（尖腹，多见于初产妇）或腹部向下悬垂（悬垂腹，多见于经产妇），可能伴有骨盆狭窄。

②触诊 用软尺测子宫长度及腹围值。触诊腹肌紧张度，有无腹直肌分离，估算羊水量及子宫敏感程度。四步触诊法检查子宫大小、胎产式、胎先露、胎方位及胎先露是否衔接（图4-6）。做前三步手法时，检查者面向孕妇；做第四步手法时，检查者应面向孕妇足端。

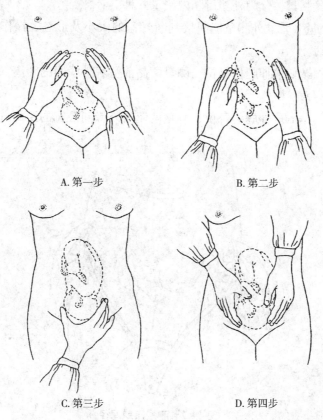

A.第一步　　　　　　　　　　B.第二步

C.第三步　　　　　　　　　　D.第四步

图4-6 四步触诊法

第一步：检查者双手置于宫底部，了解子宫外形并摸清宫底高度，估计胎儿大小与妊娠月份是否相符。然后以双手指腹相对轻推，判断宫底部的胎儿部分，如为胎头则硬而圆且有浮球感，如为胎臀则软而宽且形状略不规则。

第二步：检查者双手分别置于腹部两侧，一手固定，另一手轻轻深按检查，两手交替，分辨胎背及胎儿四肢的位置。平坦饱满者为胎背，确定胎背方向；可变形且高低不平者为胎儿肢体，有时可以感到胎儿肢体活动。

第三步：检查者右手置于耻骨联合上方，拇指与其余四指分开，握住胎先露部，进一步查清是胎头或胎臀，并左右推动以确定是否入盆。如先露部仍能被推动，表示尚未入盆；如已入盆，则胎先露部不能被推动。

第四步：检查者双手分别置于先露部的两侧，向骨盆入口处深压，再次判断先露部及其入盆程度。如先露部已入盆，头臀难以确定时，可做肛门指诊以协助判断。

③听诊　妊娠18～20周时，可在孕妇腹壁听到胎心音，靠近胎背上方的孕妇腹壁听得最清楚。听诊部位依据先露部及其下降程度确定：枕先露时，胎心音在脐下方偏右（左）侧；臀先露时，胎心在脐上方偏右（左）侧；肩先露时，胎心音在脐部下方听得最清楚。

（2）骨盆测量　骨盆大小及其形状是决定能否顺利经阴道分娩的重要因素。产前检查时必须做骨盆测量，分为外测量和内测量两种。

1）骨盆外测量　骨盆外测量能间接判断骨盆的大小及形态，操作简便，用骨盆测量器测量以下径线。

①髂棘间径　孕妇取伸腿仰卧位，测量两髂前上棘外缘间的距离（图4-7）。正常值为23～26cm。

②髂嵴间径　孕妇取伸腿仰卧位，测量两髂嵴外缘间最宽的距离（图4-8）。正常值为25～28cm。

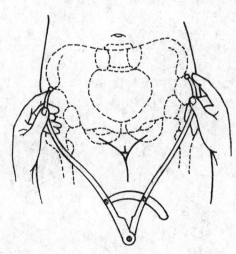

图4-7　测量髂棘间径

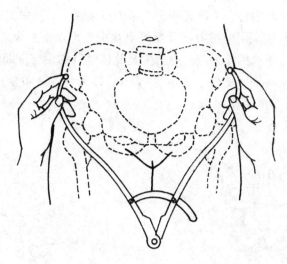

图4-8　测量髂嵴间径

③骶耻外径　孕妇取左侧卧位，左腿屈曲，右腿伸直，测量第5腰椎棘突下凹陷处（相当于米氏菱形窝的上角）至耻骨联合上缘中点的距离（图4-9），正常值为18～20cm。此径线可间接推测骨盆入口前后径的长度，为骨盆外测量中最重要的径线。

④坐骨结节间径（出口横径）　孕妇取仰卧位，两腿弯曲，双手抱双膝，测量两坐骨结节内缘间的距离（图4-10），正常值为8.5～9.5cm。也可用检查者的手拳估测，能容纳成人横置手拳则属正常。此径线可直接测出骨盆出口的横径长度。若出口横径小于8cm，应加测出口后矢状径，正常值为8～9cm。出口横径与出口后矢状径之和大于15cm，一般足月胎儿可以娩出。

耻骨弓角度：用两拇指尖斜着对拢，放置于耻骨联合下缘，左右两拇指平放在耻骨降支上面，两拇指之间的角度即为耻骨弓角度。正常值为90°，小于80°为异常。此角度反映骨盆出口横径的宽度。

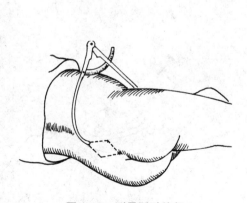

图4-9　测量骶耻外径

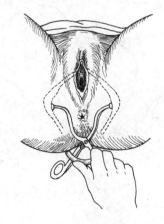

图4-10　测量坐骨结节间径

2）骨盆内测量　一般在骨盆外测量有异常时进行。孕妇取膀胱截石位，消毒外阴，检查者戴手套涂擦消毒润滑油，检查动作需轻柔。主要测以下径线：

①对角径 也称骶耻内径，为耻骨联合下缘中点至骶岬上缘中点的距离。检查者将一手的食、中指伸入阴道，用中指尖触及骶岬上缘中点，食指上缘紧贴耻骨联合下缘，并标记食指与耻骨联合下缘的接触点，中指尖至此接触点的距离，即为对角径（图4-11）。正常值为12.5~13cm，此值减去1.5~2cm，即为骨盆入口前后径的长度，又称真结合径。此径过小，可影响胎头衔接。

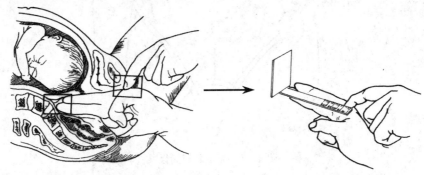

图4-11 测量对角径

②坐骨棘间径 测量两坐骨棘之间的距离，正常值约为10cm。检查者一手的食指、中指放入阴道内，分别触及两侧坐骨棘，估计其间的距离（图4-12）。

③坐骨切迹宽度 为坐骨棘与骶骨下部间的距离，即骶棘韧带的宽度（图4-13）。检查者将伸入到阴道内的食指置于韧带上移动，若能容纳3横指（5.5~6cm）为正常，否则属于中骨盆狭窄。

（3）阴道检查 确诊早孕时即应行双合诊检查，以了解产道、子宫及附件有无异常。妊娠24周左右首次产前检查时需测量对角径。妊娠最后一个月内应避免阴道检查，如确实需要，应严格消毒，以免引起感染。

（4）肛门指诊 了解胎先露部、坐骨棘、出口后矢状径及骶尾关节的活动度。

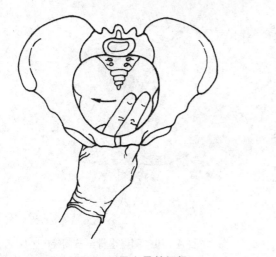

图4-12 测量坐骨棘间径

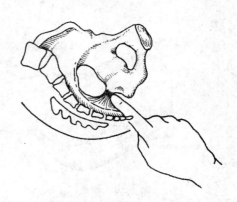

图4-13 测量坐骨切迹宽度

（5）绘制妊娠图 将各种检查结果如血压、体重、宫高、腹围、胎位、胎心率等填于妊娠图中，绘成曲线图，观察动态变化，及早发现及处理妇儿的异常情况。

4. 辅助检查　常规做血常规、尿常规、血型、血糖、肝功能、肾功能、阴道分泌物检查及宫颈细胞学检查、B 型超声检查等。根据孕妇的具体情况选做下列检查：①若出现妊娠合并症，可做心电图、乙型肝炎抗原抗体、二氧化碳结合力、电解质测定及胎盘功能与胎儿成熟度测定等。②对有死胎死产史、胎儿畸形史、高龄和患遗传性疾病的孕妇，应做唐氏筛查、血甲胎蛋白（alpha fetoprotein，AFP）测定、羊水细胞培养行染色体核型分析。

（三）复诊产前检查

每次复诊是为了了解前次产前检查后有何不适，以便及时发现异常情况，确定孕妇和胎儿的健康状况。

1. 详细询问孕妇有无异常情况出现，如头痛、眼花、水肿、阴道出血、阴道分泌物异常、胎动变化等，经检查后给予相应的处理。

2. 检查胎心率、胎儿大小及其生长速度、胎位、胎动及羊水量，必要时行 B 型超声检查。

3. 检查孕妇血压、体重及增长速度，有无水肿及其他异常，复查有无尿蛋白。

4. 进行孕期卫生宣教，并预约下次复诊日期，嘱孕妇出现异常情况随时就诊。

二、孕妇管理

目前，我国对孕产妇已普遍实行孕产期系统保健的三级管理，推广使用孕产妇系统保健手册，重点对高危妊娠进行筛查、监护和管理，已达到降低孕产妇及围生儿患病率、提高母儿生活质量的目标。

（一）实行孕产妇系统保健的三级管理制度

建立完善三级医疗保健机构，实行三级分工制度。城市的三级医疗机构为市、区医院和妇幼保健机构及街道卫生院，农村为县医院（妇幼保健院）、乡镇卫生院、村妇幼保健员。

（二）使用统一的孕产妇系统保健卡

加强对孕产妇的系统管理，提高产科质量，降低三率（孕产妇死亡率、围产儿死亡率、病残儿出生率）。从确定早孕开始建卡，在基层医疗保健机构接受病史询问、体格检查、产前检查并记录，住院分娩时交给医院，分娩时由医院接产医师填写分娩的情况，分娩后交还产妇，由产妇家属交当地基层医疗保健机构，对产妇进行产后访视，随访母婴情况。

（三）对高危妊娠的筛查、监护和管理

高危妊娠筛查是从早孕确诊开始，尽早筛查出具有高危因素的孕妇，及早给予诊

治。对高危孕妇一律专册登记，在保健卡上做特殊标记。对重症高危或病情复杂的孕妇，应及时转诊，上级医院根据母婴情况，选择对母儿均最有利的分娩方式，决定有计划地适时分娩。有妊娠禁忌证者，经会诊后尽早动员孕妇终止妊娠。

三、胎儿及其成熟度的监护

高危孕妇应于妊娠 32 ~ 34 周开始评估胎儿健康状况，合并严重并发症孕妇应于妊娠 26 ~ 28 周开始检测。

（一）胎儿宫内情况监护

1. 高危儿的确定　高危儿包括：①孕龄 < 37 周或≥42 周。②出生体重 < 2500g。③小于孕龄儿或大于孕龄儿。④出生 1 分钟内 Apgar 评分 0 ~ 3 分。⑤产时感染。⑥高危妊娠产妇的新生儿。⑦手术产儿。⑧新生儿的兄姐有严重的新生儿病史或新生儿期死亡等。

2. 胎儿宫内情况监护

（1）妊娠早期　行妇科检查确定子宫大小及是否与孕周相符；超声最早在孕 5 周即可见到妊娠囊；超声多普勒最早在孕 7 周可探测胎心音。

（2）妊娠中期　借助四步触诊法判断胎儿大小与孕周是否相符；从妊娠 22 周起，超声检查胎头双顶径每周增加 0.22cm；妊娠 20 周起每 4 周产检时行胎心监测一次。

（3）妊娠晚期　①测量宫高与腹围、胎动计数、胎心监测，检查胎头双顶径、胎位、胎盘位置、胎盘的成熟度。②羊膜镜检查：观察妊娠末期与分娩期羊水颜色，判断胎儿安危。③胎儿监护仪：临床已广泛使用，不受宫缩的影响，能连续观察并记录胎心率的动态变化，也可了解胎心与胎动及宫缩之间的关系，评估胎儿宫内安危。

（二）胎盘功能检查

通过胎盘功能检查也可以间接了解胎儿宫内健康状况，包括胎盘功能和胎儿胎盘单位功能的检查，能早期发现隐性胎儿窘迫，便于及时采取相应措施，使胎儿在良好的情况下生长发育，直至具有在宫外生活的能力时分娩。检查方法包括：①胎动。②测定孕妇尿中雌三醇值。③测定孕妇血清胎盘生乳素值。④测定孕妇血清妊娠特异性糖蛋白。⑤阴道脱落细胞检查。⑥缩宫素激惹试验（OCT）。⑦超声。

（三）胎儿成熟度检查

1. 正确推算妊娠周数　问清末次月经第 1 日的确切日期，月经周期是否正常。

2. 尺测宫高、腹围，估计胎儿大小　胎儿体重（g）＝子宫长度（cm）×腹围（cm）＋200。

3. 超声测定胎头双顶径值　若 >8.5cm，提示胎儿已成熟。

4. 检测羊水卵磷脂/鞘磷脂比值（L/S）　该比值 >2，提示胎儿肺成熟。若能测出磷酸酰甘油，表示胎儿成熟。

5. 检测羊水肌酐值　若该值 ≥ 176.8μmol/L（2mg%），提示胎儿肾成熟。

6. 检测羊水胆红素类物质值　若用 ΔOD_{450} 测该值 < 0.02，提示胎儿肝成熟。

7. 检测羊水淀粉酶值　碘显色法测该值 ≥ 450U/L，提示胎儿唾液腺成熟。

8. 检测羊水含脂肪细胞出现率　该值达 20%，提示胎儿皮肤成熟。

（四）胎儿先天畸形及胎儿遗传性疾病的宫内诊断

1. 先天畸形的诊断

（1）羊水甲胎蛋白（AFP）值　妊娠 8~24 周正常值为 20~48μg/mL。若升高 10 倍以上，有开放性神经管异常或无脑儿的可能。

（2）检测羊水乙酰胆碱酶值　有开放性神经管异常增高，与甲胎蛋白测定合用，精确度增大，可早期发现。

（3）羊膜腔胎儿造影　将脂溶性（40%碘化油 15~20mL）及水溶性（70%泛影葡胺 40~60mL）造影剂同时注入羊膜腔内，诊断胎儿体表畸形、内脏畸形、联体胎儿、小头症及消化管畸形。

（4）超声检查　能筛查无脑儿、脑积水、脊柱裂、联体儿等。

2. 遗传性疾病的宫内诊断

（1）羊水细胞培养做染色体核型分析　包括常染色体和性染色体的数目异常、结构异常。妊娠 16~20 周抽羊水确诊后能及早终止妊娠。

（2）早期绒毛活检　妊娠早期在超声引导下经宫颈管取绒毛做染色体核型分析、酶活性测定、DNA 分析诊断。

四、妊娠期常见症状及其处理

1. 消化系统症状　妊娠早期出现恶心、晨起呕吐者，应少食多餐，不缓解者可予维生素 B_6 10~20mg，每日 3 次口服；消化不良可予维生素 B_1 20mg、干酵母 3 片及胃蛋白酶 0.3g，饭时与稀盐酸 1mL 同服，每日 3 次；或用开胃健脾理气的中药。若出现妊娠剧吐，需输液禁食处理。

2. 贫血　妊娠中期以后孕妇对铁的需求量增加，靠饮食补充量明显不足，可适当补充铁剂，富马酸亚铁 0.2g 或硫酸亚铁 0.3g，每日 1 次口服，可预防贫血。目前国内有铁控释片，如福乃得每日 1 次，消化道反应小且含有维生素 C 和叶酸。

3. 腰背痛　轻者不需处理，重者先查明原因，针对病因治疗。必要时卧床休息、局部热敷及服止痛药等处理。

4. 下肢浮肿　孕妇常见踝部及小腿下部有轻度浮肿，休息后消退，属于正常现象。取左侧卧位，抬高下肢 15°，改善下肢血液回流，可减轻浮肿。若水肿明显，休息后不消退，应考虑为妊娠期高血压疾病或肾脏疾病，需做进一步尿常规及其他辅助检查，及时治疗。

5. 下肢肌肉痉挛　妊娠后期多见，常夜间发作，由缺钙、压迫、寒冷等因素引起小腿腓肠肌痉挛，伸直下肢行局部按摩、热敷（保温）能迅速缓解。同时应补充钙剂（乳酸钙 1g，每日 3 次）和维生素 E（维生素 E 100mg 口服，每日 1~2 次）。

6. 便秘　妊娠期由于增大的子宫及胎先露的压迫，常有便秘现象，多吃新鲜蔬菜及水果，每日清晨饮温开水一杯，养成每日按时排便的习惯，可以预防便秘。已有便秘者可采用甘油栓、开塞露外用（肛塞）或口服果导片1~2或麻仁丸1~2丸，注意禁用峻泻剂，不宜灌肠，以免引起流产或早产。

7. 痔疮　应多吃水果、蔬菜，少吃辛辣食物，可温水浸泡缓解；必要时服缓泻剂软化大便，解除便秘。若痔脱出，可用手还纳。一般分娩后痔可明显减轻或自行消失。

8. 下肢和外阴静脉曲张　孕末期应尽量避免久立，可穿医用弹力袜，夜间睡眠垫高下肢；分娩时应保护会阴，防止曲张静脉破裂。

9. 仰卧位低血压　妊娠晚期孕妇应取侧卧位，使下肢静脉回流通畅，血压迅速恢复正常，防止仰卧位低血压的发生。

10. 假丝酵母菌性阴道炎　25%足月妊娠孕妇有假丝酵母菌感染，但只少数有症状，可予克霉唑栓剂纳阴。

 病案讨论

1. 患者女性，27岁，停经17周，既往月经规律，周期28天，末次月经是2014年11月1日。

（1）推算一下该孕妇的预产期。

（2）提出相应孕周的健康指导意见。

2. 患者，女，29岁，平素月经规律，停经60天，晨起恶心、呕吐，到医院就诊，妇科检查阴道和子宫颈充血，宫体和宫颈似不相连。

（1）为明确诊断，需要做何种辅助检查？

（2）妇科检查发现的充血、宫颈宫体似不相连是否正常？

3. 一产妇分娩一女婴，身长35cm，体重1000g，皮下脂肪少，头发、指甲已长出。新生儿娩出后能啼哭、吞咽，但生活能力较差。

（1）估计该新生儿娩出时的孕周是多少？

（2）该如何处理此早产儿？

复习思考题

1. 妊娠、受精、着床的概念。

2. 胎盘、胎膜、羊水、脐带的形成与功能。

3. 胎儿的发育特点及妊娠期母体血液循环的特点。

4. 预产期的计算、孕期检查程序与方法。

5. 骨盆测量的径线与正常值。

第五章　正常分娩与产褥

妊娠满 28 周（196 日）及以上，胎儿及其附属物从临产发动至从母体全部娩出的过程称为"分娩"。妊娠满 28 周至不满 37 足周（196~258 日）期间分娩者称"早产"；妊娠满 37 周至不满 42 足周（259~293 日）期间分娩者称"足月产"；妊娠满 42 周（294 日）及其后分娩者称"过期产"。

第一节　影响分娩的因素

分娩是否顺利，取决于产力、产道、胎儿和精神心理因素。若这 4 个因素均正常且能相互适应，胎儿经阴道顺利娩出，称"正常分娩"。

一、产力

将胎儿及其附属物从子宫内逼出的力量称"产力"。其包括子宫收缩力（简称宫缩），腹肌、膈肌收缩力（统称腹压），肛提肌收缩力。

（一）子宫收缩力

子宫收缩力是分娩的主要产力，简称宫缩，贯穿于分娩的全过程。临产后宫缩能迫使子宫颈管短缩直至消失、宫口扩张、胎儿及其附属物娩出。正常宫缩具有以下特点（图 5-1）：

1. 节律性　节律性宫缩是临产的重要标志。正常宫缩时子宫体部不随意、有节律地阵发性收缩并伴有疼痛，简称"阵痛"。每次宫缩总是由弱至强（进行期），维持一定时间（极期），随后又由强逐渐减弱（退行期），直至消失进入间歇期。宫缩如此反复出现，直至分娩结束。在产程刚开始时，宫缩持续约 30 秒，间歇 5~6 分钟；随着产程进展，宫缩持续时间逐渐延长，间歇时间逐渐缩短，宫缩强度也逐渐增强；宫口开全后，宫缩持续时间可达 1 分钟或更长，间歇时间缩短至 1~2 分钟。宫缩时子宫肌壁血管受压，胎盘血液循环暂时受阻，血流量减少；宫缩间歇时子宫壁放松，血流恢复，胎儿又得到充分氧气供应而不致窘迫，此为宫缩的节律性，对胎儿有利。

2. 对称性和极性　正常宫缩起自子宫两侧角部（受起搏点控制），先向子宫底中部集中，再向下扩散，约需 15 秒钟可波及整个子宫，左右对称，此为宫缩的对称性。宫缩在子宫底部最强、最持久，子宫体部次之，子宫下段最弱，此为宫缩的极性。

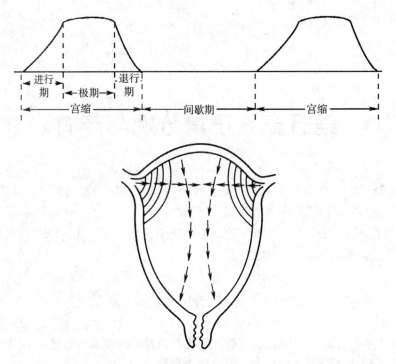

图 5 – 1　宫缩的特点

3. 缩复作用　子宫体部平滑肌为主动收缩部分。宫缩时子宫体部肌纤维缩短变宽，间歇时肌纤维放松，但不能完全恢复到原来的长度。经过反复收缩，肌纤维逐渐变短、变宽，此现象称"缩复作用"。缩复作用使宫缩逐渐增强，子宫上段变短、变厚，宫腔容积逐渐缩小，迫使胎先露不断下降，子宫下段被牵拉扩张变长、变薄，宫颈管逐渐展平，宫颈口逐渐开大。子宫上下段交界处因肌肉厚薄不同，在两者之间的子宫壁内侧形成一环状隆起，称"生理性缩复环"。

（二）腹肌及膈肌收缩力（腹压）

这两种力量是胎儿娩出的重要辅助力量。当子宫颈口开全后，宫缩推动胎先露下降直至阴道。每次宫缩胎先露部压迫盆底组织及直肠前壁，反射性引起排便感，产妇主动屏气用力，使腹肌和膈肌有力地收缩，腹压升高，协助宫缩迫使胎儿和胎盘娩出。腹压在第二产程末配合宫缩时运用最为有效；过早运用腹压容易导致产妇疲劳，并造成宫颈水肿，使产程延长。

（三）肛提肌收缩力

胎先露压迫盆底时引起肛提肌收缩，有协助胎先露在盆腔内旋转、胎头仰伸、娩出及胎盘娩出的作用。

二、产道

产道是胎儿娩出的通道，分为骨产道及软产道两部分。

（一）骨产道

骨产道（真骨盆）是产道的重要部分，在分娩过程中无明显变化，但其大小及形状与分娩关系密切，一般将骨产道分为三个假想平面，每个平面由多条径线组成（图5-2）。

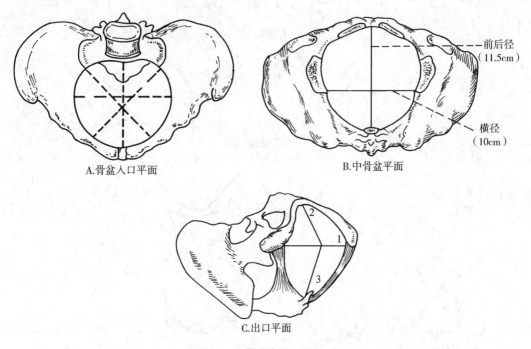

A.骨盆入口平面　　　　　　B.中骨盆平面

前后径（11.5cm）

横径（10cm）

C.出口平面

图5-2　骨盆各平面及径线

1. 骨盆各平面及径线值　详见第四章第三节。

2. 骨盆轴　临床上将连接骨盆各假想平面中心点的曲线，称为"骨盆轴"。此轴上段向下、向后，中段向下，下段向下、向前。分娩时，胎儿沿此轴娩出，故又称"产轴"。

3. 骨盆倾斜度　妇女直立时，骨盆入口平面与地平面所形成的角度，称为骨盆倾斜度，一般为60°。若角度过大，影响胎头衔接和娩出。

（二）软产道

软产道是由子宫下段、子宫颈、阴道及盆底软组织所构成的弯曲管道。

1. 子宫下段形成　妊娠12周后子宫峡部由非孕期的1cm逐渐伸展延长形成子宫下段。临产后由于宫缩的缩复作用，使子宫上段越变越短而厚，子宫下段被牵拉扩张至7～10cm，且越变越薄成为软产道的一部分。由于子宫肌纤维的缩复作用，子宫上段肌壁越来越厚，下段肌壁被牵拉得越来越薄。

2. 子宫颈的变化

（1）子宫颈管消失　临产前子宫颈管长约2cm，临产后由于宫缩牵拉子宫颈内口的肌纤维，加之子宫腔内压力升高，前羊膜囊的楔状支撑，胎先露下降，致使子宫颈内口扩张，子宫颈管逐渐变短，最后展平。初产妇多是子宫颈管先短缩消失，宫口后扩张；

经产妇多是子宫颈管短缩消失与宫口扩张同时进行（图5-3）。

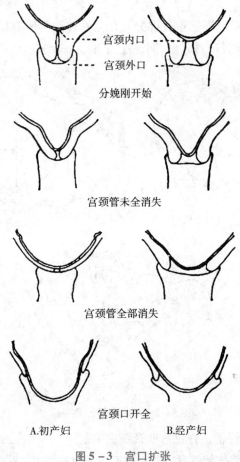

分娩刚开始

宫颈内口
宫颈外口

宫颈管未全消失

宫颈管全部消失

宫颈口开全

A.初产妇   B.经产妇

图5-3 宫口扩张

（2）子宫颈口扩张　子颈管消失后，初产妇的子宫颈外口仅容纳一指尖，经产妇则能容纳一指。随着分娩的进展，宫颈外口逐渐扩张，当宫颈外口扩张至10cm时，称"宫口开全"。因胎先露逐渐下降扩张阴道与盆底，使软产道下段呈弯筒形，会阴被胎先露扩张变薄，以利于胎儿通过。分娩时若保护不当，易致会阴裂伤。

3. 阴道及盆底的变化　宫口开全后，子宫腔、子宫下段及阴道形成前壁短、后壁长的弯筒状通道。宫缩逼迫胎先露由子宫腔下降至阴道，并与前羊膜囊一起将阴道撑开，阴道黏膜皱襞展平使阴道腔加宽。破膜后胎先露直接压迫软产道，使盆底肌肉向下及向两侧扩展，使会阴体变薄，以利胎儿娩出。若分娩时保护不当，易造成会阴裂伤。

三、胎儿

胎儿能否顺利娩出，除产力和产道等影响因素外，还取决于胎儿大小、胎位及胎儿有无畸形。胎儿发育过大可致胎头径线过大，胎儿过熟可致胎头不易变形，胎位异常如横位、颏后位等，胎儿畸形如脑积水、联体双胎等，都可使胎儿通过产道困难而造成难产。

四、精神心理因素

在分娩过程中，精神心理因素的作用也不可忽略，它能影响机体内的平衡、适应力和健康，从而影响产力及产程的进展。通常，产妇对分娩的安全性有顾虑，出现焦虑不安、心率加快、呼吸急促、肺内气体交换不足，这种精神心理表现可导致一系列神经内分泌的变化。如焦虑时去甲肾上腺素减少，可使子宫收缩力减弱而对疼痛的敏感性增加，疼痛又加重产妇的不安焦虑情绪，从而造成恶性循环，以致产妇体力消耗过多，宫缩乏力，产程延长；也会使产妇神经内分泌发生变化，交感神经兴奋，血压升高，导致胎儿缺血缺氧，出现窘迫。

总之，在分娩的过程中，产力、产道、胎儿及精神心理 4 个因素，相互联系，相互影响。一般来说，骨盆和胎儿大小是固定不变的，产力、胎位和心理状况是可变的，因此，助产人员应该充分调整可变因素，加强产力、及时发现并适时矫正异常胎位、恰当疏导产妇心理障碍，使分娩顺利进行，确保母婴安全。

第二节　枕先露的分娩机制

分娩机制是指胎儿先露部随着骨盆各平面的不同形态，被动地进行一系列适应性转动，以最小径线通过产道的全过程。临床枕先露占 95.75% ~ 97.75%，以左枕前位最多见，故以此种分娩机制为例详加说明（图 5 - 4）。

1. 衔接　胎头双顶径进入骨盆入口平面，胎头颅骨最低点接近或达到坐骨棘水平，称为衔接。胎头以半俯屈状态进入骨盆入口，以枕额径衔接，由于此径大于骨盆入口前后径，胎头矢状缝坐落于骨盆入口斜径上，胎头枕骨在骨盆左前方。经产妇多在分娩开始后胎头衔接，部分初产妇可在预产期前 1 ~ 2 周内胎头衔接。若初产妇临产后胎头仍未衔接，应警惕是否存在头盆不称。

2. 下降　胎头沿骨盆轴前进的动作称为"下降"。下降的动作呈间歇性贯穿整个分娩过程，与其他动作相伴随。子宫收缩时胎头下降，间歇时稍回缩。临产后观察胎头下降程度是判断产程进展的重要标志之一。

3. 俯屈　胎头以枕额径进入骨盆腔，下降至盆底时，遇肛提肌阻力进一步俯屈，使下颏接近胸部，变胎头衔接时的枕额径为枕下前囟径，以适应产道最小径线，利于胎头继续下降。

4. 内旋转　胎头俯屈下降时，枕部遇肛提肌阻力，向前旋转 45°，小囟门转至耻骨弓下方，矢状缝与中骨盆及出口前后径一致，称"内旋转"。内旋转主要使胎头适应中骨盆及出口前后径大于横径的特点，利于分娩。此动作于第一产程末完成。

5. 仰伸　完成内旋转后，胎头到达阴道外口，宫缩和腹压继续迫使胎头下降，而盆底肌肉收缩又使胎头上抬，两者协同作用，使胎头沿骨盆轴下段向下向前的方向转向上，胎头枕骨下部达耻骨联合下缘时，以耻骨弓为支点逐渐仰伸，胎头的顶、额、鼻、口、颏相继娩出。当胎头仰伸时，胎儿双肩径沿左斜径进入骨盆入口。

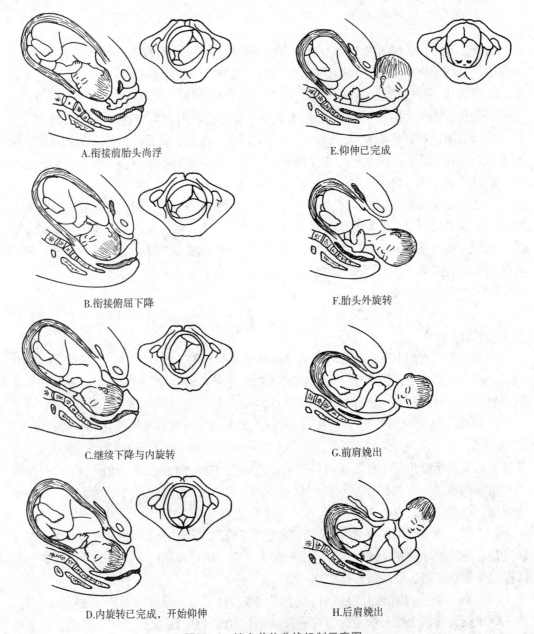

A.衔接前胎头尚浮

E.仰伸已完成

B.衔接俯屈下降

F.胎头外旋转

C.继续下降与内旋转

G.前肩娩出

D.内旋转已完成，开始仰伸

H.后肩娩出

图 5 - 4　枕左前位分娩机制示意图

6. 复位及外旋转　胎头娩出后，为使胎头与胎肩恢复正常关系，枕部向左旋转 45°，称为复位。胎肩在盆腔内继续下降，前（右）肩向前向中线旋转 45°，胎儿双肩径转成与骨盆出口前后径一致的方向，胎头枕部需在外继续向左旋转 45°，以保持胎头与胎肩的垂直关系，称为"外旋转"。

7. 胎儿娩出　完成外旋转后，胎儿前（右）肩在耻骨弓下先娩出，随即后（右）肩从会阴前缘娩出。双肩娩出后，胎体及下肢随即取侧位娩出。

以上分娩机制中各动作是在胎儿逐渐下降过程中连续进行的。

第三节　分娩的临床经过及处理

一、先兆临产及临产的诊断

（一）先兆临产

分娩发动前，孕妇出现预示即将临产的症状，称为"先兆临产"。

1. 假临产　持续时间短（＜30 秒）、强度弱、间歇时间长而不规则，常在夜间出现清晨消失，不引起宫颈管消失与宫口扩张。给予强效镇静药物能抑制宫缩。

2. 胎儿下降感　多数孕妇感到上腹部挤压感减轻或消失，进食量增加，呼吸较前轻快。但胎先露压迫膀胱常有尿频症状。

3. 见红　临产前 24 ~ 48 小时内，因宫颈管消失，宫颈内口附近胎膜与宫壁分离，毛细血管破裂而有少量出血，并与宫颈黏液混合自阴道排出，称为"见红"。这是分娩即将发动的比较可靠的征象。

（二）临产

有规律且逐渐增强的宫缩，持续时间长（≥30 秒），间歇 5 ~ 6 分钟，同时伴随进行性宫颈管消失，宫口扩张和胎先露下降，称为"临产"。

二、总产程及产程分期

分娩全过程即为总产程，是从临产开始至胎儿、胎盘娩出的全过程。临床又分 3 个产程。

第一产程：又称"宫颈扩张期"。从开始出现规律宫缩，到宫口开全的过程。初产妇需 11 ~ 12 小时，经产妇需 6 ~ 8 小时。

第二产程：又称"胎儿娩出期"。从宫口开全至胎儿娩出的过程。初产妇需 1 ~ 2 小时，不应超过 2 小时；经产妇通常数分钟即可完成，最长不应超过 1 小时。

第三产程：又称"胎盘娩出期"。从胎儿娩出至胎盘娩出，需 5 ~ 15 分钟，不超过 30 分钟。

三、产程各期的临床表现及处理

（一）第一产程

1. 临床表现

（1）规律宫缩　宫缩开始时持续时间短（约 30 秒），强度较弱，间歇时间较长（5 ~ 6 分钟）。随产程进展，持续时间渐长（50 ~ 60 秒），强度不断增加，间歇期变短（2 ~ 3 分钟）。当宫口开全时，宫缩持续时间可长达 1 分钟以上，间歇仅 1 ~ 2 分钟。

（2）宫口扩张　是产程进展的重要标志。宫口扩张分为潜伏期和活跃期。潜伏期是指从有规律宫缩至宫口扩张3cm的过程。此期宫颈口扩张速度慢，每2~3小时扩张1cm，共需约8小时，不应超过16小时，超过者为潜伏期延长。活跃期是指宫口由3cm扩张到10cm，即宫口开全的过程。此期扩张速度加快，约需4小时，最长不超过8小时，超过者为活跃期延长。随着宫口扩张，宫颈管逐渐展平消失，至宫口开全时，宫颈管边缘消失，子宫下段及阴道形成宽阔的圆筒状，利于胎儿通过。

（3）胎头下降　是决定胎儿能否经阴道分娩的重要标志。其下降程度可通过定期肛查或阴道检查，确定胎头颅骨最低点的位置来判断。坐骨棘平面是判断胎头高低的标志，以胎头颅骨最低点与坐骨棘平面的关系判断胎头下降的程度，颅骨最低点平坐骨棘平面时，以"0"表示；在坐骨棘平面以上1cm，以"-1"表示；在坐骨棘平面以下1cm时，以"+1"表示（图5-5），依此类推。一般潜伏期下降不明显，活跃期下降快，平均每小时下降0.86cm，可作为估计分娩难易的有效指标之一。

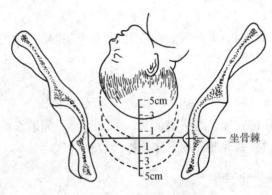

图5-5　胎头高低的判断

（4）胎膜破裂　简称"破膜"。随着宫缩加强，胎头下降衔接，胎头前面的羊水形成前羊水囊即胎胞，当羊膜腔内压力增加到一定程度时，胎膜自然破裂，多发生在宫口近开全时，前羊水流出。

2. 产程的观察及处理

（1）了解病史　询问病史，查阅孕期保健卡，了解产前情况和高危因素，以便早期发现异常，尽早处理。

（2）体格检查　测体温、脉搏、呼吸、血压，进行全身检查和产科检查。

（3）观察产程进展　细致观察产程进展，及时记录，发现异常尽早处理。①子宫收缩：用手触摸或定时连续观察宫缩频率、强度、持续时间、间隔时间并记录。②胎心、胎动：用听诊器或胎心监护仪记录胎心、胎动，并观察胎心、胎动与宫缩的关系。潜伏期听诊胎心每1~2小时1次，活跃期后每15~30分钟1次，每次听诊1分钟。

（4）检查描记产程图（图5-6）　动态观察宫口扩张及先露下降的情况，并详细记录以便早发现、早处理。产程图是以临产时间（小时）为横坐标，宫颈扩张（cm）程度为纵坐标，左侧记录先露下降的程度（cm），右侧描出宫颈扩张曲线和胎头下降曲线。

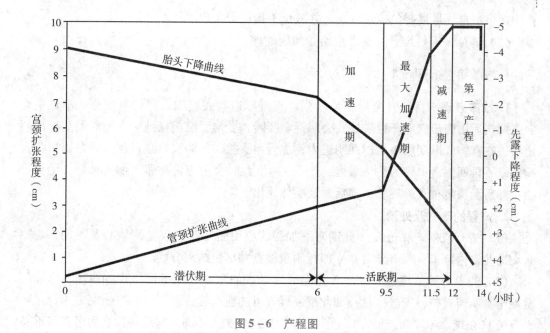

图 5-6　产程图

（5）一般处理　①清洁外阴与灌肠：入院后剃阴毛、清洁外阴、肥皂水灌肠，避免污染，刺激宫缩，加速产程进展。但要注意：胎膜已破、胎头未衔接、胎位异常、阴道出血、有剖宫产史、宫缩强估计在短时间内将分娩者，以及有急产史和严重的心脏病等并发症者，禁止灌肠。②饮食、休息与活动：临产后如宫缩不强、未破膜，可在室内适当活动，若胎膜已破、胎头仍未衔接、宫缩较强、宫口扩大、已进入活跃期，宜取左侧卧位休息；助产人员应指导产妇宫缩时进行深呼吸、按摩腹部等，鼓励产妇多吃高热量、易消化食物，不能进食可给予静脉输液，补充能量及电解质。③排尿：充盈的膀胱会影响先露下降，应鼓励排尿；若胎头压迫致排尿困难，应严格消毒后导尿。④注意血压变化：宫缩时血压可升高，间歇期恢复正常，应每 4～6 小时测量 1 次，有异常应增加检查次数，并及时酌情处理。有合并心脏病的产妇，需监测脉搏及呼吸情况。

（6）破膜　多在宫口近开全时自然破膜，破膜后应立即听胎心并观察羊水性状、颜色、量，记录破膜的时间。若头先露羊水粪染，应行阴道检查，注意有无脐带脱垂并做紧急处理；羊水清、胎头高未入盆者，需卧床；若进入活跃期，破膜后先露较高者，需做阴道检查，注意有无骨盆狭窄、胎头方位异常等；破膜超过 12 小时未分娩者，应给予抗生素预防感染，保持外阴清洁。

（7）肛门检查　定时肛查可了解宫口扩张程度、软硬度、先露性质及其高低，羊膜囊是否存在。若无胎头水肿，可触及颅缝与囟门。潜伏期约 4 小时查 1 次，活跃期后可根据情况缩短间隔时间，次数不宜过多，以免增加感染机会。

（8）阴道检查　其检查内容为骨盆内测量、了解软产道有无异常、宫口扩张大小、胎先露及下降程度、根据囟门与颅缝位置确定胎方位、了解有无胎头水肿及骨缝重叠。检查适应证：①先露与宫颈情况不明。②催产素应用之前了解骨盆情况。③轻度头盆不称、试产后产程进展缓慢或停滞。④疑有脐带先露或脐带脱垂者。⑤肛查不清。阴道检查应严格消毒，尽量避免接触肛周，并减少手指进出次数。

（9）其他　有妊娠合并症者应给予相应处理。

（二）第二产程

1. 临床表现　宫口开全后宫缩增强，先露压迫盆底组织，产妇有便意，不自主地向下屏气运用腹压。随产程进展，会阴逐渐膨隆、变薄，肛门松弛。宫缩时胎头露出阴道口，在宫缩间歇期胎头又退回阴道内，称为胎头拨露。胎头双顶径越过骨盆出口，宫缩间歇不再回缩者，称为胎头着冠（图5-7）。此时会阴极度扩张，胎头仰伸，胎头娩出；随后胎头复位及外旋转，前后肩及胎体娩出。

2. 产程的观察及处理

（1）密切观察产程进展　此期宫缩加强，应用胎儿监护仪监测胎心及胎动，观察有无胎儿宫内窘迫；若有异常，立即行阴道检查并尽快结束分娩。

（2）指导产妇正确使用腹压　宫缩时指导产妇深吸气向下屏气增加腹压，宫缩间歇期全身肌肉放松，安静休息。如此反复屏气可加速产程进展。

（3）分娩准备　初产妇宫口开全，经产妇宫口扩大4cm，宫缩规律有力者，可准备接产。擦洗（消毒）会阴（图5-8），铺巾，准备产包。接产者按常规洗手、穿手术衣、戴手套准备接产。

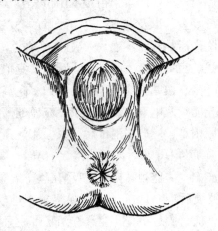

图5-7　胎头着冠

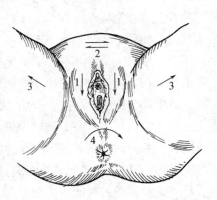

图5-8　外阴消毒（擦洗）顺序

（4）分娩处理

①接产过程　接产者站在产妇右侧，打开产包，铺消毒巾；当胎头拨露使阴唇后联合紧张时，开始保护会阴。方法是在会阴部盖上无菌巾，接产者右肘支在产床上，右手拇指与其他四指分开，用大鱼际顶住会阴部，每次宫缩时向上向内方托压，左手协助胎头俯屈下降。宫缩间歇，放松右手，以免压迫过久引起会阴水肿。当胎头枕部露出耻骨弓时，左手协助胎头仰伸，此时若宫缩强，嘱咐产妇张口哈气消除腹压作用，让产妇在间歇时稍向下屏气，使胎头缓慢娩出，以免力过强造成会阴撕裂。胎头娩出后，右手仍然注意保护会阴，不要急于娩出胎肩，应先用左手自胎儿鼻根部向下颌挤压挤出口鼻内黏液和羊水，再协助胎头复位及外旋转，使胎儿双肩径与骨盆出口前后径一致；接产

者左手将胎儿颈部向下轻压，使前肩自耻骨弓下娩出，再将胎颈上托，让后肩娩出，注意保护会阴。双肩娩出后方可松右手，协助胎体娩出（图5-9）。胎儿娩出后在产妇臀下放一弯盘接血，以测量出血量。

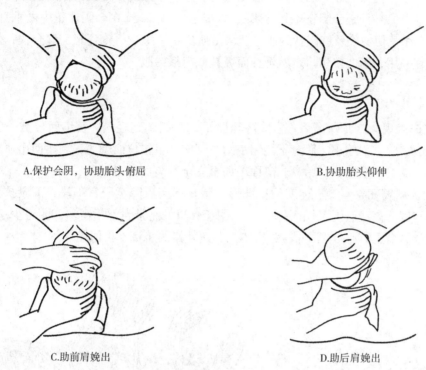

A.保护会阴，协助胎头俯屈   B.协助胎头仰伸

C.助前肩娩出   D.助后肩娩出

图5-9　接产步骤

②脐带处理　胎儿娩出后1～2分钟内断扎脐带，在距离脐根部15～20cm处，用两把血管钳分开钳夹，于两钳之间剪断脐带。若胎头娩出时有脐带绕颈，较松者可将脐带推向胎肩或从胎头滑下；若绕颈2周及以上或过紧，先用两把血管钳将其一段夹住从中剪断，注意勿伤及胎儿颈部（图5-10）。

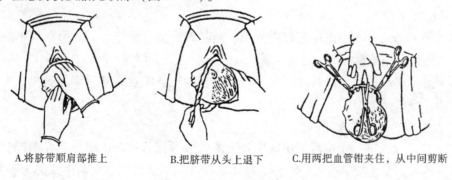

A.将脐带顺肩部推上   B.把脐带从头上退下   C.用两把血管钳夹住，从中间剪断

图5-10　脐带绕颈的处理

③会阴切开　指征：会阴发育不良及组织伸展性较差；胎儿过大估计会致会阴裂伤；母儿有病理情况急需结束分娩和手术助产者。

会阴切开术分两种：一是会阴左侧后-斜切开术：待局部麻醉生效后，术者于宫缩时，以左手中示指伸入阴道内，撑起左侧阴道壁（引导剪开方向并保护胎头不受伤害），右手用会阴剪自会阴后联合中线向左 45°方向剪开 4～5cm，注意阴道黏膜与皮肤切口长度一致。切开后注意出血。此法切口可延长、不损伤括约肌，但出血较多，组织厚，缝合难。另一种是会阴正中切开术：方法同前，切口选在会阴体正中做垂直切开，长约 2cm，注意切勿伤及肛门括约肌。此法出血少、组织少、疼痛轻、缝合快；但胎头过大者不宜采用，因会使切口自然延长而撕裂肛门括约肌。

（三）第三产程

1. 临床表现 胎儿娩出后，宫底降至脐平，产妇感到轻松；宫缩暂停数分钟后又收缩，由于宫腔容积缩小，胎盘不能缩小则与宫壁发生错位而剥离，剥离面出血形成胎盘后血肿；随着宫缩继续，胎盘剥离面增加至完全剥离而排出。

2. 胎盘剥离征象 ①宫体变硬呈球形，胎盘剥离后降至子宫下段，下段扩张，宫体狭长，宫底升高达脐上（图 5－11）。②阴道外口的脐带自然下滑。③阴道少量出血。④按压耻骨联合上方（子宫下段），宫体上升而外露的脐带不再回缩。

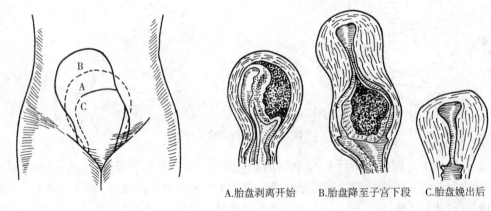

A.胎盘剥离开始　　B.胎盘降至子宫下段　　C.胎盘娩出后

图 5－11　胎盘剥离时子宫的形状

3. 胎盘娩出方式

（1）**胎儿面娩出式** 以胎儿面先排出，是临床大部分娩出方式。胎盘从中央向周围剥离，特点是先胎盘娩出，后见出血。

（2）**母体面娩出式** 以母体面先排出，临床少见。特点是从边缘先剥离，先有出血，后胎盘娩出。

4. 新生儿的处理方法

（1）**清理呼吸道** 断脐后，用新生儿吸痰管或导尿管轻轻吸出新生儿咽部、鼻腔的黏液及羊水，以免发生吸入性肺炎。当确认黏液及羊水已吸净而新生儿仍未啼哭时，可轻拍其足底，若响亮啼哭，表明呼吸道已通畅。

（2）**阿普加评分（Apgar score）及其意义** 此评分是判断新生儿有无窒息及窒息的程度，以出生后 1 分钟内的心率、呼吸、肌张力、喉放射及皮肤颜色 5 项体征为依据，每项 0～2 分（表 5－1）。满分 10 分，属正常新生儿；7 分以上，只需一般处理；4～7

分为轻度窒息，需经清理呼吸道、人工呼吸、吸氧、用药等措施才能恢复；4 分以下为重度窒息，需紧急抢救，在喉镜直视下行气管插管内给氧。轻度和重度窒息的新生儿，应在出生后 5 分钟、10 分钟时分别再评分，直至连续两次达 8 分为止。

表 5 - 1　新生儿阿普加评分法

体征	出生后 1 分钟内应得分数		
	0 分	1 分	2 分
每分钟心率	0 次	<100 次	≥100 次
呼吸	0 次	浅慢且不规则	佳、哭声洪亮
肌张力	松弛	四肢稍屈	四肢活动
喉反射	无	有些动作	咳嗽恶心
皮肤颜色	苍白	躯干红，四肢青紫	全身红润

（3）脐带处理　用 75% 酒精消毒脐根部周围，在距脐轮约 0.5cm 处用粗丝线行第一道结扎，再在结扎线外 0.5cm 处行第二道结扎，适当用力扎紧以防出血。在距第二道结扎线上 0.5cm 处剪断脐带。目前临床采用气门芯、脐带夹等方法取代上述结扎法，效果良好。挤净断端残血，用 20% 高锰酸钾液或 2.5% 碘酒消毒残端（药物切勿触及皮肤以免灼伤）。检查无出血及感染，用无菌纱布或一次性脐带结扎保护带包扎断端。注意新生儿保暖。

（4）新生儿体格检查及标记　查看新生儿性别并行全身体检，注意有无畸形、发育异常，留取新生儿足印、母亲指印于新生儿病历上，标明其性别、体重、出生时间，以及母亲姓名、床号、住院号等；手腕带系好，并与床牌号、病历核对清楚。回病房后，可将婴儿俯卧于母亲身上进行早期吸吮。

5. 协助胎盘娩出　正确协助胎盘娩出，可减少产后出血。注意胎盘尚未完全剥离时，切忌用手按揉、牵拉脐带，下压宫底，以免出血及脐带断裂，甚至导致子宫内翻。当确认胎盘完全剥离后，宫缩时接产者用右手轻牵脐带，左手按压宫底（图 5 - 12A），当胎盘排出至阴道口时，双手捧住胎盘，顺着一个方向旋转并缓慢向外牵拉，协助胎盘胎膜完整排出（图 5 - 12B）。胎盘胎膜娩出后按摩子宫，刺激宫缩以减少出血，同时测量出血量。

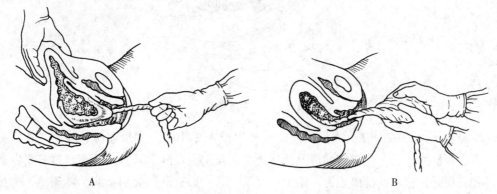

A　　　　　　　　　　　　　　　　　　　B

图 5 - 12　协助胎盘娩出

6. 检查胎盘胎膜 将胎盘铺平，察看母体面有无缺损，然后将胎盘提起，检查胎膜是否完整，查看胎儿面有无血管断裂，以防副胎盘残留（图 5 - 13）。对疑有残留胎盘胎膜者，应在严格无菌操作下行宫腔探查，或用刮匙轻轻刮出。若有较少胎膜残留，可应用宫缩剂使其自然排出。

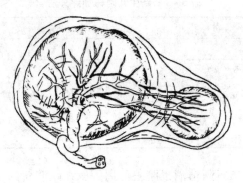

图 5 - 13　副胎盘

7. 检查软产道 仔细检查会阴、小阴唇内侧、尿道口周围、阴道壁、宫颈有无裂伤。若有裂伤，应立即缝合。

8. 预防产后出血 ①对以往有产后出血史和易发生宫缩乏力（多产、双胎、羊水过多、产程延长等）者，可在胎头胎肩娩出时，肌注催产素 10 ~ 20U 或稀释后静脉注射，促进胎盘迅速剥离以减少出血。②胎盘未完全剥离而出血多时，可徒手剥离胎盘（图 5 - 14）。③胎儿娩出 30 分钟后，胎盘仍未排出而出血不多时，应考虑胎盘滞留，可在排空膀胱后，按压宫底、肌注缩宫素帮助胎盘排出，仍未排出者应手取胎盘。

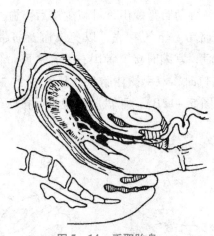

图 5 - 14　手取胎盘

9. 观察产后一般情况 产妇产后应在产房留观 2 小时，测量血压、脉搏，查宫高及阴道出血量并记录，注意宫缩情况，有无会阴及阴道血肿。若宫底升高超过脐平，表示宫腔有积血，应帮助排出积血，给予缩宫素。若产妇有肛门会阴坠胀、疼痛感，考虑会阴血肿或阴道血肿，应做肛查明确，及时处理。

知识链接

中医学对分娩的认识

中医学将分娩亦称为"临产"或"临盆"，认为其征兆有胎位下移、腰酸阵痛、小腹坠胀且有便意或胎水流出，或有少量血液从阴道流出（俗称见红）。《胎产心法》曰："临产自有先兆，须知凡孕妇临产，或半月数日前，胚胎必下垂，小便多频数。"此外，还有假临产的记载，称为"试胎""弄胎"。如《医宗金鉴》说："妊娠八九个月时，或腹中痛，痛定仍然如常者，此名试胎……若月数以足，腹痛或作或止，腰不痛者，此名弄胎。"说明试胎、弄胎虽易与正产相混，实有区别之处。正产又称足月产，《十产论》曰："正产者，盖妇人怀胎十月满足，阴阳气足，忽腰腹作阵疼痛，相次胎气顿陷，至于脐腹痛极甚，乃至腰间重痛，谷道挺进，继之浆破血出，儿遂自生，产讫，胞衣自当萎缩而下。"《达生篇》曰，"渐痛渐紧，一阵紧一阵，是正产，不必惊慌"，务必做到"睡、忍痛、慢临盆"。这说明分娩是一种自然的生理现象，产妇应消除恐惧心理及焦躁情绪，养精蓄力，以待顺产。

关于产程，中医学也有观察与记录。《脉经》曰："怀娠离经，其脉凉，设腹痛引腰脊，为今欲生也。"又说："又法，妇人欲生，其脉离经，夜半觉，日中则生也。"分娩必腰腹痛（宫缩所致），从规律宫缩到分娩大致为12小时（"夜半觉"至"日中"的时间），即所谓"子午相对"，这与现在统计的第一、二、三产程的时间基本一致。此外，中医学还强调产室要寒温适宜、安静整洁，不能滥用催产之剂等，这些论述至今仍有临产指导意义。

第四节 产 褥 期

产褥期是指从胎盘娩出至产妇全身各器官（除乳腺外）恢复或接近正常未孕状态所需的一段时期，一般为6~8周。

一、母体变化

1. 生殖器官变化

（1）子宫

①子宫复旧 胎儿胎盘娩出后，子宫逐渐恢复至未孕状态的过程称为子宫复旧。胎盘娩出后子宫逐渐缩小，宫底由产后平脐，以后每天下降1横指（1~2cm），至产后10天，腹部将不能扪及宫底。

②子宫内膜再生 产后宫缩使胎盘剥离面逐渐缩小，创面表层坏死脱落，随恶露排出，残存的内膜基底层逐渐再生，形成新的内膜（功能层）。产后第3周，胎盘附剥离面修复，产后6周全部修复。这段时间内若胎盘附着面因复旧不良出现血栓脱落，可引

起晚期产后出血。

③宫颈 宫颈内口于产后1周关闭，宫颈外形于产后4周恢复到正常状态；经阴道分娩的初产妇宫颈外口由原来的圆形变成"一"字形。

（2）阴道 阴道腔逐渐缩小，阴道壁肌张力逐渐恢复，约产后3周重新出现黏膜皱襞，但其紧张度不能完全恢复至未孕时。

（3）外阴及盆底组织 会阴水肿于产后2~3天逐渐消失，若有轻度撕裂或会阴切口，均能在3~5日内愈合；若产褥期能坚持康复锻炼，盆底肌及筋膜可恢复或接近未孕时状态，否则难复原状。若发生严重撕裂造成盆底松弛，加之过早重体力劳动，可致阴道壁膨出，甚至子宫脱垂。

2. 乳房变化 产后乳房的主要变化是泌乳。产妇以自身乳汁哺育婴儿，有利于生殖器官及有关器官组织更快恢复。此期间母亲用药时，应注意对婴儿的影响。产后2~3天乳房极度膨胀、变硬，胀痛明显，开始分泌少量浑浊的淡黄色乳汁，为含较多免疫球蛋白及矿物质的初乳，是新生儿早期理想的天然食物。产后7天后分泌的乳汁为成熟乳，呈乳白色。母亲的乳汁含有大量抗体，为新生儿提供天然抵抗力。

3. 血液及循环系统变化 妊娠时增加的血容量于产后2~3周恢复正常；但产后3日内，由于子宫缩复，大量血液涌入体循环，加之妊娠期过多的组织间液回吸收入血，血容量再次增加，使心脏负担加重。红细胞计数与血红蛋白值逐渐升高，产褥早期血液仍处于高凝状态，利于胎盘面剥离形成血栓、减少产后出血。

4. 消化系统变化 由于分娩时体力过度消耗及脱水，产后1~2日内，口渴明显，食欲不佳。产后因腹压降低及卧床，肠蠕动减少，产妇易致便秘。

5. 泌尿系统变化 产后组织间液大量回吸收，经肾脏排出，产后数日尿量增多，4周后恢复正常。

6. 内分泌系统变化 腺垂体、甲状腺及肾上腺皮质于妊娠期发生一系列变化，产后逐渐恢复正常，雌、孕激素于产后1周降至未孕时水平。产后哺乳会影响月经复潮和排卵时间，哺乳期月经虽未复潮，但仍有受孕可能。

7. 腹壁变化 妊娠期下腹正中线出现的色素沉着，产褥期逐渐消退；初产妇腹部紫红色妊娠纹变成银白色，腹部紧张度在产后6~8周恢复。

二、产褥期临床表现

1. 生命体征 产后体温多数在正常范围，在最初24小时内略有升高，一般不超过38℃，16小时内即恢复正常，不属病态。产后脉搏正常；呼吸深慢，以胸腹式联合呼吸为主；血压于产褥期平稳，变化不大，若妊娠期高血压疾病患者产后血压明显降低。

2. 子宫复旧 产后子宫逐渐缩小，每日下降1横指（1~2cm），10日后降至骨盆腔内，下腹部不能触及。

3. 产后宫缩痛 在产褥早期，因宫缩引起下腹部阵发性剧痛，称为"产后宫缩痛"，多出现在产后1~2天，持续2~3天消失。多见于经产妇，哺乳时加重（反射性缩宫素分泌增多）。

4. 褥汗 产后早期因皮肤排泄功能旺盛，汗液大量排出，以夜间睡眠及初醒时明显，不属于病态，1 周后自行消失。

5. 恶露 产后随子宫蜕膜脱落，含有血液的坏死蜕膜组织与宫颈黏液自阴道排出，称"恶露"。恶露分为 3 种：

（1）血性恶露 量多、色鲜红，含少量胎膜组织及坏死蜕膜组织，持续 3 ~ 4 天。

（2）浆液性恶露 色淡红，含浆液较多，还有少量血液、较多坏死组织、宫颈阴道排出液和细菌，持续 10 天左右。

（3）白色恶露 色白、质黏稠，含大量白细胞、坏死蜕膜组织、表皮细胞和细菌，持续 2 ~ 3 周。

三、产褥期处理与保健

产褥期产妇子宫内有较大创面，乳腺分泌功能旺盛，容易发生感染及其他病理变化。

（一）产褥期处理

1. 产后 2 小时内处理 产后 2 小时极易发生严重并发症，需严密观察产妇一般情况。注意阴道出血量，对阴道出血不多、子宫收缩不良、宫底上升、血压下降者，考虑宫腔有积血，应立即处理并给予宫缩剂，排出积血，若出血过多应补充血容量；有肛门坠胀感，考虑阴道壁血肿，做肛查确诊后及时处理。待一切情况良好后，方可送回病房。

2. 饮食 产后 1 小时即可进食流质或半流质。食物应富含营养、足够热量和水分，若哺乳还应多进蛋白质和多吃汤汁食物，适当补充维生素和铁剂。

3. 产后排尿 产后 5 日内尿量明显增多，应鼓励产妇尽早排尿。若排尿困难，首先查明原因，对症处理（用热敷、按摩、温开水冲洗尿道口周围诱导排尿），或肌注甲硫酸新斯的明 1mg 或加兰他敏 2.5mg；必要时行导尿，给予抗生素。

4. 预防产后便秘 多吃蔬菜、水果，早日下床活动可预防便秘；若有便秘现象，应用缓泻剂或开塞露等药，必要时用肥皂水灌肠。

5. 观察子宫复旧及恶露 每日检查宫底高度，恶露颜色、量、气味，腹痛的情况，发现问题及时处理；若子宫复旧不良、恶露异常，应给予会阴坐浴（高锰酸钾、洁尔阴溶液），给予宫缩剂及抗生素，控制感染。

6. 会阴处理 保持会阴清洁与干燥，每日用 2‰苯扎溴铵液擦洗外阴。有水肿者，可用 50% 硫酸镁溶液湿敷，24 小时后用红外线照射。会阴有切口者，应每日擦洗会阴，检查切口有无红肿、硬结、脓性分泌物，一般 3 ~ 5 日拆线。有感染应提前拆线，清洗切口，定时换药。

7. 乳房护理

（1）哺乳时间 推荐母乳喂养，母婴同室，早接触早吮吸；产后半小时可开始哺乳，最初时间不宜过长（3 ~ 5 分钟/次），但次数应频，以后逐渐延长哺乳时间（5 ~ 10

分钟/次）。应按需哺乳，两侧乳房交替，先吸空一侧，再吸吮另一侧。如留有残乳应排空。

（2）哺乳方法　哺乳前母亲应洗净手、乳房及乳头，将乳头和大部分乳晕含在婴儿口中，用一手扶托并挤压乳房，协助乳汁外溢，防止乳房堵压婴儿鼻孔。每次哺乳后，将婴儿竖抱于胸前，轻轻拍背部 1~2 分钟，排出胃内空气，以防吐奶。哺乳以 10 个月~1 年为宜。若乳汁不够，可适当添加辅食。

（3）乳胀及乳腺炎处理　早期应行热敷或按摩乳房，挤出（吸出）乳汁，应用维生素 B$_6$，或用柴胡（炒）、当归、王不留行、穿山甲、木通、漏芦各 15g 散结通乳。若病情加重导致乳腺炎，并形成脓腔，用抗生素控制感染，或手术切开引流。

（4）乳头皲裂　轻者可继续哺乳，但每次哺乳后在皲裂处涂乳汁或蓖麻油铋糊剂（蓖麻油＋次碳酸铋等量配制），于下次哺乳前洗净。皲裂严重者，暂停哺乳，治疗同上；可用吸奶器将乳汁吸出，再人工喂养。

（5）乳汁不足处理　增加哺乳次数，并挤出乳房残乳；多进高营养的流质饮食，注意休息。可采用以下方法催乳：①针灸：针刺膻中、合谷、外关、少泽等穴位。②中药：对肝郁气滞型选下乳涌泉散加减，对气血虚弱型选通乳丹加减，水煎服；每日 1 剂。

（6）退奶　因疾病不能哺乳应尽早退奶，方法：①溴隐亭 0.25mg，每日 2 次，连续应用 14 天，乳汁较多者此法退奶效果好。②雌激素 5mg，每日 3 次，服用 3 日后加至 5mg，连服 3 日后减至 2mg，再服 3 日；注意少进汤类饮食。③生麦芽 100g，煎水服，每日 1 剂，连服 3~5 日。④芒硝 250g，分装两布袋，敷于两乳房并包紧，湿硬时更换。

（二）产褥期保健

1. 营养与睡眠　多补充高蛋白、高维生素、足够热量及水分的饮食，保持愉快的心情，充足的睡眠。

2. 适当活动　产后第二天可下床活动，待体力恢复后可做产后健美操。2 周以后可做仰卧起坐、抬腿、屈腿、胸膝卧位、缩肛等，每日 3 次，每次 15 分钟，运动量逐渐加大（根据产妇的身体状况而定）。

3. 计划生育指导　产褥期内禁止性生活。42 天后应采取避孕措施，哺乳者以采用工具避孕为宜，未哺乳者可选用药物避孕。

4. 产后检查　对产妇和婴儿进行访视与检查，至少 5 次。①了解产妇的一般情况，如饮食、睡眠、大小便、精神状况等；检查体温、脉搏、呼吸、血压，乳房情况、宫底高度、恶露、会阴切口（或腹部切口）愈合情况等。②了解婴儿哺乳、睡眠、大小便、皮肤颜色、精神状况及预防接种情况；检查体温、呼吸、口腔黏膜、脐带、臀部等有无异常。若有异常，需到医院详细检查并及时处理。

知识链接

中医学对产褥的认识

中医学认为，分娩前后体力消耗，加之产后亡血伤津，使得阴血骤虚，阳气浮越，营卫不固，故1~2日内常有轻微发热、自汗等阴虚阳旺之症，极易感受外邪而发病。因此，需重视产褥期护理与摄生。

1. 慎起居，适寒温。产妇居室空气清新，冷热适宜，不可紧闭门窗，衣着厚薄适宜，不可当风坐卧，以免外邪侵袭。保持充足睡眠，又要适当活动，以使气血流畅，促进机体复原。不可过度操劳，以免产后血崩、阴挺下脱。

2. 健脾胃，调饮食。产后阴血大失，加之喂奶，而"血者，水谷之精气也，和调于五脏，洒陈于六腑，妇人则上为乳汁"。阴血不足需靠脾胃健运和营养丰富的饮食来资化源，脾胃虚弱，饮食失宜，则乳汁化源不足。应禁食生冷辛辣、油腻厚味食物和峻补滋腻药物，防止损伤脾胃。

3. 勤清洁，禁房事。产褥期有恶露排出，血室开放，易感外邪，需特别注意外阴清洁。此外，出汗较多，腠理正开，邪毒易乘虚而入，应勤换内衣，以绝邪源。生殖道多有损伤，不耐邪侵，所以要禁房事，以防不测。

4. 调情志，防郁结。情志不调，肝气郁结可致气机不畅。气机不畅一则犯脾，使气血化源不足；二则使乳络阻塞，乳汁分泌不畅。因此，产妇应保持情志舒畅，精神愉快，切记暴怒或忧思，以免气结血滞，乳汁化源不足，导致腹痛、缺乳等病变。

总之，产后血室洞开，胞脉空虚，脾胃虚弱，必须认真调护。若护理不当，将息失宜，则引起多种疾病。

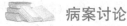

病案讨论

1. 某孕妇，27岁，孕2产0，停经39周伴规律子宫收缩，阴道血性分泌物。入院检查：一般情况好，生命体征正常，宫底位于剑突下2横指，枕左前位，胎心144次/分，骨盆外测量正常。肛查：宫口开4cm，头先露S-1，胎膜未破。

（1）该孕妇属于第几产程？

（2）该产程是否有异常？

2. 某孕妇，孕40 + 2周，因见红来诊，一般体格检查无特殊。产科检查：有规律宫缩，宫颈管消失，宫颈口扩张2cm，先露部为头，位置：S-1，胎心142次/分。

（1）判断是否临产？

（2）如临产，为第几产程？

3. 某产妇，产后6小时，有黄色黏稠乳汁分泌，同时自己触及下腹部包块，呈球形，质硬。

(1) 该产妇触及包块是否正常？

(2) 解释黄色的乳汁是否正常。

复习思考题

1. 影响分娩的因素有哪些？

2. 简述左枕前位分娩机制。

3. 如何处理第三产程？如处理不当，可发生哪些并发症？

4. 胎盘剥离的征象有哪些？

5. 简述新生儿的处理及评分。

6. 简述产褥期的概念及产褥期母体生殖系统的变化特点。

第六章　妇科疾病病因与诊断

第一节　妇科疾病常见病因

引起妇科疾病的病因种类繁多，常见的有：

1. 生物因素　为最常见的致病因素。引起妇科疾病的常见病原体有细菌（如葡萄球菌、链球菌、大肠杆菌、厌氧菌、变形杆菌、结核杆菌、淋病双球菌等）、原虫（如阴道毛滴虫、阿米巴原虫）、真菌（如假丝酵母菌），还有各种病毒、衣原体、支原体、（梅毒）螺旋体等。病原体感染人体后主要引起生殖器官的炎症。

2. 物理因素　妇科手术不当所致机械性创伤、烧灼或电熨引起的局部烧伤、冷冻引起的局部冻伤、电离辐射引起的放线菌病等均属于物理因素致病。

3. 化学因素　较高浓度的化学物质如强酸、强碱、各种腐蚀性较强的液体，损伤内外生殖器出现急性炎性反应。

4. 精神因素　长期的精神紧张、焦虑，过度的忧郁、悲伤、恐惧或强烈的精神刺激，均可影响大脑皮层、下丘脑、垂体，致使神经-内分泌功能失调甚至紊乱而发生功能失调性子宫出血、下丘脑性闭经等。

5. 营养因素　人体所必需的营养素包括蛋白质、脂肪、碳水化合物、矿物质、维生素、纤维素等，它们是保证和维持机体正常生命活动及女性生理功能的必备物质，任何一种缺乏都能引起妇科疾病。如蛋白质缺乏直接影响人体的生长、发育和高级神经活动，还使机体抵抗力明显减弱；脂肪缺乏，不仅影响人体的热能供应，也影响脂溶性维生素 A、D、E、K 的吸收和利用；维生素 E 缺乏，可引起子宫发育不良、不孕等。

6. 免疫因素　免疫功能主要表现在生理防御、自身稳定和免疫监视三个方面，免疫功能异常可引起妇科疾病，如免疫性不孕、免疫性滋养细胞疾病等。

7. 遗传因素　常见的妇科遗传性疾病有性染色体异常引起的性分化异常；常染色体异常引起的女性假两性畸形；子宫内膜癌、原发性闭经、多囊卵巢综合征、部分子宫肌瘤、卵巢肿瘤也与遗传有关。

第二节　妇科疾病的诊断

妇科疾病诊断的主要依据是病史和体格检查。掌握病史采集和体格检查是妇科临床实践的基本技能。妇科疾病有不同于其他各科疾病的某些特点，盆腔检查更是妇科所特有的检查方法。在书写妇科病历时，首先应熟悉有关妇科病史的采集方法，还要通过不断实践，逐步掌握盆腔检查技术。

一、妇科病史采集

（一）病史采集方法

疾病的正确诊断与患者提供的病史是否准确、完整密切相关，医务人员不仅要熟悉有关疾病的基本知识，还应掌握采集病史的基本方法。采集病史时，应态度和蔼、语言亲切，有目的性，切勿遗漏关键性的病史内容。耐心细致地询问病情，必要时加以启发，但应避免暗示和主观臆测。对危急患者在初步了解病情后，应即行抢救，以免贻误治疗。外院转诊者，应索阅病情介绍作为重要参考资料。对不能亲自口述的危重患者，可询问最了解其病情的家属或亲友。采集病史不但要重视沟通技巧，还要尊重患者隐私，对于性生活情况及有其他难言之隐患者，不可盲目信任或反复追问，可先行体格检查和辅助检查，待明确病情后再单独补充询问。

（二）病史采集内容

1. 一般项目 包括患者姓名、性别、年龄、籍贯、职业、民族、婚姻、住址、入院日期、病史记录日期、病史陈述者、可靠程度。若非患者陈述，应注明陈述者与患者的关系。

2. 主诉 指患者就诊的主要症状（体征）及持续时间。语言简单、明了，通常不超过 20 个字。要求通过主诉可以初步估计疾病的大致范围。妇科常见症状有外阴瘙痒、白带增多、阴道出血、下腹痛、下腹部包块、闭经及不孕等。若患者有停经、阴道流血和腹痛 3 种主要症状，则按其发生时间的顺序书写，如停经 45 日，阴道流血 2 日，腹痛 5 小时。若患者无任何自觉症状，仅检查时发现卵巢肿瘤，主诉应写为：检查发现"卵巢肿瘤"1 个月。

3. 现病史 指患者本次疾病的发生、发展和诊治的全过程，为病史的主要组成部分，应详加记述。应以主诉为核心，按时间先后顺序，依次描述。一般包括起病的具体时间、主要症状特点、有无发病诱因、伴随症状、发病后的诊疗情况及效果，有鉴别意义症状的阳性或阴性资料，以及患者的一般情况，如饮食、大小便、体重、睡眠等。

4. 月经史 包括初潮年龄、月经周期及经期持续时间、经量、伴随症状。如 13 岁初潮，月经周期 28～30 日，每次持续 5 日，可简写为 $13\dfrac{5}{28\sim30}$。

常规询问末次月经（LMP）起始日期及其经量和持续时间。绝经后患者应询问绝经年龄，绝经后有无白带增多、阴道流血或其他不适。

5. 婚育史 婚姻史包括婚次及每次结婚年龄、是否近亲结婚（直系血亲及三代旁系血亲）、男方健康状况、有无性病史及双方性生活情况等。生育史包括足月产、早产及流产次数及现存子女数。如足月产 2 次，无早产，流产 1 次，现存子女 2 人，可简写为 2 - 0 - 1 - 2，也可写为孕 3 产 2（G3P2）。还要询问每次的分娩时间、分娩方式、有无难产史、新生儿出生情况、有无产后出血或感染等，以及流产时间、流产情况、采用何种计划生育措施及其效果和不良反应。

6. 既往史 指患者过去的健康和疾病情况，包括以往健康情况、曾患何种疾病、传染病史、预防接种史、手术史、外伤史、输血史、药物过敏史等。若患过某种疾病，应记录患病时间和诊疗结果。

7. 个人史 包括患者生活和居住情况、出生地和曾居留地及有无烟、酒等嗜好，有无毒品使用史。

8. 家族史 包括父母、兄弟、姊妹及子女健康状况。家族成员中有无遗传性疾病（如血友病、白化病等）、可能与遗传有关的疾病（如糖尿病、高血压、癌肿等）及传染病。

二、体格检查

体格检查应在采集病史后进行。检查范围包括全身检查、腹部检查和盆腔检查。除病情危急外，应按下列先后顺序进行。

（一）全身检查

常规测量体温、脉搏、呼吸、血压，必要时测量体重和身高。其他检查项目包括患者神志、精神状态、面容、体态、全身发育及毛发分布情况、皮肤、淋巴结（特别是左锁骨上和腹股沟淋巴结）、头部器官、颈、乳房（注意其发育及有无包块或分泌物）、心、肺、脊柱及四肢。

（二）腹部检查

腹部检查为妇科体格检查的重要组成部分。视诊腹部是否隆起或呈蛙腹状，腹壁有无瘢痕、静脉曲张、妊娠纹等。触诊腹壁厚度，肝、脾、肾有无增大及压痛，腹部有无压痛、反跳痛或肌紧张，有无包块。有包块时应详细描述包块部位、大小、形状、质地、活动度、表面是否光滑及有无压痛等。叩诊有无移动性浊音。若合并妊娠，应检查腹围、子宫底高度、胎位、胎心及胎动等。

（三）盆腔检查

盆腔检查为妇科特有的常规检查，又称"妇科检查"，包括外阴、阴道、宫颈、宫体、双附件检查。

1. 基本要求

（1）检查者应关心体贴被检查的患者，做到态度严肃，语言亲切、检查仔细，动作轻柔。

（2）男医生做妇科检查时，需有其他医护人员在场，以减轻患者紧张心理和避免发生不必要的误会。

（3）除尿失禁患者外，检查前应自解小便排空膀胱，必要时导尿。大便充盈者应在排便或灌肠后检查。

（4）所有检查器具必须消毒。每检查一人，应更换置于臀下的垫单或纸单，避免交叉感染。

（5）患者取膀胱截石位，臀部置于检查台缘，头部略抬高，两手平放于身旁，以使腹肌松弛。检查者面向患者，站立于患者两腿之间。危重患者不宜搬动时可在病床上检查。

（6）避免经期行盆腔检查。若为阴道异常出血但必须检查时应严格消毒后进行。

（7）对无性生活史者禁做双合诊检查及阴道窥器检查，可行直肠 – 腹部诊。若病情需要，确需行双合诊检查或阴道窥器检查时，应先征得患者及其家属同意后方可进行。

（8）疑有盆腔内病变的腹壁肥厚、高度紧张不合作患者，若盆腔检查不满意时，可行超声检查，必要时可在麻醉下行盆腔检查。

2. 检查内容及方法

（1）外阴部检查　观察外阴发育、阴毛多少和分布情况，有无畸形、皮炎、溃疡、赘生物或肿块，注意皮肤和黏膜色泽及质地变化，有无增厚、变薄或萎缩。然后用一手拇指和食指分开小阴唇，暴露阴道前庭、尿道口和阴道口，观察有无红肿、赘生物、尿道黏膜外翻及处女膜形态，有无损伤或畸形。嘱患者向下屏气，观察有无阴道壁膨出、子宫脱垂或尿失禁等。

（2）阴道窥器检查　注意阴道窥器的结构特点。

①放置和取出　将阴道窥器两叶合拢，涂以润滑剂，若拟行宫颈细胞学检查或阴道分泌物涂片检查，则不宜用润滑剂，以免影响检查结果，必要时可改用生理盐水润滑。放置窥器时检查者一手拇指和食指分开两侧小阴唇，暴露阴道口，另一手持阴道窥器，避开敏感的尿道周围区，斜行沿阴道侧后壁缓慢插入阴道内，边推进边转正阴道窥器两叶并逐渐张开，充分暴露子宫颈，注意防止窥器两叶顶端直接触碰宫颈致宫颈出血（图6 – 1）。取出窥器前，先将窥器两叶合拢再沿阴道侧后壁缓慢取出。

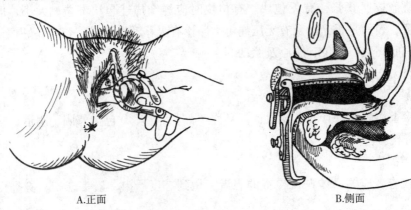

A.正面　　　　　　　　　　　　　　　　　　B.侧面

图6 – 1　阴道窥器检查

②视诊

检查宫颈：暴露宫颈后，观察宫颈大小、颜色、外口形状，有无出血、糜烂、肥大、撕裂、外翻、腺囊肿、息肉、赘生物，宫颈管内有无出血或分泌物。同时可行宫颈刮片细胞学检查及宫颈管分泌物涂片及培养检查。

检查阴道：旋转窥器清楚显露阴道前后壁、两侧壁及穹隆部。观察阴道前后壁、侧壁和穹隆黏膜颜色、皱襞多少，有无溃疡、赘生物或囊肿，有无阴道隔或双阴道等先天畸形等。注意阴道内分泌物量、性质、色泽，有无臭味。阴道分泌物异常者应做涂片检查或培养。

（3）双合诊　检查者一手的两指或一指放入阴道，另一手在腹部配合的检查方法，称为"双合诊"，是盆腔检查中最基本、最重要的检查方法。其目的在于扪清阴道、宫颈、宫体、输卵管、卵巢、宫旁结缔组织及盆腔内其他器官和组织的情况。

检查方法：检查者戴无菌手套，一手食、中两指涂润滑剂，轻轻通过阴道口沿阴道后壁放入阴道，检查阴道通畅度、深度、弹性，有无畸形、瘢痕、结节或肿块及阴道穹隆情况；再扪触宫颈大小、形状、硬度及宫颈外口情况，有无接触性出血，若上抬宫颈时患者感疼痛称宫颈举痛，为盆腔内器官有病变的表现。随后检查子宫体，将阴道内两指放在宫颈后方，另一手掌心朝下，手指平放在患者腹部平脐处，当阴道内手指向上向前方抬举宫颈时，腹部手指向下向后按压腹壁，并逐渐向耻骨联合方向移动，通过两手协调配合，即可扪清子宫的位置、大小、形状、软硬度、活动度及有无压痛。扪清子宫后，将阴道内两指由宫颈后方移至一侧穹隆部，尽可能向上向盆腔深部扪触，与此同时，另一手从同侧下腹壁髂嵴水平开始，由上向下按压腹壁，两手指相互配合，以扪清该侧输卵管、卵巢及宫旁结缔组织的情况（图6-2）。同样的方法检查对侧。正常卵巢偶可扪及，触之稍有酸胀感，正常输卵管不能扪及。若扪及肿块，应查清其位置、大小、形状、软硬度、活动度、有无压痛及与子宫、盆壁的关系等。

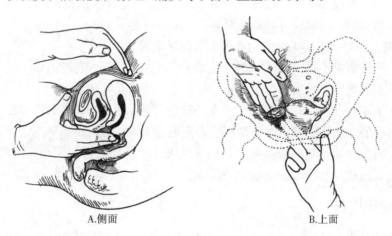

A.侧面　　　　　　　　　　　　　　B.上面

图6-2　双合诊检查

（4）三合诊　检查者一手食指放入阴道，中指放入直肠，另一手置于腹部的检查方法称为"三合诊"。三合诊是对双合诊检查不足的重要补充，是生殖器官肿瘤、子宫内膜异位症、盆腔炎、生殖器官结核诊断中必不可少的检查方法。检查者一手食指放入阴道，中指放入直肠以替代双合诊时阴道内的两指，其余具体检查步骤与双合诊相同（图6-3）。通过三合诊可扪清后倾或后屈子宫的大小，发现子宫后壁、直肠子宫陷凹、宫骶韧带、盆腔后部及直肠内的病变情况，并估计病变范围及其与子宫、直肠的关系。

（5）直肠-腹部诊　检查者一手食指放入直肠，另一手在腹部配合的检查方法，称直肠-腹部诊（图6-4）。适用于无性生活史、阴道闭锁或因其他原因不宜行双合诊的患者。

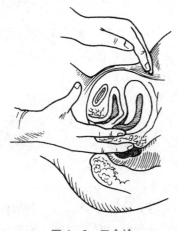
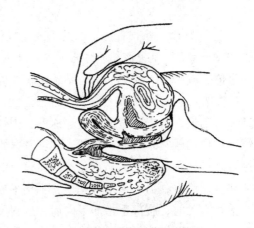

图6-3　三合诊　　　　　　　　　　图6-4　直肠-腹部诊

行双合诊、三合诊或直肠-腹部诊时，除按常规操作外，还要注意以下几点：①当两手指放入阴道后，患者感疼痛不适时，可单用食指替代双指进行检查。②三合诊时，在将中指伸入肛门时，嘱患者像解大便一样向下屏气用力，使肛门括约肌松弛，可减轻患者疼痛和不适感。③若患者腹肌紧张，可边检查边与患者交谈，使其张口呼吸而使腹肌放松。④当检查者无法查明盆腔内解剖关系时，不宜继续强行扪诊，此时应停止检查，待下次检查时，多能获得满意结果。

3. 记录　盆腔检查结果按解剖部位先后顺序记录。

外阴：发育情况、婚产式（未婚、已婚未产或经产式）、异常情况。

阴道：是否通畅，黏膜情况，分泌物量、色、性状及气味。

宫颈：大小、硬度，有无糜烂、息肉、撕裂、腺囊肿，有无接触性出血及举痛等。

宫体：位置、大小、硬度、活动度、表面是否平整、有无压痛等。

附件：有无肿块、增厚或压痛。若扪及肿块，记录其位置、大小、形状、软硬度、活动度、有无压痛及与子宫、盆壁的关系等。

三、常见症状

妇科疾病的常见症状有阴道流血、下腹肿块、外阴瘙痒、下腹疼痛、白带异常等。

（一）阴道流血

阴道流血是妇科疾病中最常见的一种症状。妇女生殖道任何部位均可发生出血，以宫体出血最为多见，但不论其源自何处，除正常月经外，均称为"阴道流血"。

1. 原因 引起阴道流血的常见原因有：

（1）内分泌功能失调 最多见。主要包括无排卵性和排卵性功能失调性子宫出血。

（2）与妊娠有关的子宫出血 常见的有流产、异位妊娠、产后胎盘部分残留、子宫复旧不全、葡萄胎等。

（3）生殖器炎症 如外阴溃疡、阴道炎、宫颈炎、宫颈息肉和子宫内膜炎等。

（4）生殖器肿瘤 如子宫肌瘤、卵巢肿瘤、阴道癌、宫颈癌、子宫内膜癌、子宫肉瘤、妊娠滋养细胞肿瘤、输卵管癌等。

（5）损伤 如阴道骑跨伤、性交所致处女膜或阴道损伤均可发生出血。

（6）异物和外源性性激素 放置宫内节育器可引起子宫出血。使用雌激素或孕激素不当也可引起"突破性出血"。

（7）与全身疾病有关的阴道流血 如再生障碍性贫血、血小板减少性紫癜、白血病、肝功能损害等。

2. 临床表现

（1）经量增多 月经量多或经期延长但周期基本正常，为子宫肌瘤的典型症状，其他如排卵性月经失调、子宫腺肌病、放置宫内节育器后，也可引起经量增多。

（2）长期持续阴道流血 一般多为生殖道恶性肿瘤所致。

（3）不规则阴道流血 多为无排卵性功能失调性子宫出血，但应注意排除早期子宫内膜癌。使用性激素或避孕药物不当引起的"突破性出血"也表现为不规则阴道流血。

（4）接触性出血 性交后或阴道检查后，立即有鲜血流出，应考虑急性宫颈炎、宫颈息肉、子宫黏膜下肌瘤或早期宫颈癌的可能。

（5）经间期流血 若发生在下次月经来潮前 14~15 日，历时 3~4 日，且血量极少时，多为排卵期出血。

（6）经前或经后点滴出血 月经来潮前数日或来潮后数日，持续极少量阴道褐红色分泌物，多为放置宫内节育器的副反应。此外，排卵性月经失调或子宫内膜异位症亦可能出现类似情况。

（7）停经后阴道流血 若发生于育龄妇女，应首先考虑与妊娠有关的疾病；发生于围绝经期妇女多为无排卵性功能失调性子宫出血，但应首先排除生殖道恶性肿瘤。

（8）绝经多年后阴道流血 若流血量较多、流血持续不净或反复阴道出血，均应考虑子宫内膜癌的可能；若出血量极少，历时 2~3 日即干净，多为绝经后子宫内膜脱落引起的出血或萎缩性阴道炎。

（9）阴道流血伴白带增多 一般应考虑晚期宫颈癌、子宫内膜癌或子宫黏膜下肌瘤伴感染。

（10）间歇性阴道排出血性液体 应警惕有输卵管癌的可能。

（二）下腹部肿块

下腹部肿块是妇科患者就医时的常见主诉。根据肿块的性状，可分为囊性或实性。

根据发病器官或部位的不同，可来自肠道、泌尿道、腹壁、腹腔或生殖道等，但以源自生殖道者最多。

1. 子宫增大 常见的原因有：

（1）妊娠子宫 育龄妇女有停经史，且在下腹部扪及包块，应首先考虑为妊娠子宫。停经后出现不规则阴道出血且子宫迅速增大者，可能为葡萄胎。

（2）子宫肌瘤 子宫均匀增大，或表面有单个或多个球形隆起。

（3）子宫腺肌病 子宫均匀增大、质硬，一般不超过妊娠12周子宫大小，多伴有明显痛经。

（4）子宫恶性肿瘤 围绝经期或绝经后患者子宫增大，伴有不规则阴道出血，应考虑子宫内膜癌的可能。子宫增长迅速，伴有腹痛及不规则阴道出血者可能为子宫肉瘤。以往有生育或流产史，特别是有葡萄胎史者，若子宫增大，甚至外形不规则，且伴有子宫出血时，应考虑妊娠滋养细胞肿瘤的可能。

2. 附件肿块 常见的原因有：

（1）卵巢赘生性囊肿 不论肿块大小，凡单侧、表面光滑、活动、囊性多为良性肿瘤。凡肿块为实性、表面不规则、活动受限，特别是盆腔内扪及其他结节或伴有胃肠道症状者多为卵巢恶性肿瘤。

（2）卵巢非赘生性囊肿 多为单侧可活动的囊性包块，直径一般不超过8cm。黄体囊肿可在妊娠早期扪及，葡萄胎患者常并发一侧或双侧卵巢黄素囊肿。

（3）输卵管妊娠 肿块位于子宫旁，大小、形状不一，患者多有短期停经后阴道持续少量流血。如输卵管妊娠破裂或流产形成血肿时，也可触及盆腔肿块。

（4）附件炎性肿块 肿块多为双侧性，位于子宫两旁，与子宫有粘连，压痛明显。

3. 其他 盆腔肿块还可来自肠道、泌尿道、腹腔、腹壁及后腹膜。

（三）外阴瘙痒

1. 局部原因

（1）阴道炎症 外阴阴道假丝酵母菌病和滴虫阴道炎是引起外阴瘙痒最常见的原因。细菌性阴道病、萎缩性阴道炎也可引起外阴瘙痒。

（2）其他特殊感染 阴虱、疥疮、蛲虫病可引起外阴瘙痒。

（3）外阴鳞状上皮细胞增生 外阴奇痒，伴外阴皮肤发白。

（4）药物过敏或化学品刺激 肥皂、避孕套、卫生巾、苯扎溴铵等直接刺激或过敏而引起接触性或过敏性皮炎，出现外阴瘙痒。

（5）不良卫生习惯 阴部长期处于潮湿状态，分泌物刺激而出现外阴瘙痒。

（6）尿液、粪液刺激 多见于尿失禁、尿瘘、粪瘘。

（7）其他皮肤病 寻常疣、湿疹、疱疹等可引起外阴瘙痒。

2. 全身原因

（1）糖尿病：尿糖对外阴皮肤的刺激可引起外阴瘙痒，伴发假丝酵母菌病时外阴瘙痒特别严重。

（2）黄疸，重度贫血，B 族维生素、维生素 A 缺乏，白血病等可引起外阴瘙痒。

（3）妊娠期肝内胆汁淤积症、妊娠期或经前期外阴充血也可引起不同程度的瘙痒。

3. 不明原因的外阴瘙痒 有些患者外阴瘙痒找不到明显的局部或全身原因，有学者认为可能与精神或心理方面因素有关。

（四）下腹疼痛

下腹疼痛为妇女常见症状，多为妇科疾病所引起，应根据腹痛的性质和特点考虑各种不同的妇科疾病。

1. 起病缓急 急骤发病者，应考虑卵巢囊肿蒂扭转或囊肿破裂；起病缓慢而逐渐加剧者，多为内生殖器炎症或恶性肿瘤所引起；反复隐痛后突然出现撕裂样剧痛者，应考虑输卵管妊娠破裂或流产的可能。

2. 疼痛部位 一侧下腹疼痛，应考虑该侧子宫附件病变，如输卵管卵巢炎症、卵巢囊肿蒂扭转，右侧下腹痛还应考虑急性阑尾炎等；整个下腹痛甚至全腹疼痛，应考虑卵巢囊肿破裂、输卵管妊娠破裂或盆腔腹膜炎等；下腹正中出现疼痛，多为子宫病变引起的疼痛。

3. 疼痛性质 撕裂性锐痛，多为卵巢肿瘤破裂；阵发性绞痛，多为子宫或输卵管等空腔器官收缩；持续性钝痛，多为炎症或腹腔内积液；下腹坠痛，多为宫腔内有积血或积脓不能排出；顽固性疼痛难以忍受，应考虑晚期癌肿的可能。

4. 疼痛时间 周期性下腹痛但无月经来潮，多为经血排出受阻所致；经期出现腹痛，多为原发性痛经或子宫内膜异位症的可能；月经周期中间出现一侧下腹隐痛，多为排卵性疼痛；无周期性慢性下腹疼痛，多为盆腔炎性疾病后遗症、术后组织粘连、盆腔静脉瘀血症、晚期恶性肿瘤等。

5. 放射部位 放射至腰骶部，多为宫颈、子宫病变所致；放射至肩部，应考虑为腹腔内出血；放射至腹股沟及大腿内侧，一般为该侧子宫附件病变所引起。

6. 伴随症状 有停经史，多为妊娠合并症；有畏寒、发热，多为盆腔炎症；伴恶心、呕吐，多有卵巢囊肿蒂扭转的可能；出现肛门坠胀，一般为直肠子宫陷凹有积液所致；有休克症状，应考虑有腹腔内出血；伴有恶病质，为晚期癌肿的表现。

（五）白带异常

正常白带呈白色稀糊状或蛋清样，量少，无腥臭味。若白带量显著增多，且性状改变，称病理性白带。临床上常见的病理性白带有以下几种。

1. 黄白色或灰黄色泡沫状稀薄白带 为滴虫阴道炎的特征。

2. 豆渣状或凝乳块状白带 为假丝酵母菌阴道炎的特征。

3. 灰色均质鱼腥味白带 常见于细菌性阴道病。

4. 脓样白带 黄或黄绿色，黏稠，多有臭味，为细菌感染、宫腔积脓、宫颈癌、阴道癌或阴道内异物残留所致。

5. 透明黏性白带 外观与正常白带相似，但量显著增多，一般应考虑卵巢功能失调或宫颈高分化腺癌等疾病的可能。

6. 血性白带 应考虑宫颈癌、子宫内膜癌、子宫黏膜下肌瘤、宫颈柱状上皮异位合并感染或宫颈息肉等。放置宫内节育器也可出现血性白带。

7. 水样白带 持续流出淘米水样白带且奇臭者，一般为晚期宫颈癌、阴道癌或黏膜下肌瘤伴感染。

复习思考题

1. 引起妇产科疾病的常见病因有哪些?

2. 试述妇科病史采集的内容。

3. 试述盆腔检查的基本要求。

4. 什么是双合诊? 试述双合诊的检查目的及检查方法。

5. 妇科疾病的常见症状有哪些?

第七章 妇产科疾病常用药物和治法

第一节 妇产科疾病常用药物

一、雌激素类药物

（一）药理作用

促进生殖器的生长与发育，使子宫内膜增生和阴道上皮角化；增强子宫平滑肌的收缩，提高子宫对缩宫素的敏感性；抗雄激素作用；对下丘脑和腺垂体有正、负反馈调节，影响卵泡发育和排卵。

（二）适应证

卵巢功能低下、闭经、子宫发育不良、功能性月经失调、原发性痛经、围绝经期综合征、老年性阴道炎、回奶及绝经后妇女激素替代治疗（一般加用孕激素）等。

（三）禁忌证

严重的肝功能异常、黄疸、肝脏肿瘤、血栓栓塞性疾病（如中风、心肌梗死）、镰刀状红细胞性贫血症、子宫或乳房的激素依赖性肿瘤、子宫内膜异位症、严重糖尿病、先天性脂肪代谢异常、耳硬化症史等，孕妇及哺乳期妇女。

（四）常用药物

1. 戊酸雌二醇 是长效雌二醇衍生物，肌注后缓慢释放，作用维持时间 2～4 周。针剂有每支 5mg（1mL）和 10mg（1mL）两种。口服片剂，商品名补佳乐，片剂，每片 1mg。

2. 妊马雌酮 通常称结合型雌激素，商品名倍美力，是从孕马尿中提取的水溶性天然结合型雌激素，其主要成分为雌酮。口服片剂有每片 0.3mg、0.625mg，结合雌激素注射液每支 25mg（1mL），结合雌激素乳膏 1g:0.625mg。

3. 苯甲酸雌二醇 肌内注射。每支 1mg、2mg，每日或隔日 1～2mg。

4. 炔雌醇 也称乙炔雌二醇，为口服强效雌激素，作用为己烯雌酚的 10～20 倍。

口服片剂有每片 0.005mg 和 0.05mg。

5. 尼尔雌醇 为雌三醇衍生物，为口服长效雌激素，能选择性作用于阴道及宫颈管，而对于宫内膜作用很小。口服片剂有每片 1mg、2mg、5mg。

二、孕激素类药物

（一）药理作用

1. 孕激素有抑制子宫收缩和使子宫内膜由增生期转变为分泌期的作用，因此，有安胎与调整月经的功能。但孕激素的衍生物具有溶黄体作用，故不能用于安胎或黄体功能不足引起的月经紊乱。另外，具有雄激素作用的制剂还可引起女胎生殖器官男性化。

2. 长期使用孕激素可使内膜萎缩，特别是异位的子宫内膜。大剂量孕激素可使分化良好的子宫内膜癌细胞退变。

3. 孕激素通过反馈抑制下丘脑 - 垂体 - 卵巢轴，抑制排卵，改变宫颈黏液性状和抑制子宫内膜增殖，腺体发育不良而不利于受精卵着床。

（二）适应证

闭经，与雌激素并用作为性激素人工周期治疗；功能性子宫出血；保胎治疗；子宫内膜异位症及子宫内膜腺癌；女性避孕药的主要成分。

（三）禁忌证

不明原因阴道出血；血栓性静脉炎、脑血管栓塞、脑中风或有既往病史；严重肝功能损害；乳腺肿瘤或生殖器肿瘤。

（四）常用药物

1. 黄体酮（孕酮） 为天然孕激素。肌内注射后作用快，消失亦快，故需每日或隔日注射。针剂有每支 10mg、20mg。口服黄体酮胶丸每丸 100mg，黄体酮胶囊每粒 50mg。

2. 甲羟孕酮 商品名为"安宫黄体酮"。用于月经不调、功能性失调性子宫出血、子宫内膜异位症及晚期乳腺癌、子宫内膜癌。口服有效。口服片剂每片 1mg、2mg、5mg、50mg、250mg。

3. 甲地孕酮 商品名为"妇宁片"。用于治疗月经不调、功能失调性子宫出血（功血）、子宫内膜异位症及晚期乳腺癌、子宫内膜腺癌。口服片剂为每片 1mg、4mg 等。

4. 炔诺酮 为 19 去甲基睾酮衍生物，商品名为"妇康片"。除孕酮作用外，具有轻微雄激素和雌激素活性。用于月经不调、功能失调性子宫出血、子宫内膜异位症等。口服片剂每片 0.625mg、2.5mg、3mg。

5. 孕三烯酮 商品名为"内美通"，具有较强的抗孕激素与抗雌激素活性，还有很弱的雌激素和雄激素作用，用于子宫内膜异位症。口服片剂每片 2.5mg。

三、雄激素类药物、宫缩剂

（一）雄激素类药物

1. 药理作用　雄激素对男性具有促进生殖器官及第二性征发育的作用，而对女性则具有拮抗雌激素、抑制子宫内膜增生及卵巢与垂体功能的作用。雄激素还能促进蛋白合成、加速组织修复、逆转分解代谢过程。若其应用不当仍有女性男性化、肝损害及浮肿等副反应。

2. 适应证　功血止血，更年期功血的月经调节，子宫肌瘤及子宫内膜异位症。

3. 禁忌证　肝肾功能不全、前列腺癌患者及孕妇。

4. 常用药物

（1）丙酸睾酮　为睾酮的丙酸酯，是目前最常用的雄激素制剂。仅供肌内注射，吸收缓慢。针剂有每支 10mg（1mL）、25mg（1mL）及 50mg（1mL）。绝经后女性晚期乳腺癌，1 次 50~100mg，1 周 3 次。

（2）达那唑　为 17α-乙炔睾丸酮的衍生物。具有弱雄激素作用，兼有蛋白同化作用和抗孕激素作用，而无雌、孕激素活性。口服胶囊剂有每粒 100mg 及 200mg 两种。子宫内膜异位症，1 日量为 400~800mg，分次服用，连服 3~6 个月，注意监测肝功能。

（3）三合激素　用于功能失调性子宫出血，针剂每支含丙酸睾酮 25mg、苯甲酸雌二醇 1.25mg 及黄体酮 12.5mg。供肌内注射，1 日 1 次。

（4）甲睾酮　用于绝经妇女晚期乳腺癌姑息性治疗，口服或舌下含服，甲睾酮片每片 5mg，1 次 25mg，1 日 1~4 次。

（二）宫缩剂

1. 缩宫素

（1）药理作用　缩宫素的主要作用为加强子宫收缩。一般小剂量缩宫素能使子宫肌张力增加、收缩力增强、收缩频率增加，但仍保持子宫收缩特点。若缩宫素剂量加大，能引起肌张力持续增加，乃至舒张不全导致强直性子宫收缩。此外，缩宫素可促使乳腺泡周围的平滑肌细胞收缩，有利于乳汁射出。

（2）适应证　用于引产、催产、产后及流产后因宫缩无力或缩复不良引起的子宫出血，了解胎盘屏障储备功能（催产素激惹试验）。

（3）禁忌证　骨盆过窄、产道受阻、明显头盆不称及胎位异常、有剖宫产史和子宫肌瘤剔除术史者，以及脐带先露或脱垂、前置胎盘、胎儿窘迫、宫缩过强、子宫收缩乏力长期用药无效、产前出血（包括胎盘早剥）、多胎妊娠、子宫过大（包括羊水过多）、严重的妊娠高血压综合征等患者。

（4）缩宫素用法　肌内注射或静脉滴注。引产或催产，1 次 2.5U，加入 5% 葡萄糖水 500mL，滴注开始时每分钟 4~5 滴，每 15~30 分钟增加 1 次，至达到宫缩与正常分娩期相似，最快每分钟不超过 60 滴。产后出血，肌内注射 10~20U。

2. 麦角新碱

（1）药理作用　麦角新碱能直接作用于子宫平滑肌，作用强而持久。其作用强弱与子宫生理状态和用药剂量有关，妊娠子宫对麦角新碱比未孕子宫敏感，临产及产后子宫更敏感，大剂量可引起子宫肌强直性收缩，对子宫体及宫颈均有作用。

（2）适应证　用于治疗产后出血、子宫复旧不良及月经过多。

（3）禁忌证　心脏病、妊娠高血压疾病和高血压患者慎用。

（4）麦角新碱用法　用于产后加强宫缩，麦角新碱 $0.2 \sim 0.4mg$ 肌内注射或静脉快速滴注，或加入 25% 葡萄糖注射液 20mL 中静脉缓慢注射。

3. 米索前列醇

（1）药理作用　米索前列醇对妊娠各个时期子宫均有收缩作用，以妊娠晚期的子宫最敏感。早孕妇女阴道内给药，可引起强烈宫缩而致流产。还可软化宫颈。

（2）适应证　主要用于诱发流产、中期妊娠引产及产后出血。

（3）禁忌证　心、肝、肾疾病患者及肾上腺皮质功能不全者；有使用前列腺素类药物禁忌者；带宫内节育器妊娠和怀疑宫外孕者；瘢痕子宫。

（4）米索前列醇用法　用于早期妊娠流产，在服用米非司酮 72 小时后，单次空腹口服米索前列醇 0.6mg。用于产后出血时可阴道放置。

四、抗早产药物

（一）利托君

1. 药理作用　利托君为选择性 β_2 肾上腺素受体激动药，可特异性抑制子宫平滑肌，减弱妊娠和非妊娠子宫的收缩强度，减少频率，并缩短子宫收缩时间。

2. 适应证　用于预防妊娠 20 周以后的早产。

3. 禁忌证　妊娠不足 20 周的妊娠期妇女禁用；延长妊娠对孕妇和胎儿构成危险的情况禁用。

4. 利托君用法　将本品 100mg 加入 5% 葡萄糖注射液 500mL，初始控制滴速每分钟 5 滴，据宫缩情况，每 10 分钟增加 5 滴，最大量 35 滴/分，待宫缩停止，继续用药 12 小时，随后口服维持治疗，10mg，每 $4 \sim 6$ 小时 1 次。

（二）硫酸镁

1. 药理作用　高浓度的镁离子直接作用于子宫平滑肌细胞，拮抗钙离子对子宫收缩活性，有较好抑制子宫收缩的作用。

2. 适应证　作为抗惊厥药，用于妊娠期高血压疾病，治疗先兆子痫和子痫，也用于早产。

3. 禁忌证　哺乳期妇女。

4. 硫酸镁用法　首次缓慢静脉注射 4g，然后以每小时 $1 \sim 2g$ 的速度静脉滴注，直到宫缩停止后 2 小时，以后口服 β 肾上腺素受体激动药维持。用药过程中注意监测镁离子浓度，以避免镁中毒。

五、其他

（一）氯米芬

1. 药理作用　氯米芬具有较强的抗雌激素作用和较弱的雌激素活性。其与雌激素竞争受体，解除雌激素的反馈作用，刺激内源性 GnRH 释放，促进垂体分泌 FSH 及 LH，诱发排卵。

2. 适应证　体内有一定雌激素水平的功能性闭经、无排卵性功能失调性子宫出血、多囊卵巢综合征及黄体功能不全等所致的不孕症。

3. 禁忌证　原因不明的不规则阴道出血、子宫内膜异位症、子宫肌瘤、卵巢囊肿、肝功能损害、精神抑郁、血栓性静脉炎患者禁用。

4. 氯米芬用法　1 次 50mg，口服，1 日 1 次，连用 5 日。自月经周期的第 5 天开始服药。若患者系闭经，则应先用黄体酮，自其撤退性出血的第 5 天始服用。

（二）尿促性素

1. 药理作用　尿促性素有 FSH、LH 两种促性腺激素，能促使卵泡发育和成熟并分泌雌激素，若垂体和卵巢有一定功能，所产生雌激素的正反馈作用能间接使垂体分泌足量 LH 而诱发排卵。若垂体功能低下，则需加用人绒毛膜促性腺激素才能诱发排卵并维持黄体功能。

2. 适应证　与绒促性素合用，用于促性腺激素分泌不足所致的原发性或继发性闭经、无排卵性稀发月经所致的不孕症等。

3. 禁忌证　有原因不明的异常阴道出血、子宫肌瘤、卵巢囊肿、卵巢增大、肾上腺功能不全、甲状腺功能不全及原发性卵巢功能衰竭患者。

4. 尿促性素用法　每支含卵泡刺激素及黄体生成激素各 75U，供肌内注射。初始（或月经周期第 5 天）用量，1 次 75U，1 日 1 次，7 日后视患者雌激素水平和卵泡发育情况调整剂量。卵泡成熟后改用肌内注射人绒毛膜促性腺激素 10000U，诱导排卵。

（三）人绒毛膜促性腺激素（HCG）

1. 药理作用　与 LH 相类似，能促使卵泡成熟及排卵，并使破裂卵泡转变为黄体，促使其分泌孕激素。

2. 适应证　与尿促性素合用以促进排卵；女性黄体功能不全的治疗；功能失调性子宫出血、妊娠早期先兆流产、习惯性流产。

3. 禁忌证　怀疑有垂体增生或肿瘤，前列腺癌或其他与雄激素有关的肿瘤；性早熟、诊断未明的阴道出血、子宫肌瘤、卵巢囊肿或卵巢肿大、血栓性静脉炎、对性腺刺激激素有过敏史。

4. HCG 用法　用于促排卵，于尿促性素末次给药后 1 天或氯米芬末次给药后 5 ~ 7

天，1 次 5000 ~ 10000U，连续治疗 3 ~ 6 周期。黄体功能不全，于排卵之日起隔日用药
1 次，1 次 1500U，连用 5 次。习惯性流产、先兆流产，1 次 1000 ~ 5000U。

第二节　妇科疾病常用治法

一、内分泌治疗

内分泌治疗是妇产科疾病的常用治法，其目的是为了矫正、调整、恢复女性生殖内
分泌的节律及功能，改善女性的精神、心理、内分泌、代谢和身体功能状态。

1. 促性腺激素释放激素（GnRH）　主要作用于垂体，兴奋垂体合成和分泌促性
腺激素。大量的 GnRH 则可消耗效应器官组织中的受体而产生功能抑制状态，达到降调
节的目的。常用的 GnRH 制剂有戈那瑞林，主要用于垂体兴奋试验、下丘脑性闭经与下
丘脑性不孕等；GnRH - α 制剂有戈舍瑞林、亮丙瑞林，用于治疗子宫内膜异位症、子
宫肌瘤等。

2. 促性腺激素（Gn）　作用于卵巢，诱发和促进排卵。常用药物如尿促性腺激素
（HMG）、人绒毛膜促性腺激素（HCG）和纯化促卵泡激素。适用于无排卵性不孕症、
黄体功能不全等。

3. 性激素类药物　性激素依据其作用不同而用途广泛。雌激素类药物对下丘脑和
垂体有正负反馈调节。用于子宫发育不良、卵巢功能低下、闭经、功能失调性子宫出
血、多毛症、退乳、围绝经期综合征、绝经后骨质疏松症、老年性阴道炎、引产等。孕激
素类药物临床常用于对闭经的诊断，治疗闭经、功能失调性子宫出血、痛经、子宫内膜异位
症、先兆流产、月经不调、子宫内膜癌、乳癌腺、性早熟和避孕等。雄激素类药物临床用于
治疗月经过多、更年期功能性子宫出血、贫血、低蛋白症及减轻晚期癌症的症状等。

4. 抗催乳素类药物　该类药物可抑制垂体催乳素的合成和释放，中止溢乳；解除
催乳素对促性腺激素分泌的抑制，恢复排卵功能。常用药物如溴隐亭，临床用于治疗闭
经溢乳综合征、高催乳激素血症和产后退奶等。

5. 抗雌激素类药物　常用药物如氯米芬，临床用于治疗体内有一定雌激素水平的
功能性闭经、无排卵性功能失调性子宫出血、多囊卵巢综合征及黄体功能不全所致的不
孕症。常见并发症为多胎妊娠，严重者可出现卵巢过度刺激综合征。

6. 抗孕激素类药物　常用药有米非司酮，可用于药物流产（与前列腺素合用）、引
产前的子宫颈软化、子宫内膜异位症、子宫肌瘤等。主要不良反应是恶心、呕吐和下腹
痛、头痛、乏力，偶有斑丘疹和晕厥。

7. 抗雄激素类药物　主要用于辅助性治疗女性多毛症、女性男性化、多囊卵巢之
高雄激素血症。常用药物有醋酸塞普隆、西咪替丁等。

二、局部外治

局部外治也是妇产科疾病的常用治疗方法。局部治疗时应注意无菌操作，宜在月经

干净后进行；治疗前后和治疗期间禁房事和盆浴，经期或产后禁止阴道冲洗上药；妊娠期不宜灌肠、冷敷及热敷。

1. 熏蒸坐浴法 中药煎汤 1000～2000mL，趁热置于盆器内，患者先熏蒸后坐浸于药液中，起到清热解毒、杀虫止痒、消肿止痛及软化局部组织的治疗作用。适用于白带增多、外阴瘙痒和疼痛、外阴白色病变、小便淋痛等。常用清热解毒、除湿杀虫药物，如蛇床子、艾叶、连翘、金银花、苦参、蛇床子等，方如蛇床子散、狼牙汤等。每日 1～2 次，每次 15～30 分钟，药液不可过烫，也不宜过浓。除中药外，还可用 1∶5000 的高锰酸钾液、聚维酮碘溶液等。凡阴道出血或患处溃烂出血、月经期禁用，妊娠期慎用，注意浴具分开，以防交叉感染。

2. 外阴、阴道冲洗法 是以药液直接冲洗外阴、阴道达到治疗目的的方法。常用于外阴炎、阴道炎、宫颈炎、盆腔炎等，以及阴道手术前的准备。据冲洗目的选用药物，常用的药物有 1∶5000 高锰酸钾液、1% 乳酸溶液、3% 碳酸氢钠溶液、中成药溶液或中药煎液。常用量每次 500mL 左右，每日 1～2 次，连续冲洗至自觉症状消失。

3. 阴道纳药法 是将药物置于阴道穹隆内或子宫颈表面，达到清热解毒、杀虫止痒、除湿止带、祛腐生肌等治疗作用的治法。常用于阴道炎、宫颈炎、宫颈癌等。常用的剂型有片剂、粉剂、栓剂、膏剂、泡腾剂、涂剂、胶囊等。纳药前先行阴道清洗。对于栓剂、片剂、泡腾剂、胶囊制剂等，患者可自行上药。但粉、膏等涂剂类及宫颈上药，通常需医务人员操作，尤其是某些含有腐蚀性药品的制剂。

4. 贴敷法 将外治用药的水剂或制成的散剂、膏剂、糊剂，直接或用无菌纱布贴敷于患处，以取得解毒、消肿、止痛、生肌排脓效果的方法。可用于外阴血肿、溃疡、脓肿切开，也可用于乳腺炎、回乳、痛经等。水剂者，多以无菌纱布浸透药液贴敷；散剂则可直接撒于创面；膏剂常先涂于无菌纱布，再敷贴患处。每日或隔日换药一次，至痊愈为止。

5. 宫腔注药法 是将药液经导管注入宫腔及输卵管腔内，达到消炎、促使组织粘连松解和改善局部血液循环的目的。适用于子宫内膜炎、输卵管炎、输卵管阻塞等。可根据病情选用抗生素类、透明质酸酶、地塞米松等，以及活血化瘀的中药制剂如复方丹参注射液等。在月经干净 3～7 内天进行，可隔 2～3 天 1 次，有阴道出血或急性炎症者禁用。

6. 保留灌肠法 将药物浓煎后通过肛管注入直肠内（深 10～15cm），药物经过直肠黏膜吸收达到润肠通腑、清热解毒、消癥散结等治疗目的。常用于盆腔炎、内生殖器良性肿瘤等。每日 1 次，药液 100mL，药温 37℃ 左右，在排空大便后进行，给药后卧床休息 30 分钟。

7. 冷冻疗法 是应用超低温（-65℃～-196℃）使病变组织冻结、坏死、脱落，以达到治疗的目的。适用于外阴、阴道赘生物、子宫颈糜烂、子宫颈息肉等。

8. 激光疗法 利用激光对病变组织的热效应、压力效应、光化效应、电磁效应及高度定向性等特点，达到治疗目的。适用于子宫颈良性病变、外阴瘙痒、外阴赘生物、前庭大腺囊肿、输卵管末端闭锁造口、小型卵巢囊肿等。

9. 药物离子导入法 借助药物离子导入仪将药物离子经皮肤或黏膜导入盆腔，并在局部保持较高浓度和较长时间，使药效得以充分地发挥，用以治疗慢性盆腔炎、输卵管阻塞、妇科术后盆腔粘连、子宫内膜异位症、外阴炎等。常用丹参、新斯的明、抗生素等。开动治疗仪，电流 5 ~ 10mA，药物离子从阳极导入，每次 20 分钟，每日 1 次，疗程据病情拟定。

三、手术治疗

（一）前庭大腺囊（脓）肿造口术

前庭大腺囊肿或脓肿是妇科常见疾病，由于炎症致使腺导管阻塞，分泌物潴留所造成。治疗方法有多种，现多行造口术，方法简单，出血少，并能保持腺体的功能（图 7 - 1）。

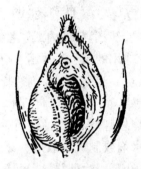

图 7 - 1 前庭大腺囊（脓）肿造口术

1. 手术步骤

（1）患者取膀胱截石位，常规消毒外阴、阴道，阴部阻滞麻醉或局部麻醉。

（2）取囊肿或脓肿的突出点，以该点为中心，在囊肿皮肤与黏膜交界处，略偏黏膜侧，纵向切开，接近囊肿全长，深至囊腔，放出囊液。

（3）清除囊内容物后，用生理盐水冲洗囊腔。

（4）用 2 - 0 号可吸收线将囊肿壁外翻，与周围皮肤行间断缝合，形成囊口。若为脓肿，经冲洗后再缝合。为防止囊口重新闭锁，囊腔内可放置凡士林或生理盐水纱布条引流。

2. 术后处理

（1）保持局部清洁，可用 1∶5000 高锰酸钾液坐浴。

（2）囊腔内引流条放置时间依据病情而定。

（3）一个月内禁止性生活。

（二）宫颈环形电切除术（LEEP）

1. 适应证

（1）宫颈中度至重度上皮内瘤变。

（2）部分宫颈息肉及宫颈湿疣。

2. 禁忌证　宫颈、阴道急性炎症。

3. 手术步骤

（1）患者取膀胱截石位，消毒外阴、阴道、宫颈。

（2）暴露宫颈，行阴道镜检查或碘试验明确病变范围，宫颈局部麻醉。

（3）根据病变范围选择合适的电切圈，调整电刀输出功率，锥形切除病变部位及其下方宫颈间质。切除范围应包括病灶边缘外 0.5~1cm，锥高 1~2.5cm，具体范围根据病变性质和范围决定。

（4）电凝或压迫止血。

4. 术后处理　术后给予抗炎、对症处理，定期进行阴道检查。按时钟方向分部位标记标本，送常规病理。术后禁盆浴与性生活，直至宫颈创面完全愈合。

（三）单纯外阴病灶切除术

1. 适应证　外阴部局限性良性肿瘤，如乳头状瘤、纤维瘤、脂肪瘤；尖锐湿疣；皮脂腺囊肿要求手术切除者。

2. 禁忌证　外阴、阴道急性炎症。

3. 手术步骤

患者取膀胱截石位，常规消毒、铺巾、局麻。

（1）良性带蒂肿瘤切除术：术者用鼠齿钳夹持肿瘤或赘生物，在肿物蒂根部皮肤做梭形切口。切开皮肤、游离出蒂根约 1cm，用弯血管钳夹住蒂部，切断，切除肿瘤，用可吸收线贯穿缝扎瘤蒂，用 1 号丝线间断缝合皮肤。

（2）良性无蒂肿瘤或疣切除术：如外阴巨大湿疣，尽量提起，暴露与皮肤界限，沿肿瘤边缘切开皮肤缘，分离肿物。肿物基底面积大者需用 0 号可吸收线间断缝合腔底间隙，再用 4 号丝线间断缝合皮肤。

4. 注意事项　手术范围一般距病灶边缘 0.5~1cm，将病灶区的皮肤、皮下脂肪和结缔组织完整切除。手术时间选择在月经干净后 3~7 天为宜。术后保持外阴清洁，预防感染。

（四）输卵管切除术（图 7-2）

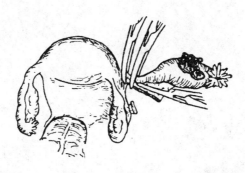

图 7-2　输卵管切除术

1. 适应证 经非手术治疗无效的慢性输卵管炎，输卵管积水、积脓、积血；输卵管妊娠；输卵管良性肿瘤。

2. 禁忌证 一般情况太差或合并严重内、外科疾病不能耐受手术者。

3. 手术步骤 硬膜外麻醉或腰麻后，切开腹壁。探查子宫、附件与周围脏器，输卵管本身有粘连者予以分离，并检查卵巢能否保留等，最后决定是否单纯切除输卵管。左手将病变的输卵管提起，使输卵管系膜展平，再用两把弯或直的血管钳自伞端输卵管系膜向子宫角部钳夹，在两血管钳钳夹中间切断，用 7 号线贯穿缝扎近卵巢侧的系膜断端。如果是部分输卵管切除，则在输卵管峡部予以钳夹、切断，用 7 号线结扎。如果是全部输卵管切除，则将子宫角（输卵管间质部）做楔形切除，立即用 4 号线或 7 号丝线 8 字肌层缝扎、止血，包埋系膜残端，检查无活动性出血后缝合腹壁。

4. 注意事项 有生育要求者，在病情许可的情况下，应尽可能不做双侧输卵管切除术。

复习思考题

1. 雌激素类药物的适应证和禁忌证是什么？
2. 妇产科疾病局部外治的方法有哪些？有哪些注意事项？

第八章 妇科常用特殊检查

妇科的特殊检查方法很多，随着科学技术的发展，新的检查方法不断出现。以下仅介绍妇科几种常用的特殊检查方法。

第一节 尿妊娠试验

【原理】

当精卵结合，形成受精卵植入子宫内膜后，女性体内产生人绒毛膜促性腺激素（HCG），其生理作用是维持妊娠。这种激素在受孕后 7 ~ 10 天即可从尿中测出。

【标本采集注意事项】

1. 在妊娠诊断时，阳性即可证明受孕，阴性时应跟踪复检。
2. 尽量取晨尿，以提高检出阳性率。
3. 尿液为蛋白尿、血红蛋白尿时，应加热煮沸 3 分钟后，离心取上清液检测。
4. 不使用污染严重的菌尿、血尿等标本检查。

【参考值】

1. 胶乳凝集抑制试验（LAI）阴性。
2. 单克隆金标诊断试纸（早早孕诊断试纸）阴性。

【临床意义】

1. 诊断早期妊娠　受孕后 35 ~ 50 天 LAI 呈阳性，受孕后 10 天左右单克隆金标诊断试纸即可呈现阳性。

2. 其他疾病的诊断及治疗观察　异位妊娠、葡萄胎、恶性葡萄胎、绒毛膜上皮细胞癌及睾丸畸胎瘤等 LAI 和单克隆金标诊断试纸亦呈阳性。葡萄胎清除术或绒毛膜上皮癌手术后，将患者尿液浓缩 30 倍、60 倍，LAI 试验均为阴性，说明手术治疗彻底；如呈阳性，提示治疗不彻底或病情复发。

第二节 基础体温测定

【原理】

基础体温（basal body temperature，BBT）是指机体经过较长时间（6～8小时）睡眠，醒后未进行任何活动所测得的体温。它反映机体在静息状态下的基础能量代谢。正常育龄妇女的基础体温受卵巢性激素的影响而呈周期性变化。月经前半周期（卵泡期）体温较低，排卵时最低，排卵后（黄体期）由于孕激素的作用，体温上升0.3℃～0.5℃，持续12～14日，于下次月经来潮前1～2日下降。这种具有低温和高温相的体温曲线称双相体温曲线，表示有排卵。无排卵的月经周期缺乏孕激素的作用，基础体温呈单相型。

【测量方法】

每日于清晨醒后（夜班工作后，可在睡眠6～8小时后）立即取体温表放于舌下，测口腔温度5分钟，并记录于基础体温单上，按日记录，连成曲线，注意测量前不讲话、不活动，并将可能影响体温的情况如月经期、性生活、失眠、感冒等随时记在体温单上，以便诊疗参考。一般应连续测量3个月经周期。

【临床意义】

临床上常用来了解卵巢功能，包括月经周期的长短、有无排卵、排卵时间、黄体功能，有助于诊断功能失调性子宫出血、闭经、不孕，指导避孕和受孕。

第三节 阴道及宫颈细胞学检查

一、阴道分泌物悬滴检查

【适应证】

1. 检查有无毛滴虫性阴道炎。
2. 检查有无假丝酵母菌感染性阴道炎（以往称霉菌性阴道炎）。
3. 检查有无细菌性阴道病。

【操作方法】

首先，取溶液（查阴道毛滴虫用生理盐水，查假丝酵母菌用10%氢氧化钾）1滴于玻片上，然后，嘱患者取膀胱截石位，用阴道窥器扩张阴道，用无菌长棉签在阴道后穹隆处取少许分泌物混于溶液中制成混悬液，立即在低倍显微镜下做以下特殊检查：

1. 阴道毛滴虫检查 混悬液于镜下检查，找到活动的阴道毛滴虫即为阳性。

2. 假丝酵母菌检查 混悬液于镜下检查，找到假丝酵母菌的菌丝与孢子即可诊断。

二、阴道脱落细胞检查

【原理】

阴道脱落上皮细胞包括来自阴道、宫颈管、子宫及输卵管的上皮细胞，以阴道上段、宫颈阴道部的上皮细胞为主。由于阴道脱落细胞受卵巢激素的影响呈周期性变化，所以阴道上皮细胞检查既可以反映体内激素水平，又可以作为生殖道恶性肿瘤的初筛，是一种经济、简便、实用的辅助检查方法。

【适应证】

1. 卵巢功能检查。
2. 生殖道炎症。
3. 宫颈癌筛选。
4. 怀疑宫颈管、宫颈内恶性病变者。

【禁忌证】

1. 月经期。
2. 生殖器官急性炎症期。

【操作方法】

1. 阴道侧壁涂片 患者取膀胱截石位，用阴道窥器扩开阴道（阴道窥器上不涂润滑剂），用刮片在阴道侧壁上 1/3 处轻轻刮取细胞涂片，然后放入装有固定液的小瓶内。对未婚女性，可将卷紧的消毒棉签蘸生理盐水浸湿，然后伸入阴道，在其侧壁上 1/3 段轻卷后取出棉签，在玻片上涂片。

2. 宫颈刮片 宫颈刮片为筛查早期宫颈癌的重要方法，具有简便易行、结果可靠的优点。在宫颈外口鳞–柱上皮交界处，以宫颈外口为中心，用刮片轻轻刮取一周，涂于玻片上。该法获取细胞数目不全面，制片也较粗劣，目前应用已减少，多推荐涂片法。

3. 宫颈管涂片 为了解宫颈管情况，可行此检查。先将宫颈表面分泌物拭净，用小型刮板进入宫颈管内，轻轻刮取一周涂片。目前，最好采用薄层液基细胞学制片法，利用特制的"宫颈取样刷"在宫颈管内旋转360°刷取宫颈管上皮后取出，立即将宫颈取样刷放置在特制细胞保存液内，通过离心或滤过膜，分离血液与黏液，使上皮细胞均匀分布在玻片上，提高了识别宫颈鳞状上皮病变的灵敏度。

4. 宫腔吸片 疑宫腔内有恶性病变时，可采用此法。严格消毒后，用探针探查宫腔，将吸管放入宫腔，上下左右移动吸取分泌物。取出吸管，将吸出的标本均匀涂于玻片上，然后放入装有固定液的小瓶中。

【注意事项】

1. 向患者讲解检查的意义及步骤，取得患者的配合。告诉患者采集标本前 2 天内禁止性生活、阴道检查、阴道灌洗及用药。

2. 将用物准备齐全，并协助患者摆好体位。

3. 刮片、阴道窥器必须消毒、干燥，未吸附任何化学药品或润滑剂，必要时可用生理盐水润湿阴道窥器。另外，所用的载玻片应行脱脂处理。

4. 取标本时，动作应轻、稳、准，以免损伤组织，引起出血。如白带较多，可先用无菌干棉球轻轻拭去，再行标本刮取。

5. 涂片应均匀，不可来回涂抹，以免破坏细胞。

第四节　内分泌激素测定

女性生殖内分泌系统激素包括下丘脑、垂体、卵巢分泌的激素。这些激素在中枢神经系统的影响及各器官间的相互协调作用下，发挥正常的生理功能。测定各激素的水平，对诊断某些疾病、观察疗效及评估预后，以及生殖生理和避孕药物的作用机制具有重要意义。

一、GnRH 刺激试验

黄体生成素释放激素（LHRH）对垂体促性腺激素有兴奋作用，给予外源性 LHRH后，不同时间抽血检测促性腺激素含量，可以了解垂体功能。垂体功能良好，则促性腺激素升高；垂体功能不良，则反应性差，促性腺激素水平不升高。

【操作方法】

上午 8 时静脉注射 LHRH 100μg（溶于 0.9% 氯化钠溶液 5mL 中），于注射前和注射后 15 分钟、30 分钟、60 分钟和 90 分钟分别取静脉血 2mL，测定 LH 值。

【临床意义】

1. **青春期延迟**　GnRH 刺激试验呈正常反应，即静注 LHRH 后 15~30 分钟，LH 值比注射前升高 2~3 倍。

2. **垂体功能减退**　希恩综合征、垂体手术或放射治疗垂体组织遭破坏，GnRH 刺激试验呈无反应或低弱反应，即注入 LHRH 后 LH 值无变动，一直处于低水平或稍又升高但不足基值 2 倍。

3. **下丘脑功能减退**　可能出现延迟反应或正常反应。延迟反应是指高峰出现时间迟于正常反应出现的时间。

二、垂体促性腺激素测定

卵泡刺激素（FSH）和黄体生成素（LH）是腺垂体分泌的促性腺激素，均为糖蛋白，与 α_2 和 β 球蛋白结合，受 GnRH 和雌孕激素的反馈调节。FSH 的生理作用是促进卵泡成熟及分泌雌激素。LH 主要促进排卵和黄体生成，以促进黄体分泌雌孕激素。

【正常值】

FSH：青春期≤5 U/L；生育期女性 5～20 U/L；绝经后 >40 U/L。

LH：卵泡期 5～30 U/L；排卵期 75～100 U/L；黄体期 3～30 U/L；绝经期 30～130 U/L。

【临床意义】

1. 判断闭经原因　FSH 和 LH 水平低于正常值，提示病因在腺垂体或下丘脑；均高于正常值，提示病变在卵巢。

2. 监测排卵时间　测定 LH 峰值，预测排卵时间，主要用于不孕症的治疗和避孕药的作用机制研究。

3. 多囊卵巢综合征的判断　LH/FSH≥2，有助于多囊卵巢综合征的诊断。

4. 性早熟的诊断　真性性早熟，FSH 和 LH 呈周期性变化；假性性早熟，FSH 和 LH 水平较低，无周期性变化。

三、垂体催乳素测定

催乳素（PRL）是腺垂体催乳素细胞分泌的一种多肽蛋白激素，受下丘脑催乳素抑制激素和催乳素释放激素的双重调节。PRL 值分为 4 种。

【正常值】

非孕期 < 1.14mmol/L；孕早期 < 3.64mmol/L；孕中期 < 7.28mmol/L；孕晚期 < 18.2mmol/L。

【临床意义】

1. 诊断高泌乳素血症　月经不调、闭经及不孕患者需要查 PRL。

2. 辅助诊断垂体微腺瘤　垂体肿瘤伴 PRL 异常增高时，应考虑垂体微腺瘤的可能。

3. 其他疾病的辅助诊断　性早熟、卵巢早衰、黄体功能不足、原发性甲状腺功能减退、神经精神刺激、药物作用等，PRL 可升高；垂体功能减退、单纯性催乳素分泌缺乏症时，PRL 减低。

四、雌激素测定

育龄期女性体内雌激素主要由卵巢产生，孕妇体内雌激素主要由卵巢、胎盘产生，少量由肾上腺产生。幼女及少女体内雌激素处于较低水平，至青春期及成年雌激素水平不断升高；在正常月经周期中，雌激素呈周期性波动；绝经后女性卵巢功能衰退，雌激素水平降低。

【正常值】

青春前期 18.35 ~ 110.10pmol/L；卵泡期 91.75 ~ 275.25pmol/L；排卵期 734.0 ~ 2202.0pmol/L；黄体期 367.0 ~ 1101.0pmol/L；绝经后 18.35 ~ 91.75pmol/L。

【临床意义】

1. 监测卵巢功能　雌激素有正常周期性变化但闭经的患者，应考虑子宫性闭经；雌激素水平偏低伴闭经，考虑卵巢性闭经；雌激素无周期性变化，考虑无排卵；女孩 8 岁前雌激素水平大于 275pmol/L 为诊断性早熟的激素指标之一。

2. 监测胎儿 – 胎盘功能　测定孕妇尿中雌三醇可了解胎儿胎盘功能状态。

五、孕激素测定

人体孕激素（孕酮）由卵巢、胎盘和肾上腺皮质产生，排卵后升高，月经前期下降，孕期逐渐升高维持至妊娠结束。

【正常值】

卵泡期 < 3.18nmol/L；黄体期 15.9 ~ 63.6nmol/L；妊娠早期 63.6 ~ 95.4nmol/L；妊娠中期 159 ~ 318nmol/L；妊娠晚期 318 ~ 1272nmol/L；绝经后 < 3.18nmol/L。

【临床意义】

1. 监测排卵　血孕酮水平大于 15.9nmol/L，提示有排卵。

2. 了解黄体功能　黄体期孕酮降低，提示黄体功能不足。月经来潮四五天孕酮仍高于生理水平，提示黄体萎缩不全。

3. 观察胎盘功能　妊娠期胎盘功能减退时，孕酮水平下降，有流产、胚胎停育、宫外孕的可能。

六、雄激素测定

脱氢异雄酮和雄烯二酮是女性的主要雄激素。雄激素对于维持女性正常生理功能有着关键作用。雄激素代谢异常可发生在青春期、生育期、绝经期各阶段，导致多种雄激素相关疾病。

【正常值】

成年女性为（590 ± 220）ng/L。

【临床意义】

1. 用于高雄激素血症的诊断。
2. 有助于女性糖尿病、高血压病、高脂血症等诊断。

第五节　宫颈活组织检查

取宫颈病变处或可疑部位小部分组织进行病理学检查，以确定宫颈病变性质，临床上较为常用。

【适应证】

1. 宫颈脱落细胞学涂片检查巴氏 Ⅲ 级或 Ⅲ 级以上者；宫颈脱落细胞学涂片检查巴氏 Ⅱ 级且经抗炎治疗后仍为 Ⅱ 级者。
2. 阴道镜检查反复可疑阳性或阳性者。
3. 疑有宫颈癌或慢性特异性炎症，需进一步明确诊断者。
4. 肉眼见宫颈有溃疡或赘生物需明确诊断者。

【用物准备】

阴道窥器 1 个，卵圆钳 1 把，宫颈钳 1 把，宫颈活检钳 1 把，小刮匙 1 把，纱布数块，带尾线的棉球及干棉球数个，棉签数根，装有固定液的标本瓶 4~6 个，消毒液等。

【操作方法】

1. 嘱患者排空膀胱，取膀胱截石位，常规消毒外阴、阴道后铺孔巾。阴道窥器暴露子宫颈，用干棉球拭净宫颈黏液及分泌物，局部再次消毒。
2. 用活检钳在宫颈外口鳞 - 柱上皮交接处、肉眼糜烂较深或特殊病变处取材。可疑宫颈癌者在宫颈 3、6、9、12 点 4 处用活检钳各取下一小块组织。为提高取材准确性，可在阴道镜检下行定位活检，或在宫颈阴道部涂以碘溶液，在不着色区取材。
3. 将所取组织立即分装于标本瓶内，并作好标记送检。

【注意事项】

1. **术前准备**　向患者介绍宫颈活组织检查的目的、基本操作过程及做组织病理学检查的临床意义和对疾病诊断的重要性，以取得患者的配合；近月经期或月经期不宜行活检术，以防感染和出血过多；患生殖器急性炎症者，需待治愈后进行活检，以免炎症扩散。
2. **术后医嘱**　嘱患者于 24 小时后，自行取出阴道内带尾线棉球及纱布；如带尾线棉球未取出或出血较多者，必须立即就诊；保持外阴清洁；1 个月内禁止盆浴及性生活。

第六节　经阴道后穹隆穿刺

【原理】

在无菌条件下，以长穿刺针从阴道后穹隆刺入盆腔，抽取直肠子宫陷凹处标本的穿刺方法。因直肠子宫陷凹是盆腔最低部位，与阴道后穹隆接近，腹腔中游离血液、渗出液、脓液、肿瘤破碎物或腹水等常积聚于此。由此穿刺，用于诊断腹腔内液体的性质，具有重要的临床意义。

【适应证】

1. 怀疑有腹腔内出血时，如输卵管妊娠流产或破裂、卵巢黄体破裂等。

2. 怀疑盆腔内有积液、积脓时，可做穿刺抽液检查。若为盆腔脓肿，行穿刺引流及局部注入广谱抗生素。

3. B 型超声引导下行卵巢子宫内膜异位囊肿或输卵管妊娠部位注药治疗。

4. B 型超声引导下经后穹隆穿刺取卵，用于各种助孕技术。

【禁忌证】

1. 盆腔严重粘连，直肠子宫陷凹被较大肿块完全占据并凸向直肠。

2. 疑有肠管与子宫后壁粘连。

3. 临床高度怀疑恶性肿瘤。

4. 异位妊娠准备采用非手术治疗时，避免穿刺，以免引起感染，影响疗效。

【操作方法】

1. 患者排尿后取膀胱截石位，常规消毒外阴及阴道后铺无菌孔巾。

2. 双合诊检查了解子宫、附件情况。

3. 用阴道窥器充分暴露宫颈，再用宫颈钳夹持宫颈后唇，向前上方提拉，充分暴露阴道后穹隆，再次消毒。

4. 将穿刺针与 10mL 注射器连接后，选取后穹隆中央或偏向患侧进针，在距宫颈阴道黏膜交界下方 1cm 处与宫颈平行方向刺入，有落空感时（进针 2 ~ 3cm）立即抽吸，必要时改变方向或深浅度，如无液体抽出，可边退针边抽吸。

5. 抽吸完毕后拔针，局部以无菌纱布压迫片刻，止血后取出宫颈钳和阴道窥器。

【注意事项】

1. 穿刺前向患者介绍后穹隆穿刺的目的、方法及其对诊断疾病的意义，减轻患者的心理压力，取得患者的配合。

2. 穿刺过程中注意观察患者面色、生命体征的变化，了解患者的感受，陪伴在身边提供心理支持。

3. 穿刺术后安置患者回病房休息，观察患者有无脏器损伤或内出血等征象，及时将抽出物送涂片检查、病理检查、细菌培养及药物敏感试验等检查。

第七节　输卵管通畅检查

输卵管通畅检查是检测输卵管是否通畅的方法，以了解子宫腔和输卵管腔形态及输卵管阻塞部位。常用方法有输卵管通液术、子宫输卵管造影术。近年随着内镜的应用，已普遍采用腹腔镜直视下输卵管通液检查、宫腔镜下经输卵管口插管通液检查和腹腔镜联合检查等方法。

一、输卵管通液术

【适应证】

1. 不孕症，男方精液正常，疑有输卵管阻塞者。
2. 评价输卵管绝育术、输卵管再通术或输卵管成形术的效果。
3. 对输卵管黏膜轻度粘连有疏通作用。

【禁忌证】

1. 生殖器官急性炎症或慢性炎症急性或亚急性发作。
2. 月经期或有异常阴道出血。
3. 严重的全身性疾病，不能耐受手术。
4. 可疑妊娠。
5. 体温高于37.5℃者。

【用物准备】

子宫导管1根，宫腔内插管消毒包1个，5mL和20mL注射器各1个，生理盐水20mL，庆大霉素8万U，地塞米松5mg，透明质酸酶1500U，氧气，抢救用品等。

【操作方法】

1. 患者排尿后取膀胱截石位，双合诊检查子宫位置及大小，外阴、阴道常规消毒后铺无菌孔巾。
2. 放置阴道窥器充分暴露宫颈，再次消毒阴道及宫颈，用宫颈钳钳夹宫颈前唇。
3. 用Y形管将宫颈导管与压力表、注射器相连，压力表应高于Y形管水平，以免液体进入压力表。
4. 将注射器与宫颈导管相连，并使宫颈导管内充满0.9%氯化钠注射液或抗生素溶液。排出空气后沿宫腔方向将其置入宫颈管内，缓慢推注液体，观察有无阻力及有无液体反流、患者有无下腹痛等。

【注意事项】

1. 术前向患者讲解手术的目的、步骤，以取得患者的合作。检查用物是否完备，各种管道是否通畅。

2. 注入液体过程中随时了解患者的感受，观察患者下腹部疼痛的性质、程度，如有不适应立即处理。所用注射液温度应接近体温，以免过冷刺激造成输卵管痉挛。

3. 注入液体时必须使宫颈导管紧贴宫颈外口，防止液体外漏。

4. 术后 2 周内禁盆浴及性生活，给予抗生素预防感染。

二、子宫输卵管造影

【适应证】

1. 了解输卵管是否通畅及其形态、阻塞部位。

2. 了解宫腔形态，确定有无子宫畸形及类型，有无宫腔粘连、子宫黏膜下肌瘤、子宫内膜息肉及异物等。

3. 内生殖器结核非活动期。

4. 不明原因的习惯性流产，了解宫颈内口是否松弛，宫颈及子宫有无畸形。

【禁忌证】

1. 生殖器急性或亚急性炎症。

2. 严重的全身性疾病，不能耐受手术者。

3. 妊娠期、月经期。

4. 产后、流产、刮宫术后 6 周内。

5. 碘过敏者。

【用物准备】

子宫导管 1 根，子宫内插管消毒包 1 个，5mL 和 20mL 注射器各 1 个，76% 泛影葡胺或碘伏醇 20~40mL，氧气，抢救用品等。

【操作方法】

1. 患者取膀胱截石位，常规消毒外阴、阴道，铺无菌孔巾，检查子宫位置及大小。

2. 放置阴道窥器充分暴露宫颈，再次消毒阴道及宫颈，用宫颈钳钳夹宫颈前唇，探查宫腔。

3. 将造影剂充满宫颈导管，排出空气，沿宫腔方向将其置入宫颈管内，徐徐注入，在 X 线透视下观察造影剂流经输卵管及宫腔情况并摄片。拔管后 20 分钟再摄盆腔平片，以观察腹腔内有无造影剂及造影剂在盆腹腔弥散情况。

【注意事项】

1. 术前询问患者有无过敏史，并进行皮试。在造影过程中注意观察患者有无过敏症状。

2. 手术后安置患者休息，观察 1 小时无异常方可让患者离院。常规用抗生素，造影后 2 周禁性生活和盆浴。

第八节　诊断性刮宫术

诊断性刮宫简称"诊刮"，是诊断宫腔疾病最常用的方法。其目的是刮取子宫内膜和内膜病灶行病理检查以明确诊断并指导治疗。对疑有子宫颈管病变者，需对宫颈管及宫腔分别进行诊断性刮宫，简称分段诊刮。

【适应证】

1. 子宫异常出血或阴道排液，需证实或排除子宫内膜癌、宫颈管癌或其他病变如流产、子宫内膜炎等。

2. 月经失调，如功能失调性子宫出血、闭经，需了解子宫内膜的变化及其对性激素的反应。

3. 不孕症者需了解有无排卵，或疑有子宫内膜结核者。

4. 宫腔内有组织残留或功能失调性子宫出血，流血时间过长时，刮宫既有助于诊断，又有止血效果。

【禁忌证】

1. 急性或亚急性盆腔炎。
2. 滴虫、假丝酵母菌感染或细菌感染所致的急性阴道炎或宫颈炎。

【操作方法】

1. 嘱患者排尿后取膀胱截石位，常规消毒后铺巾，双合诊查清子宫的位置、大小及附件情况。

2. 暴露宫颈，清除阴道分泌物，并消毒宫颈及颈管，然后钳夹宫颈。

3. 探测宫腔后，用宫颈扩张器逐号扩张宫颈管至 8 号扩张器能放入，送入中型刮匙。

4. 用刮匙自子宫前壁、侧壁、后壁及子宫底部刮取组织。如需分段刮宫者，先不探查宫腔深度，用小刮匙先刮取宫颈内组织，然后再刮取宫腔内组织。

5. 将刮出组织分别放入标本瓶内，送病理检查。

【注意事项】

1. 术前准备　向患者讲解诊断性刮宫的目的、手术过程，解除患者的恐惧心理，使患者主动配合手术。准备好刮宫所需物品。

2. 术中配合 术中操作轻柔，随时观察患者反应，如有异常应立即停止操作并处理。将刮出的组织放入已作好标记并装有固定液的小瓶内，立即送病理科检查，并作好记录。

3. 术后医嘱 保持外阴部清洁，禁止性生活和盆浴 2 周。1 周后到门诊复查恢复情况及了解病理检查结果。

第九节 超声检查

超声检查是妇科最常用的辅助检查项目，常用的超声诊断仪有 A 型示波仪、B 型显像仪和多普勒超声仪三种。目前临床上应用最广泛的是 B 型超声，此检查操作简便、无创。妇科超声检查包括经腹超声检查和经阴道超声检查。经腹超声检查前应充盈膀胱，以便于显示盆腔内器官。可嘱受检者在检查前 2 小时饮适量温开水，直至有明显尿意感。检查时，受检查取仰卧位，暴露下腹部进行探查。经阴道超声检查前应排空膀胱，以免探查时充盈的膀胱将子宫抬高而影响探查效果。检查时，受检者取截石位，暴露外阴，将探头置于阴道内探查。

【适应证】

1. 妇科体检常规检查项目，可以作为判断内生殖器官是否正常的依据。

2. 排卵监测：根据月经周期进行卵泡连续监测，是判断排卵与否的直观证据，也是生殖医学临床常规检查项目，同时可以监测内膜厚度及形态，以及利用彩超判断内膜血流，作为子宫内膜容受性及预测妊娠的指标。

3. 妇科肿瘤及其他疾病的诊断：妇科超声在子宫肌瘤（位置、大小、数量）、卵巢肿瘤（大小、位置、良恶性）、葡萄胎、输卵管积水及盆腔包块的诊断方面有重要作用。

4. 探查有无宫内节育器及其位置。

第十节 妇科内镜检查

内镜检查是妇产科疾病诊断及治疗的常用手段，常用的内窥镜有阴道镜、宫腔镜、腹腔镜，目前羊膜镜临床已极少应用，胎儿镜、输卵管镜开始应用于临床。

一、阴道镜检查

阴道镜检查是利用阴道镜在强光源照射下可将宫颈阴道部上皮放大 10~40 倍，以观察宫颈异常上皮细胞、异型血管及早期癌变，以便准确地选择可疑部位做定位活检。对宫颈癌及癌前病变的早期发现、早期诊断有一定的临床意义。

【适应证】

1. 有接触性出血，肉眼观察宫颈无明显病变者。

2. 宫颈刮片细胞学检查结果巴氏Ⅱ级以上或 TBS（描述性宫颈细胞诊断报告方式）提示上皮细胞异常，或持续阴道分泌物异常者。

3. 肉眼可疑宫颈癌变、阴道癌变者。

【禁忌证】

1. 月经期或检查部位有出血。

2. 阴道、宫颈急性炎症期。

【用物准备】

弯盘1个，阴道窥器1个，宫颈钳1把，卵圆钳1把，活检钳1把，尖手术刀及刀柄各1个，标本瓶4~6个，纱布4块，棉球数个及棉签数根。

【操作方法】

1. 患者排空膀胱，取膀胱截石位，用阴道窥器充分暴露宫颈、阴道穹隆。

2. 用棉球拭净宫颈分泌物或黏液。

3. 肉眼观察宫颈大小、形态、色泽及有无糜烂、赘生物、裂伤、外翻等。

4. 将阴道接物镜放至距病灶 20~30cm 处，目镜与两眼水平一致，调好阴道镜光源，调整焦距，使图像清晰达到最佳状态。

5. 先在白光下将物镜扩大 10 倍观察，然后再增大倍数循视野观察。

6. 宫颈先涂 3%~5%的醋酸，使上皮净化并肿胀，确定病变范围，便于观察病变。对血管精密观察时加上绿色滤光镜片，并放大 20 倍。

7. 再涂复方碘液，在碘试验不着色区或可疑病变部位取组织，并放入装有固定液的标本瓶内送病理检查。

【注意事项】

1. 阴道镜检查前应行妇科检查，除外阴道毛滴虫、假丝酵母菌、淋病奈瑟菌等感染。

2. 检查前 24 小时避免阴道冲洗、检查、性交等，月经期禁止检查。

3. 向患者讲解阴道镜检查的目的及方法，以消除患者的顾虑。

4. 阴道窥器上不涂润滑剂，以免影响观察结果。

5. 若取活体组织，应填好申请单，标本瓶上注明标记后及时送检。

二、宫腔镜检查

宫腔镜检查是应用膨宫介质扩张宫腔，通过纤维导光束和透镜将冷光源经宫腔镜导入子宫腔内，直视下观察宫颈管、宫颈内口、宫内膜及输卵管开口，以便针对病变组织直观准确取材并送病理检查，也可在直视下行宫腔内手术治疗。宫腔镜分全景宫腔镜、接触性宫腔镜和显微宫腔镜3种。

【适应证】

1. 异常子宫出血，如月经过多、功能失调性子宫出血、绝经前后异常子宫出血等。
2. 原发或继发不孕的子宫原因的诊断。
3. 宫腔粘连的诊断及分离。
4. 子宫内异物取出、节育器的定位与取出等。
5. 子宫内膜息肉、子宫黏膜下肌瘤摘除等。

【禁忌证】

1. 急性盆腔炎。
2. 月经期、妊娠期、子宫出血较多者。
3. 严重内科疾病不能耐受手术者。
4. 近期有子宫手术或损伤史。
5. 宫颈过硬难以扩张或宫腔过度狭小者。
6. 疑有宫颈癌或子宫内膜癌者。

【用物准备】

阴道窥器1个，宫颈钳1把，敷料钳1把，卵圆钳1把，子宫腔探针1根，宫腔刮匙1把，宫颈扩张器4~8号各1根，小药杯1个，弯盘1个，纱球2个，中号纱布2块，棉签数根，5%葡萄糖500mL，庆大霉素8万U，地塞米松5mg等。

【注意事项】

1. 术前评估，排除有无禁忌证。
2. 一般于月经干净后1周内检查为宜，此期子宫内膜处于增生早期，内膜薄，黏液少，不易出血，宫腔病变易暴露。
3. 术中、术后应注意观察患者的面色、生命体征、有无腹痛等，及时发现有无类似人工流产术时可能引起的"心脑综合征"发生，如有异常应及时处理。
4. 术后卧床观察1小时，按医嘱使用抗生素，告知患者经子宫镜检查后1周，阴道可能有少量血性分泌物，需保持会阴部清洁，术后2周内禁性生活及盆浴。

三、腹腔镜检查

腹腔镜检查是将腹腔镜自腹壁插入盆、腹腔内，观察病变的部位、形态，必要时取有关组织行病理学检查，用以明确诊断的方法。近年来腹腔镜已普遍用于盆、腹腔疾病的治疗。

【适应证】

1. 怀疑子宫内膜异位，腹腔镜检查是确诊的最可靠方法。
2. 了解盆腹腔肿块的部位、性质或取组织活检。
3. 不明原因的急慢性腹痛和盆腔疼痛。
4. 了解不孕、不育症者盆腔疾病，判断输卵管通畅度，观察卵巢有无排卵等。
5. 恶性肿瘤手术或化疗后效果评价，可代替二次探查术。
6. 生殖道发育异常的诊断。

【禁忌证】

1. 严重心肺功能不全者。
2. 膈疝。
3. 腹腔有广泛粘连者。
4. 腹腔内大出血或有弥漫性腹膜炎者。
5. 盆腔肿瘤过大超过脐水平者。
6. 脐部皮肤感染者。
7. 有血液病者。
8. 过度肥胖者。

【用物准备】

阴道窥器 1 个，宫颈钳 1 把，子宫腔探针 1 根，举宫器 1 个，巾钳 5 把，直血管钳 2 把，弯血管钳 5 把，组织钳 4 把，持针钳 1 把，线剪 1 把，有齿镊 1 把，弯盘 1 个，7 号刀柄 1 把，11 号刀片 1 片，小药杯 2 个，无菌巾 6 块，缝线，缝针，棉球，棉签，纱布，内镜，CO_2 气体，2mL 空针 1 付，局麻药等。

【注意事项】

1. 术前准备

（1）在全面评估患者身心状况的基础上，向患者讲解腹腔镜检查的目的、操作步骤、术中配合及注意事项等，使患者消除疑虑，配合手术。

（2）排空膀胱，取膀胱截石位，进行检查时需使患者臀部抬高 15°。

2. 术中配合

（1）体位：随着 CO_2 气体进入腹腔，将患者改为头低臀高位，并根据实际情况及时变换所需体位。

（2）注意观察患者生命体征的变化，如有异常及时处理。

3. 术后注意事项

（1）嘱患者卧床休息半小时，询问患者的感受，并密切观察患者生命体征、有无并发症的出现，如发现异常，及时处理。

（2）向患者讲解可能因腹腔残留气体而有肩痛及上肢不适的症状，两周内禁止性生活；如有发热、出血、腹痛等应及时到医院就诊。

（3）观察脐部伤口情况。

（4）鼓励患者每天下床活动，以尽快排除腹腔气体。

复习思考题

1. 诊断早孕常用哪些检查方法？

2. 阴道脱落细胞检查的适应证有哪些？

3. 孕激素检测有哪些临床意义？

4. 输卵管造影检查有哪些临床适应证？

5. 诊断性刮宫的适应证是什么？

6. 腹腔镜检查的适应证有哪些？

各　论

第九章　异常妊娠

第一节　流　产

凡妊娠不足 28 周、胎儿体重不足 1000g 而终止者，称为"流产"。其中发生于妊娠 12 周前者，称"早期流产"；发生在妊娠 12 周至不足 28 周者，称"晚期流产"。流产有自然流产和人工流产之分，自然流产的发生率占全部妊娠的 10%～15%，且多数为早期流产。本节仅介绍自然流产。

【病因病理】

（一）病因

导致流产的原因较多，主要有以下几方面：

1. 遗传基因缺陷　染色体异常的胚胎占 50%～60%，多为染色体数目异常。

2. 环境因素　过多接触某些有害的化学物质（如砷、铅、苯、甲醛、氯丁二烯、氧化乙烯等）和物理因素（如放射线、噪音及高温等）影响，均可引起流产。

3. 母体因素　①全身性疾病：如急性热病、细菌毒素或病毒感染、严重贫血或心力衰竭、慢性肾炎或高血压。②生殖器官疾病：子宫畸形、盆腔肿瘤、宫颈内口松弛或宫颈重度裂伤，易因胎膜早破发生晚期流产。③内分泌失调：甲状腺功能减退症、严重糖尿病未能控制、黄体功能不足，均可导致流产。④创伤。

4. 其他 如胎盘内分泌功能不足、母儿双方免疫不适应等。

（二）病理

流产的病理过程因其发生的时间不同而异。

1. 早期流产 胚胎多数先死亡，继之发生底蜕膜坏死出血，胚胎的绒毛与蜕膜层剥离，剥离的胚胎组织如同异物，引起子宫收缩而被排出，故常表现为先出血后腹痛。妊娠 8 周内，胎盘绒毛与子宫蜕膜联系还不牢固，流产时妊娠产物可完全与子宫壁剥离而排出，出血不多。妊娠 8~12 周时，绒毛发育已深入蜕膜层，流产时妊娠产物不易完全剥离，影响子宫收缩，出血较多。

2. 晚期流产 因胎盘已形成，流产时往往先有腹痛，然后排出胎儿、胎盘。其过程常与足月分娩相似。

【诊断】

（一）分类及临床表现

本病主要临床表现为停经后阴道流血和腹痛。自然流产的临床类型及发展经过如下：

1. 先兆流产 常发生在妊娠早期，仅有少量阴道流血，伴发轻微的间歇性子宫收缩（轻微腹痛或腰酸）。检查时子宫口未开大，子宫大小与停经月份相符，妊娠试验阳性。经保胎处理后，可继续妊娠至足月。

2. 难免流产或不可避免流产 在先兆流产的基础上，阴道流血增多超过月经量，阵发性腹痛加剧，或出现阴道流水（胎膜破裂）。妇科检查：子宫颈口已扩张，有时可见胎囊膨出，或胚胎组织堵塞宫口，子宫大小与停经周数相符或略小。此时，流产已不可避免。

3. 不全流产 常发生于较晚期妊娠（10 周以后），胎盘正在发育或已形成，流产时胎儿及部分胎盘排出，整个胎盘或部分胎盘仍附在子宫壁上，子宫不能很好收缩，以致阴道流血甚多，且易诱发感染。

4. 完全流产 在短时间内胚胎组织完全排出，流血、腹痛停止。妇科检查：子宫颈口关闭，子宫接近正常大小。

此外，流产尚有两种特殊情况：①稽留流产：亦称"过期流产"或"死胎不下"，系指胚胎死亡而仍稽留于宫腔内者，且孕产物一般多在症状产生后 1~2 个月内排出。另一方面因胚胎死亡后，胎盘溶解，产生溶血活酶进入母体血液循环，引起微血管内凝血，消耗大量凝血因子，稽留宫腔时间愈长，引起凝血功能障碍的可能性愈大。②习惯性流产：流产往往发生于同一月份，且连续 3 次以上的自然流产，称为"习惯性流产"，近年又称其为"复发性流产"，并改为自然流产连续 2 次。流产的过程可经历前述的临床分型。早期习惯性流产的原因常为黄体功能不足、甲状腺功能低下、染色体异常等，晚期习惯性流产最常见的原因为宫颈内口松弛、子宫畸形、子宫肌瘤等。

（二）辅助检查

1. B型超声检查　目前应用较广。对鉴别诊断与确定流产类型有实际价值。

2. 妊娠试验　为进一步了解流产的预后，多进行β-HCG的定量测定。

3. 其他激素测定　其他激素主要有血孕酮的测定，可以协助判断先兆流产的预后。

【并发症】

1. 大失血　有时难免流产或不全流产可造成严重大失血，甚至休克。

2. 感染　各型流产皆可合并感染，发生在不全流产者较多。感染常发生于用未经严密消毒的器械施行流产手术、器械损伤宫颈、宫腔原有感染病灶，在手术流产或自然流产后引起感染扩散、流产后不注意卫生、过早性交等。

【鉴别诊断】

1. 各种类型流产的鉴别诊断见表9-1。

表9-1　各种类型流产的鉴别诊断

类型	病史			妇科检查		超声
	出血量	下腹痛	组织物排出	宫颈口	子宫大小	
先兆流产	少或无	无或轻	无	关闭	与孕周相符	活胎
难免流产	由中至多	加剧	无	扩张	相符或略小	多为死胎
不全流产	由少至多	减轻	部分排出	扩张或有组织物堵塞	小于妊娠周数	残留
完全流产	由少至无	无	全部排出	关闭	正常或稍大	宫腔净
稽留流产	少或无	无或轻	无	关闭	小于妊娠周数	死胎已久

2. 早期流产应与异位妊娠、葡萄胎及功能失调性子宫出血等鉴别。

（1）异位妊娠　妇科检查子宫颈有举痛，附件可触及包块、压痛；超声检查宫内无胚胎，宫外有包块或孕囊；尿妊娠试验、阴道后穹隆穿刺多呈阳性。

（2）葡萄胎　主要表现为不规则阴道流血，可有葡萄状胎块排出或堵塞宫口，子宫大于孕周；尿妊娠试验强阳性；超声呈弥漫性飞絮状光点，无妊娠囊、胎心搏动和胎儿结构。

（3）功能失调性子宫出血　尿妊娠试验阴性，超声检查无宫内外妊娠迹象。

【治疗】

（一）治疗原则

确诊流产后，应根据流产的不同类型进行相应处理。先兆流产首先应安胎：中医以补肾固冲止血为主，辅以益气、养血、清热等法，疗效确切，且对胎儿无智力及体格发育影响。但需运用西医学检测手段，把握中药保胎治疗的适应证，避免盲目保胎。难免流产、不全流产、稽留流产则宜尽快打胎，免生他疾。习惯性流产和感染性流产，则需做特殊处理。

（二）具体治疗

1. 先兆流产

（1）一般治疗　卧床休息、禁止性生活。避免阴道检查。口服叶酸 5 ~ 10mg，每日 3 次，维生素 E 50mg，每日 3 次。必要时给对胎儿危害小的镇静剂。

（2）黄体酮　黄体功能不全者，10 ~ 20mg，每日或隔日 1 次，肌注。

（3）甲状腺素片　适用于甲状腺功能低下者，每次 30 ~ 60mg，每日 1 次，口服。

2. 难免流产和不全流产　须及时清理宫腔。因失血过多致休克者应先纠正休克，同时清理宫腔，并给予宫缩剂止血。术后抗感染。

3. 完全流产　超声检查宫腔内无残留物，且无感染征象，不需特殊处理。

4. 稽留流产　刮宫术前须进行凝血功能试验。若有异常，做适当处理后再行刮宫术。术前术中做好输液输血准备，并及时给予宫缩剂。

5. 流产感染　必须先给抗生素数日，适时清理宫腔，以防炎症扩散。

6. 习惯性流产　力求查明原因，对因治疗。孕前男女双方应做全面查体，可行染色体、ABO 系和 Rh 系血型、免疫及微量元素等方面的检查。

（三）中医治疗

1. 先兆流产

（1）肾虚证　寿胎丸加减。补肾益气，固冲安胎。

（2）气血虚弱证　胎元饮加减。益气养血，固肾安胎。

（3）血热证　保阴煎加减。清热凉血，固冲安胎。

（4）跌仆外伤　圣愈汤加减。益气养血，固肾安胎。

2. 难免流产、不全流产、稽留流产

（1）胎殒瘀阻　生化汤加味。去胎逐瘀，养血止血。

（2）胎堕不全　脱花煎加味。益气祛瘀。

（3）血虚气脱证　人参黄芪汤。益气固脱。

3. 习惯性流产

（1）肾气亏损证　补肾固冲丸。补肾健脾，益精固冲。

（2）气血虚弱证　泰山磐石散加减。益气养血，固冲安胎。

（3）阴虚血热　两地汤加减。养阴清热，凉血固冲。

4. 流产感染　五味消毒饮合大黄牡丹皮汤加减。清热解毒，活血化瘀。

5. 稽留流产　脱花煎加减。活血行滞，祛瘀下胎。

【预防保健】

为预防和避免流产，应注意以下几点：

1. 急性传染病须痊愈后一段时间方可怀孕。慢性病患者则应治疗到病情稳定并经专科医生认可后才能怀孕。

2. 有过流产史的夫妇，应查清引起流产的原因，及时治疗。

3. 孕妇要避免接触有害化学物质（如苯、汞）及放射线等。孕早期应少到公共场所去，避免病毒及细菌感染。在医生的指导下用药治疗。

4. 早孕期（孕12周内）除注意饮食卫生和避免过度劳累外，还要避免过分紧张，保持情绪稳定，以利安胎。妊娠的最初3个月禁止性生活。

第二节 异位妊娠

受精卵在子宫腔正常着床部位以外着床发育，称为"异位妊娠"，习称为"宫外孕"。根据受精卵异常着床部位，分为输卵管妊娠、卵巢妊娠、腹腔妊娠、宫颈妊娠及子宫残角妊娠等。异位妊娠中，以输卵管妊娠最多见，约占95%以上。输卵管妊娠的发病部位以壶腹部最多，占55%~60%；其次为峡部，占20%~25%；再次为伞端，占17%；间质部妊娠最少，仅占2%~4%（图9-1）。输卵管妊娠是妇产科常见急腹症之一，当输卵管妊娠发生流产或破裂时，可引起腹腔内严重出血。本节主要讨论输卵管妊娠。

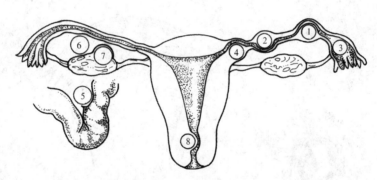

图9-1 异位妊娠的发生部位
①输卵管壶腹部妊娠；②输卵管峡部妊娠；③输卵管伞部妊娠；
④输卵管间质部妊娠；⑤腹腔妊娠；⑥阔韧带妊娠；⑦卵巢妊娠；⑧宫颈妊娠

【病因病理】

（一）病因

1. 慢性输卵管炎 慢性输卵管炎可使输卵管黏膜皱襞粘连，导致管腔狭窄，黏膜破坏，上皮纤毛缺失，输卵管周围粘连，管形扭曲，是造成输卵管妊娠的主要原因。

2. 输卵管发育或功能异常 如输卵管过长、肌层发育不良、黏膜纤毛缺如、双管输卵管、额外伞部等。输卵管壁的蠕动、纤毛活动及上皮细胞的分泌均受雌、孕激素的调节，如两种激素之间平衡失调，也会影响孕卵的运送而发生输卵管妊娠。

3. 输卵管手术后 输卵管绝育术后如形成输卵管瘘管或再通、输卵管绝育后复通术或输卵管成形术，可因瘢痕使管腔狭窄，通畅不良而致病。

4. 避孕失败 宫内节育器避孕失败，极易发生异位妊娠。

5. 其他 盆腔子宫内膜异位症、子宫肌瘤、卵巢肿瘤压迫、辅助生殖技术等。

（二）病理

1. 输卵管妊娠的特点及结局 输卵管管腔狭窄，管壁肌层纤薄，黏膜下组织缺乏，无法形成完好蜕膜，受精卵着床后不能正常生长发育，常发生以下结局：

（1）输卵管妊娠流产 多发生在输卵管壶腹部（图9-2），其生长发育多向管腔膨出，因包膜组织脆弱，常在妊娠6~12周破裂，出血使孕卵落入管腔，由于接近伞端易被挤入腹腔，如胚胎全部完整地剥离流入腹腔，流血量往往较少，形成输卵管完全流产。有时胚胎分离后仍滞留于输卵管内，血液充满管腔，形成输卵管血肿。胚胎死亡后，多数被吸收，但亦可形成输卵管血性胎块，如输卵管血肿机化，血红蛋白消退后，亦可形成肉样胎块。当壶腹部妊娠不全流产时，滋养叶细胞可在相当长的时间内仍存有活力，且能继续侵蚀输卵管组织引起出血，由于反复出血，血液凝聚于伞端及输卵管周围，形成输卵管周围血肿，最后由于出血较多，腹腔内血液多聚集在子宫直肠窝而形成子宫后血肿。

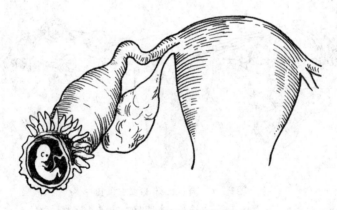

图9-2 输卵管妊娠流产

（2）输卵管妊娠破裂 多发生在输卵管峡部，由于管腔狭窄，孕卵绒毛向管壁侵蚀肌层及浆膜，最后穿透管壁，导致输卵管破裂。

输卵管妊娠流产，由于包膜内破裂，并无大血管损伤，仅仅从绒毛剥离处出血，故病程缓慢，可反复发作，但很少发生危及生命的大出血。但输卵管妊娠破裂，可引起输卵管壁内较大血管的裂伤，血液直接流入腹腔，出血常较严重，可危及生命。峡部破裂发生时间较早，在受孕第1周即可发生（孕卵在受精后3~6天即具有植入能力），故可无闭经史，而临床已出现异位妊娠症状，在间质部着床的胚胎，可发育到3~4个月才开始破裂，出血极为严重。

在迁延性病例中，常无法分清究竟是流产型还是破裂型，因两种类型常交错出现。在临床上常可遇到输卵管不全流产后，由于残留绒毛的继续生长发育而又发生输卵管破裂。

（3）继发性腹腔妊娠 输卵管妊娠破裂或流产时，胎儿已从穿孔处或伞端排出，而胎盘仍然附着于管壁或从破裂处向外生长，附着在子宫、输卵管、阔韧带、盆壁等处而形成继发性腹腔妊娠。

（4）晚期输卵管妊娠 个别输卵管妊娠也可生长到妊娠晚期。

（5）盆腔血肿及感染 积聚在子宫直肠窝的血肿可通过腹膜的结缔组织反应渐渐为一层结缔组织包绕并与周围邻近器官粘连。

2. 子宫内膜的变化 输卵管妊娠时，受内分泌的影响，子宫内膜呈蜕膜改变，蜕膜的存在是与孕卵的存亡相关联的。输卵管妊娠的胎儿常常仅生存一个较短的时期，胎儿死亡后，子宫蜕膜常完整（三角形）脱落，称为"宫蜕膜管型"，或呈细小的碎片脱落。

【诊断】

（一）病史特点

本病常有原发或继发性不孕史、人工流产史及输卵管炎、盆腔炎、子宫肌瘤等病史。

（二）临床表现

输卵管妊娠的临床表现与孕卵在输卵管的着床部位、有无流产或破裂、腹腔内血量多少及发病时间有关。输卵管妊娠流产或破裂前，症状和体征均不明显，除短期停经及妊娠表现外，有时出现一侧下腹胀痛，检查时输卵管正常或有肿大。

在输卵管妊娠流产或破裂后，临床表现典型而明显。

1. 症状

（1）停经 输卵管妊娠部位不同，停经时间不同。间质部妊娠停经时间较长，多达 6~8 周。20%~30% 的患者无停经史，在受孕的 1 周内即可出现输卵管妊娠破裂出血，而误认为月经延期。

（2）腹痛 患者多因突发性腹痛来就诊，其发生率在 90% 以上，开始常为患侧下腹剧烈疼痛，如撕裂感，随即可能波及全腹，疼痛的程度与性质和内出血的量及速度有关，血凝集于盆腔最低处（子宫直肠陷凹）而引起肛门处严重坠胀痛。

（3）阴道不规则流血 出血常呈不规则点滴状、深褐色，需在病灶除去（手术或药物）后，才能完全停止。有少数患者的阴道流血较多，流血除来源于子宫内膜剥脱外，有人认为亦来自输卵管。

（4）晕厥与休克 患者在腹痛的同时，常有头昏、眼花、出冷汗、心悸，甚至晕厥。晕厥和休克的程度与出血的速度及量有关。

2. 体征

（1）全身检查 体温一般正常，有内出血时血压下降，脉搏变快、变弱，面色苍白。

（2）腹部检查 腹部有压痛、明显反跳痛，以患病侧最为显著，内出血量多时可出现移动性浊音体征，出血缓慢者或就诊较晚者形成血肿，可在腹部摸到半实质感且有压痛的包块。

（3）妇科检查 阴道后穹隆常饱满，有触痛，子宫颈有明显的抬举痛。内出血多者，检查时常觉子宫有漂浮感，子宫正常大或稍大、稍软，子宫之一侧可触及胀大的输卵管。就诊时间较迟者，可在子宫直肠陷凹处触到半实质包块，因血肿机化而成，时间愈长则血块机化变硬越明显。

（三）辅助检查

1. 超声检查 阴道超声检查较腹部超声检查准确性高。声像特点为：宫腔内空虚，宫旁出现低回声区，见内流血信号，其内探及胚芽及原始心管搏动，可助于诊断。

2. 绒毛膜促性腺激素（HCG）测定 正常妊娠早期，每 $1.2 \sim 2.2$ 天 β – HCG 量增加 1 倍。而 86.6% 的异位妊娠，其倍增缓慢，且其 β – HCG 的绝对值亦低于正常妊娠。

3. 阴道后穹隆穿刺 为目前诊断异位妊娠应用比较广泛的方法，适用于有腹腔内出血的患者。若抽出暗红色不凝固血液，说明有血腹症存在。陈旧性宫外孕时，可抽出小血块或不凝固的陈旧血液。

4. 腹腔镜检查 对不典型的病历应用腹腔镜检查价值大，可详细观察宫外孕的部位和周围脏器的关系和粘连状态，在某些病历可同时手术。

5. 诊断性刮宫 将宫腔排出物或刮出物做病理检查，仅适用于阴道出血较多的患者，目的是排除宫内妊娠。如见到绒毛，可诊断为宫内妊娠；如仅见蜕膜而无绒毛，可考虑异位妊娠，但不能作为确诊依据。

【鉴别诊断】

异位妊娠应与流产、急性阑尾炎、急性盆腔炎、卵巢囊肿蒂扭转等疾病相鉴别（表9-2）。

表 9-2 异位妊娠的鉴别诊断

	输卵管妊娠	流产	急性盆腔炎	急性阑尾炎	卵巢囊肿蒂扭转
停经史	多有	有	无	无	无
腹痛	突发下腹一侧撕裂样剧痛并全腹扩散	下腹中央阵发性坠痛	下腹部持续性钝痛	转移性右下腹持续疼痛	突发性下腹一侧绞痛，伴恶心呕吐
阴道流血	不规则少量或点滴状，暗红色，可见蜕膜管型	量由少到多，血鲜红有块或绒毛	无	无	无

	输卵管妊娠	流产	急性盆腔炎	急性阑尾炎	卵巢囊肿蒂扭转
休克	程度与阴道流血量不呈正比	程度与阴道流血量呈正比	无	无	无
腹部检查	下腹有压痛、反跳痛及肌紧张，可有移动性浊音或包块	腹软，无压痛	下腹有压痛、反跳痛及肌紧张	麦氏点有压痛、反跳痛及肌紧张	下腹一侧压痛，可触及包块
妇科检查	子宫稍大略软，后穹隆饱满、触痛，宫颈举痛，宫旁触及压痛、包块	子宫增大压痛变软，宫旁无包块	子宫正常大小，双侧附件区增厚，压痛明显	子宫及附件正常，右下腹压痛部位较高	子宫正常大小，宫旁一侧触及包块，触痛明显
阴道后穹隆穿刺	抽出陈旧不凝固血液	无或脓液	抽出渗出液或脓液	无	无
末梢血象	红细胞和血红蛋白进行性减少，白细胞正常或稍多	正常	白细胞增多	白细胞增多	白细胞增多

【治疗】

（一）治疗原则

本病治疗应视病情而定，若能在早期尚未破裂时确诊，可采用中西医结合药物治疗。优点是免除了手术创伤，保留患侧输卵管并恢复其功能。若已发生流产或破裂，则以手术治疗为主，防止大出血。中医辨证本病属少腹血瘀的实证，治疗始终以活血化瘀为主，适用于早期轻症或陈旧性病例。

（二）具体治疗

1. 化学药物治疗 主要适用于早期异位妊娠，要求保存生育能力的年轻患者。

符合下列条件者，可进行药物治疗：①无破裂型输卵管部妊娠，孕囊直径小于5cm，腹腔内游离液少于100mL，β – HCG 小于 1000mIU/L。②无心、肝、肾及血液异常。③某些特殊情况，如宫角部妊娠、宫颈部妊娠。

下列情况禁止使用药物化学治疗：①明显内出血症状。②超声提示有胎心搏动。③β – HCG 大于 1000mIU/L。④严重肝肾损害及造血功能低下。

常用药物为氨甲蝶呤（MTX），静脉给药，也可腹腔镜于伞端给药、宫腔或盆腔注入药物。近年有学者利用抗早孕原理，应用米非司酮进行治疗。

2. 手术治疗 手术方式有两种：一是切除患侧输卵管，有绝育要求者可同时结扎。一是保留患侧输卵管手术，即保守性手术。保守性手术适用于有生育要求的年轻妇女，特别是对侧输卵管已切除或有明显病变者。手术若采用显微外科技术可提高以后的妊娠率。保守性手术除开腹进行外，近年也多应用腹腔镜进行手术。

另外，异位妊娠急性大出血时，在缺乏血源的情况下，可进行自体输血进行抢救。但注意回收腹腔内血液必须符合以下条件：妊娠<12周胎膜未破，出血时间<24小时，血液未受污染，镜下红细胞破裂率<30%。

（三）中医治疗

1. 未破损期 指输卵管妊娠尚未发生流产或破裂者。活血化瘀，消癥杀胚。药用赤芍、丹参、川楝子、桃仁、乌药、三棱、生牡蛎、牛膝、皂角。可酌加蜈蚣、全蝎、穿心莲、紫草等以增强活血化瘀消癥之效，也可同时用天花粉针剂肌内注射，每天1次，共2天，以提高杀胚效果。

2. 已破损期 指输卵管妊娠流产或破裂者尚未出现失血过多等危险，破损时间较长、腹腔内血液已形成血肿包块者，拟破瘀消癥，酌用上述药方。

【预防保健】

1. 做好避孕措施，减少人工流产，预防输卵管损伤及流产后感染。
2. 积极治疗输卵管炎、盆腔炎、盆腔肿瘤等疾病。
3. 保守治疗过程中要绝对卧床休息。
4. 已破损、血压平稳、包块已形成者，应鼓励患者适当活动，以减少粘连，尽量避免腹压，以防再度破裂。
5. 对已破裂或流产者，应尽量清除腹腔积血，以免形成粘连。

第三节　妊娠期高血压疾病

妊娠期高血压疾病是指发生于妊娠20周至产后24小时内的妊娠期特有疾病，多数患者出现一过性高血压、蛋白尿及水肿，严重时可出现抽搐、昏迷、心肾功能衰竭，甚至母婴死亡，分娩后逐渐缓解。本病以往称"妊娠高血压综合征"，是孕产妇死亡的第二大原因。我国发病率为9.4%～10.4%，国外为7%～12%。

【病因病理】

流行病学调查显示，以下高危因素可引起本病的发生：初产妇、孕妇年龄<18岁或>40岁、多胎妊娠、慢性肾炎、身材矮胖者，有慢性高血压、妊娠期高血压病史及家族史，营养不良，低社会经济状况等。

本病具体病因不明，可能涉及以下原因：

1. 滋养层细胞侵入异常 可能是先兆子痫发病的重要因素。滋养层细胞侵入子宫肌层螺旋小动脉，异常狭窄的螺旋动脉使得胎盘灌注减少和缺氧，最终导致先兆子痫的发生。

2. 免疫调节功能异常 胎盘和胎儿抗原的免疫耐受缺失或者失调。

3. 血管内皮损伤　氧化应激、抗血管生成和代谢性因素，以及其他炎症介质可导致血管内皮损伤。

4. 遗传因素　先兆子痫是一种多因素多基因疾病，有家族遗传倾向。

5. 营养因素　缺乏维生素 C 可增加先兆子痫、子痫发病的危险性。

本病基本病理变化是全身小动脉痉挛，内皮细胞功能障碍，全身各系统靶器官血流灌注减少而造成损害，出现不同的临床征象。严重时脑、心、肾、肝及胎盘等的病理组织学变化可导致抽搐、昏迷、脑水肿、脑出血、心肾功能衰竭，以及肺水肿，肝细胞坏死及被膜下出血，胎盘绒毛退行性变，子宫胎盘灌流减少、出血和梗死，胎盘早期剥离，凝血功能障碍而导致 DIC 等。

【诊断】

（一）病史特点

本病多为初产妇、低龄孕妇、高龄孕妇，有多胎妊娠、慢性肾炎、慢性高血压等病史、家族史等。

（二）分类及临床表现

目前国内外对于妊娠期高血压疾病的分类及诊断已有明确并被广泛接受的标准。按发病基础、脏器损害程度将妊娠期高血压疾病分为 5 类：

1. 妊娠期高血压　妊娠期首次出现高血压，收缩压≥140mmHg 和（或）舒张压≥90mmHg，于产后 12 周内恢复正常；尿蛋白阴性。产后方可确诊。少数患者可伴有上腹部不适或血小板减少。

2. 先兆子痫

（1）轻度　妊娠 20 周后出现收缩压≥140mmHg 和（或）舒张压≥90mmHg，伴蛋白尿≥0.3g/24h 或随机尿蛋白≥（＋）。

（2）重度　先兆子痫患者出现下述任一不良情况可诊断为重度先兆子痫：①血压持续升高：收缩压≥160mmHg 和（或）舒张压≥110mmHg。②蛋白尿≥2.0g/24h 或随机蛋白尿≥（＋＋）。③血清肌酐≥1.2mg/dL，除非已知妊娠之前就已升高。④血小板＜100000/mL（＜100×10^9/L）。⑤微血管病性溶血（LDH 升高）。⑥血清转氨酶水平升高。⑦持续头痛或其他大脑或视觉障碍。⑧持续上腹部不适。

3. 子痫　先兆子痫症状基础上发生不能用其他原因解释的抽搐。

4. 妊娠合并慢性高血压　妊娠前血压≥140/90mmHg 或妊娠 20 周之前不是因为妊娠期滋养细胞疾病而诊断为高血压，或高血压在妊娠 20 周之后诊断并一直持续到产后 12 周以后。

5. 慢性高血压并发先兆子痫　妊娠 20 周之前没有蛋白尿的高血压妇女新出现蛋白尿≥0.3g/24h，妊娠 20 周之前有高血压和蛋白尿的孕妇出现蛋白尿或血压突然升高，或血小板计数＜100000/mL（＜100×10^9/L）。

通常情况下,正常妊娠、贫血及蛋白血症均可发生水肿,妊娠期高血压疾病之水肿无特异性,因此不作为妊娠期高血压疾病的诊断标准及分类依据。

（三）辅助检查

1. 血液检查 全血细胞计数、血蛋白含量、血细胞比容、血黏度、凝血功能等。

2. 肝肾功能检查 肝功能、血尿素氮、肌酐及尿酸等测定。

3. 尿液检查 尿比重、尿常规等。

4. 眼底检查 视网膜小动脉可反映体内主要器官的小动脉情况。

5. 其他检查 如心电图、超声心动图、胎盘功能、脑血流图检查等。

【鉴别诊断】

1. 慢性肾炎合并妊娠 孕前常有肾炎病史,孕前或孕早期发病,主要表现为尿蛋白改变,持续大量尿蛋白、管型,低蛋白血症,明显浮肿,疾病早期血压不一定升高,晚期多有高血压、眼底动脉硬化。

2. 妊娠合并癫痫 妊娠前就有癫痫发作史,无高血压、蛋白尿及水肿,脑电图检查有特殊改变。

【并发症】

1. 对孕产妇的危害 重度先兆子痫可并发胎盘早剥、凝血功能障碍、HELLP 综合征（hemolysis,elevated liver enzymes and low platelets,即溶血、血小板减少、肝功能异常）、肝被膜破裂、脑血管病变、肺水肿、心肾功能衰竭、手术产及产后出血,均可增加孕产妇发病率及病死率。孕妇因抽搐可出现窒息、骨折、自伤。

2. 对胎儿的危害 重度先兆子痫,导致胎盘供血不足,致使胎儿窘迫、FGR（胎儿生长受限）、早产、低出生体重、死胎、新生儿死亡的发生率增加。

【治疗】

（一）治疗原则

休息、镇静、解痉,降压、利尿,密切监测母胎情况,适时终止妊娠。

1. 妊娠期高血压 休息、镇静、监测母胎情况,酌情降压治疗。

2. 先兆子痫 解痉、镇静,降压、利尿与扩容,密切监测母胎情况,适时终止妊娠。

3. 子痫 控制抽搐,病情稳定后终止妊娠。

4. 妊娠合并慢性高血压 以降压治疗为主,注意先兆子痫的发生。

5. 慢性高血压并发先兆子痫 同时兼顾慢性高血压和先兆子痫的治疗。

（二）具体治疗

1. 妊娠期高血压 可在家治疗。

（1）休息 保证充足睡眠，左侧卧位，休息不少于 10 小时。

（2）镇静 精神紧张、焦虑或睡眠欠佳者可给予镇静剂，如地西泮口服。

（3）密切监护母儿状态 每日测体重及血压，每两日复查尿常规，定期监测血液、胎儿发育情况和胎心。注意孕妇的自觉症状。

（4）饮食 高维生素、高蛋白饮食，补足铁剂、钙剂。不必严格限盐，全身浮肿者应适当限盐。

（5）间断吸氧 增加血氧含量。

2. 先兆子痫 应住院治疗，防止子痫及并发症发生。

（1）休息 同妊娠期高血压。

（2）解痉 解痉药物首选 25% 硫酸镁。①静脉给药：首次负荷剂量 25% 硫酸镁 20mL 加入 25% 葡萄糖液 20mL，缓慢静脉注入，5 ~ 10 分钟推完，继以 25% 硫酸镁 60mL 加入 10% 葡萄糖液 500mL 静脉滴注，滴速以每小时 1 ~ 2g 为宜。②肌内注射：25% 硫酸镁 20mL 加 2% 普鲁卡因 2mL，深部臀肌注射，每 6 小时 1 次。每日用量 25 ~ 30g。

注意事项（使用硫酸镁必备条件）：①膝腱反射存在。②呼吸 ≥16 次/分。③尿量 ≥25mL/h 或 ≥600mL/d。④备有 10% 葡萄糖酸钙。镁离子中毒时停用硫酸镁并静脉缓慢推注（5 ~ 10 分钟）10% 葡萄糖酸钙 10mL。如患者同时合并肾功能不全、心肌病、重症肌无力等，则硫酸镁应慎用或减量使用。

（3）降压 血压 ≥160/110mmHg，舒张压 ≥110mmHg 或平均动脉压 ≥140mmHg 者，可应用降压药物。选用的药物以不影响心搏出量、肾血流量及子宫胎盘灌注量为宜。如肼屈嗪、硝苯地平（心痛定）、甲基多巴、尼莫地平等。

（4）镇静 ①地西泮，有镇静、抗惊厥、催眠和肌松弛作用，对胎儿影响小。重症患者静脉注射。②冬眠药物，可广泛抑制神经系统，有助于解痉降压、控制子痫抽搐，但对肝有损害，对胎儿不利，现仅用于对硫酸镁有禁忌或疗效不明显者。常用冬眠Ⅰ号合剂（哌替啶 100mg、氯丙嗪 50mg、异丙嗪 50mg）。紧急情况下，可将 1/3 量溶于 25% 葡萄糖液 20mL 内缓慢静脉推注（不少于 5 分钟），余 2/3 量溶于 10% 葡萄糖液 250mL 内静脉滴注。③其他镇静药，如苯巴比妥、异戊巴比妥、吗啡等具有较好的抗惊厥、抗抽搐效果，但分娩 6 小时前应慎用。

（5）扩容 一般不主张应用扩容剂，严重低蛋白血症、贫血，可选用白蛋白、血浆、全血、右旋糖酐及平衡液等。

（6）利尿 仅用于全身性水肿、急性心力衰竭、肺水肿、血容量过多且伴有潜在性肺水肿者，常用呋塞米、甘露醇。

（7）适时终止妊娠 是治疗妊娠期高血压的有效措施。其指征为：①先兆子痫经积极治疗 24 ~ 48 小时无明显好转者。②先兆子痫胎龄已超过 34 周。③先兆子痫胎龄不足 34 周、胎盘功能减退、胎儿尚未成熟者，可用地塞米松促胎肺成熟后终止妊娠。④先兆子痫胎龄不足 34 周，胎盘功能减退，胎儿已成熟者。⑤子痫控制后 2 小时，应终止妊娠。

终止妊娠的方式：妊娠期高血压疾病患者，如无产科剖宫产指征，原则上考虑阴道试产。但如果不能短时间内阴道分娩，病情有可能加重，可考虑放宽剖宫产指征。

分娩期间注意事项：①应继续降压治疗并将血压控制在≤160/110 mmHg。②积极预防产后出血。③产时不可使用任何麦角新碱类缩宫药物。

3. 子痫的处理 紧急处理，控制抽搐，控制血压，预防子痫复发及适时终止妊娠等。同时，应监测心、肝、肾、中枢神经系统等重要脏器功能及凝血功能和水电解质酸碱平衡。

（1）一般急诊处理 子痫发作时需保持气道通畅，维持呼吸、循环功能稳定，密切观察生命体征、尿量（应留置导尿管监测）等。

（2）控制抽搐 硫酸镁用法及注意事项参见"使用硫酸镁必备条件"。当患者有硫酸镁应用禁忌或硫酸镁治疗无效时，可考虑应用地西泮、苯妥英钠或冬眠合剂控制抽搐。子痫患者产后需继续应用硫酸镁24~48小时，至少住院密切观察4天。

（3）控制血压 具体参见"降压治疗"。

（4）适时终止妊娠 ①引产：宫颈条件成熟者，行人工破膜后加用缩宫素静脉滴注引产。②剖宫产：宫颈条件不成熟，不能在短期经阴道分娩，有产科指征，引产失败，胎盘功能明显减退或已有胎儿窘迫征象者应剖宫产。

（5）注意子痫患者的护理 ①子痫患者应严密观察呼吸、脉搏、血压、宫缩及胎心情况。②避免声、光等外界刺激，保持环境安静。③子痫发作时，以压舌板缠纱布，插入臼齿间，以防咬伤唇舌；如有假牙应取出；保持呼吸道的通畅；放置床档，以防跌伤。④子痫患者，必要时间断吸氧，留置导尿管，记录出入量，并派专人护理。

4. 产后处理

（1）产褥期处理（产后6周内） 重度先兆子痫产后应继续使用硫酸镁24~48小时预防产后子痫。先兆子痫患者产后3~6天，症状仍可能反复出现甚至加重，如血压≥160/110mmHg应继续给予降压治疗。先兆子痫患者产前卧床时间超过4天或剖宫产术后24小时，可酌情使用阿司匹林、低分子肝素或者中草药如丹参等抗凝药物以预防血栓形成。

（2）远期随访（产后6周后） 患者产后6周血压仍未恢复正常，应于产后12周再次复查血压，以排除慢性高血压。

（三）中医治疗

1. 子肿

（1）脾虚湿盛证 全生白术散加减。健脾利水，益气安胎。

（2）肾虚水泛证 真武汤加减（方中附子为妊娠禁忌药，临证时可用肉桂）。补肾温阳，化气行水。

（3）气滞湿阻证 天仙藤散加减。理气行滞，化湿消肿。

2. 子晕

（1）阴虚肝旺证　二至丸加减。滋阴养血，平肝潜阳。

（2）脾虚肝旺证　全生白术散加减。健脾利湿，平肝潜阳。

3. 子痫

（1）肝风内动证　羚角钩藤汤加减。平肝息风止痉。

（2）痰火上扰证　牛黄清心丸加减。清热息风，豁痰开窍。

【预防保健】

1. 健康生活方式，减少压力；减轻并保持正常体重；多进食水果、蔬菜和低脂肪奶制品，以减少饱和脂肪酸和总脂肪摄入；饮食中钠的摄入每天不超过 6g；从事规律的有氧体力活动；控制酒精饮料，每天不超过 15mL 酒精。

2. 妊娠中期开展预测性诊断，阳性者密切随诊，及时处理。

预测妊娠高血压疾病方法较多，均在妊娠中期进行，常用以下几种方法：①平均动脉压（MAP）：计算公式为（收缩压 + 舒张压 ×2）/3。当 MAP >85mmHg 为预测的分界线。②翻身试验（ROT）：孕妇左侧卧位时测血压。待舒张压稳定后，翻身仰卧 5 分钟再测血压。若仰卧位舒张压较左侧卧位 >20mmHg 为阳性。③血流变化试验：低血容量（血细胞比容 >0.35）及血液黏度高（全血黏度比值 >3.6，血浆黏度比值 >1.6）者，提示孕妇有发生先兆子痫的倾向。对预测为阳性者应密切随防。

第四节　前置胎盘与胎盘早剥

一、前置胎盘

前置胎盘是指妊娠 28 周后，胎盘附着于子宫下段，胎盘下缘达到或覆盖宫颈内口，其位置低于胎先露部。前置胎盘是妊娠晚期出血的主要原因，国内报道发生率为 0.24% ~1.57%。

【病因病理】

前置胎盘的病因，目前尚不清楚。高龄产妇（>35 岁）、经产妇、多产妇及吸烟、吸毒妇女为高危人群。可能的病因有：①子宫内膜病变或损伤。②胎盘异常（副胎盘、膜状胎盘）。③胎盘面积过大。④受精卵滋养层发育迟缓。

妊娠晚期或临产后，子宫下段逐渐伸展，位于宫颈内口的胎盘不能相应伸展，导致前置部分的胎盘与附着面剥离，胎盘血窦破裂，引起出血。

根据胎盘边缘与宫颈内口的关系，前置胎盘可分为：①完全性前置胎盘：宫颈内口全部被胎盘所覆盖。②部分性前置胎盘：宫颈内口部分被胎盘所覆盖。③边缘性前置胎盘：胎盘边缘附着于子宫下段，但不超过宫颈内口（图 9-3）。

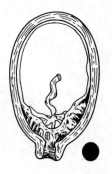 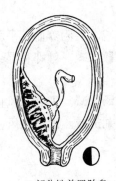 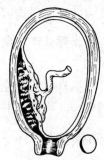

A.完全性前置胎盘　　　　B.部分性前置胎盘　　　　C.边缘性前置胎盘

图 9 – 3　前置胎盘类型

【诊断】

（一）病史特点

本病多发生于 35 岁以上高龄产妇、经产妇、多产妇及吸烟、吸毒妇女，有人工流产史、子宫内膜创伤史、胎盘异常史等。

（二）临床表现

1. 症状　典型症状为妊娠晚期或临产时发生无诱因、无痛性反复阴道流血。阴道流血的时间、血量的多少、反复流血的次数取决于前置胎盘的类型：①完全性前置胎盘，初次出血早，多在妊娠 28 周左右，反复出血。②边缘性前置胎盘，初次出血较晚，多在妊娠 37 ~ 40 周或临产后，量也较少。③部分性前置胎盘，初次出血时间和量介于上述两者之间。

2. 体征　患者一般情况与出血量有关，大量出血可见面色苍白、脉搏弱而快、血压下降，甚至出现休克。腹部检查：子宫软，大小与孕周一致，无压痛，先露部高浮，部分有胎位异常；有时可在耻骨联合上方听到胎盘杂音；临产时检查宫缩为阵发性。

（三）辅助检查

1. 超声检查　胎盘定位准确率高达 95% 以上，但需注意妊娠周数。妊娠中期若发现胎盘前置，不宜诊断为前置胎盘，而应称胎盘前置状态。

2. 产后检查胎盘及胎膜　前置部位的胎盘母面有黑紫色陈旧血块附着，或胎膜破口距胎盘边缘距离 <7cm 则为前置胎盘。

【鉴别诊断】

本病主要应与胎盘早剥、早产、胎盘边缘血窦破裂、帆状胎盘等疾病鉴别。

【治疗】

（一）治疗原则

抑制宫缩，止血，纠正贫血和预防感染，提高胎儿存活率。

（二）具体治疗

1. 期待疗法 目的是在保证孕妇安全的前提下尽可能延长孕龄，提高围生儿存活率。适用于妊娠<34周、胎儿体重<2000g、阴道流血不多、胎儿存活、一般情况良好的孕妇。需做到以下几点：①患者应绝对卧床休息，左侧卧位。②每天吸氧3次，每次1小时。③保持心态平静，可适当运用地西泮等镇静剂。④密切观察阴道流血量，禁做阴道检查及肛查，超声检查时操作应轻柔。⑤进行胎儿监护。⑥纠正孕妇贫血状态，可给予硫酸亚铁等补血，必要时输血。⑦使用宫缩抑制剂，如25%硫酸镁，也可用沙丁胺醇口服。⑧促使胎儿肺成熟。

2. 终止妊娠 孕妇反复多量出血致贫血甚至休克者，无论胎儿成熟与否，为了母亲安全应终止妊娠；胎龄达36周以上、胎儿成熟度检查提示胎儿肺成熟，以及胎龄未达36周出现胎儿窘迫征象或胎儿监护发现胎心异常者，均应终止妊娠。

（1）剖宫产 能迅速结束分娩，达到止血目的，使母儿相对安全，是目前处理前置胎盘的主要手段。剖宫产时，应随时做好输血输液、抢救母婴的准备。

（2）阴道分娩 利用胎先露部压迫胎盘达到止血目的，此法仅适用于边缘性前置胎盘、枕先露、流血不多及估计在短时间内能结束分娩者。人工破膜后，若胎先露部下降不理想，仍有出血，或分娩进展不顺利，应立即改行剖宫产术。

3. 紧急转送的处理 患者阴道大量流血而当地无条件处理，先输液输血，在消毒下进行无菌纱布阴道填塞、腹部加压包扎，以暂时止血，并迅速转送上级医院治疗。

（三）中医治疗

1. 肾气虚证 寿胎丸加减。益气固肾，止血安胎。
2. 气血虚弱证 安胎饮加减。补气养血，止血安胎。
3. 血热证 清热安胎饮加仙鹤草、地榆炭。清热凉血，固冲止血。

【预防保健】

1. 做好避孕措施，避免多次刮宫，防止多产，以免发生子宫内膜损伤或子宫内膜炎。

2. 加强产前检查及宣教，使妊娠期出血能及时就医，早期诊断，正确处理。

3. 期待治疗期间，应严密观察阴道流血、胎心、胎动，检查胎盘功能，做好终止妊娠前的准备。

二、胎盘早剥

胎盘早剥是指妊娠20周后或分娩期，正常位置的胎盘在胎儿娩出前，部分或全部从子宫壁剥离。本病具有起病急、进展快的特点，若处理不及时，可危及母儿生命。国内资料显示其发病率为0.46%～2.1%，围生儿死亡率为20%～35%。

【病因病理】

胎盘早剥确切的原因及发病机制尚不清楚，可能与下列因素有关。

1. 孕妇血管病变　孕妇患严重妊娠期高血压疾病、慢性高血压、慢性肾脏疾病或全身血管病变时，胎盘早剥的发生率升高。妊娠合并上述疾病时，底蜕膜螺旋小动脉痉挛或硬化，引起远端毛细血管变性坏死甚至破裂出血，血液流至底蜕膜层与胎盘之间形成胎盘后血肿，致使胎盘与子宫壁分离。

2. 机械性因素　外伤尤其是腹部直接受到撞击或挤压、脐带过短（＜30cm）或脐带因绕颈或绕体相对过短、分娩过程中胎儿下降牵拉脐带造成胎盘剥离、羊膜穿刺时刺破前壁胎盘附着处、血管破裂出血引起胎盘剥离。

3. 宫腔内压力骤减　双胎妊娠分娩时，第一胎娩出过速，或羊水过多时，人工破膜后羊水流出过快，均可使宫腔内压力骤减，子宫骤然收缩，胎盘与子宫壁发生错位剥离。

4. 子宫静脉压突然升高　妊娠晚期或临产后，孕妇长时间仰卧，巨大的妊娠子宫压迫下腔静脉，回心血量减少，血压下降，此时子宫静脉瘀血，静脉压升高，蜕膜静脉瘀血或破裂，形成胎盘后血肿，导致部分或全部胎盘剥离。

5. 其他　如高龄孕妇、吸烟、可卡因滥用、孕妇代谢异常、孕妇有血栓形成倾向、子宫肌瘤（尤其是胎盘附着部位肌瘤）等与胎盘早剥的发生也有关。

胎盘早期剥离的主要病理变化是底蜕膜出血，形成血肿，使胎盘自附着处剥离。若剥离面积小，出血停止后血液很快凝固，临床多无症状；若剥离面积大，继续出血形成胎盘后血肿，使胎盘剥离面不断扩大，此时因胎儿尚未娩出，子宫不能收缩，故不能起止血作用，出血不断增多，可冲破胎盘边缘，沿胎膜与子宫壁之间经宫颈管向外流出，即为显性剥离或外出血。若胎盘边缘仍附着于子宫壁上，或胎膜与子宫壁未分离，或胎头固定于骨盆入口，都能使胎盘后血液不能外流，形成胎盘后血肿，并逐渐增大，胎盘剥离面也随之扩大，宫底不断升高，即为隐性剥离或内出血。当隐性出血积聚过多时，血液仍可冲开胎盘边缘与胎膜而外流，形成混合型出血。有时出血可透过羊膜进入羊水中，形成血性羊水（图9-4）。

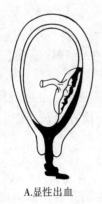 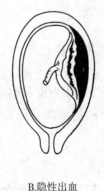 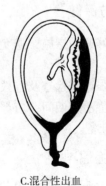

A.显性出血　　　　　　B.隐性出血　　　　　　C.混合性出血

图9-4　胎盘早剥类型

隐性胎盘早期剥离，血液不能外流，出血逐渐增多而形成胎盘后血肿，因之压力增加，使血液浸入子宫肌层，引起肌纤维分离、断裂、变性，血液浸入甚至可达浆膜层，子宫表面呈现紫色瘀斑，称"子宫胎盘卒中"。此时肌纤维受血液浸渍，收缩力减弱，有可能发生产后大出血。

严重的胎盘早期剥离，尤其胎死宫内病历可以发生凝血功能障碍，剥离处的坏死胎盘绒毛和蜕膜组织，释放大量组织凝血活酶进入母体循环，激活凝血系统导致 DIC。

【诊断】

（一）病史特点

本病多发于高龄孕妇、吸烟者、可卡因滥用者、孕妇代谢异常、子宫肌瘤（尤其是胎盘附着部位肌瘤）及有妊娠期高血压疾病、慢性高血压、慢性肾脏疾病或全身血管病等病史者，或机械性损伤、双胎妊娠者。

（二）分类及表现

国外多采用 Sher（1985 年）分类法，将胎盘早期剥离分为Ⅰ、Ⅱ、Ⅲ度。Ⅰ度：轻症，产后根据胎盘后血肿诊断。Ⅱ度：中间型，有胎心变化和临床症状。Ⅲ度：重症，胎儿死亡。Ⅲa，无凝血功能障碍；Ⅲb，有凝血功能障碍。

我国将其分成轻、重两型：轻型相当于 SherⅠ度，以外出血为主，胎盘剥离面通常不超过胎盘的1/3；重型包括 SherⅡ、Ⅲ度，以内出血为主，胎盘剥离面超过胎盘的1/3，同时有较大的胎盘后血肿。

胎盘早期剥离最常见的典型症状是伴有疼痛性的阴道出血，随病情进展，其症状和体征有所变化。

1. **轻型**　轻型的胎盘早期剥离多以阴道出血及轻度腹痛为主，胎盘剥离面通常不超过胎盘面积的1/3，在分娩期多见。主要症状为阴道出血、量较多、色暗红，可伴有轻度腹痛或腹痛不明显，贫血体征不显著。腹部检查：子宫软，宫缩有间歇，子宫大小与妊娠周数相符，胎位清楚，胎心率多正常，若出血量多胎心率可有改变。腹部压痛不明显或仅有局部轻压痛（胎盘剥离处）。

2. **重型**　以内出血和混合性出血为主，胎盘剥离面超过胎盘面积的1/3，同时有较大的胎盘后血肿，多见于重度妊娠期高血压疾病。主要症状是突然发生的持续性腹痛、腰酸、腰背痛，疼痛程度与胎盘后积血多少呈正相关，严重时可出现恶心、呕吐、面色苍白、出汗、脉弱、血压下降等休克征象。阴道不流血或少量流血，其贫血程度与外出血不相符。子宫触诊硬如板状，处于高紧张状态，子宫有压痛且超妊娠月份应有的大小，随病情发展宫底不断升高、胎位不清。若胎盘剥离面积超过1/2或以上，胎儿常因严重缺氧而死亡。

（三）辅助检查

1. **超声检查**　典型声像图显示胎盘与子宫壁之间出现边缘不清的液性低回声区。需要注意的是，超声检查阴性结果不能完全排除胎盘早剥。

2. **实验室检查**　包括全血细胞计数及凝血功能检查。Ⅱ度及Ⅲ度患者应检测肾功能及二氧化碳结合力，并做 DIC 筛选试验，包括血小板计数、凝血酶原时间、血纤维蛋白原测定。结果可疑者，进一步做纤溶确诊试验，包括凝血酶时间、优球蛋白溶解时间和血浆鱼精蛋白副凝试验。

【鉴别诊断】

1. 胎盘早剥与前置胎盘 Ⅰ度胎盘早剥可表现为无痛性阴道流血，体征不明显，须与前置胎盘区别，二者主要借助超声检查来鉴别。

2. 胎盘早剥与先兆子宫破裂 先兆子宫破裂多有头盆不称、分娩梗阻或剖宫产史，检查可发现子宫病理缩复环、导尿有肉眼血尿等。

【治疗】

（一）治疗原则

胎盘早剥危及母儿生命，一旦发生，须及时处理，积极抢救休克，及时终止妊娠，治疗并发症。常以西医处理为主。

（二）具体治疗

1. 纠正休克 对处于休克状态的危重患者，应立即予以面罩吸氧，积极开放静脉通路，快速补足血容量。

2. 及时终止妊娠 一旦确诊为重型胎盘早期剥离，必须及时终止妊娠。

（1）经阴道分娩 经产妇一般情况较好，病情较轻以显性出血为主、子宫颈口已开大、估计短时间内能迅速结束分娩者，可选择经阴道分娩。分娩过程中，密切观察患者的血压、脉搏、子宫底高度、宫缩与出血情况。用胎儿电子监护仪监测胎心变化，早期发现异常情况及时处理，必要时改行剖宫产术。若宫口开全，应酌情缩短第二产程。胎儿娩出后，立即人工剥离胎盘，及时应用缩宫素并按摩子宫，密切观察子宫缩复情况及阴道出血量。

（2）剖宫产 出现下列情况应立即行剖宫产术：①重型胎盘早期剥离，特别是初产妇，不能在短时间内结束分娩者。②轻型胎盘早期剥离，出现胎儿窘迫征象，须抢救胎儿者。③重型胎盘早期剥离，孕妇病情恶化，胎死宫内者。④破膜后产程无进展者。

3. 并发症处理

（1）产后出血 分娩后及时应用子宫收缩药，持续按摩子宫；若仍有不能控制的出血，应即时考虑行子宫切除术。若大量出血且无血凝块，应考虑凝血功能障碍立即行进必要的化验同时按凝血功能障碍处理。

（2）凝血功能障碍 在迅速终止妊娠、去除病因的基础上，阻断促凝物质继续进入母血循环，从而阻止 DIC 发展。

（3）急性肾功能衰竭 应根据中心静脉压的测定及时补充血容量，出现少尿（＜

17mL/h）或无尿，应给予20%甘露醇，快速静脉滴注。

（三）中医治疗

1. 阴虚肝旺证　两地汤。滋阴清热，止血安胎。

2. 瘀血阻滞证　生化汤加减。化瘀止痛，止血安胎。

【预防保健】

1. 加强产前检查，积极预防与治疗妊娠高血压性心脏病。对合并高血压病、慢性肾炎等高危妊娠者应加强管理。妊娠晚期避免腹部外伤。

2. 胎位异常行外倒转术纠正胎位时，操作必须轻柔。处理羊水过多或双胎分娩时，避免宫腔内压骤然降低。

第五节　羊水量异常

一、羊水过多

妊娠期间羊水量超过2000mL，称为"羊水过多"。其发生率为0.5%～1%。大多数患者的羊水量增加较缓慢，无明显的主诉，为慢性羊水过多；若羊水量在数天内迅速增加，出现严重腹胀、胸闷、气急、不能平卧等症状，为急性羊水过多。慢性羊水过多的发生率是急性羊水过多的3倍。

【病因病理】

凡是能导致羊水产生、代谢障碍的孕妇疾病及胎盘和胎儿的因素均可造成羊水过多。但是，仍有相当多患者的病因不明，称为"特发性羊水过多"。羊水过多的发病机制至今尚未完全清楚。

1. 胎儿畸形　是引起羊水过多的主要因素，特别是先天性神经系统畸形和消化道异常。18%～40%的羊水过多伴有胎儿畸形。

2. 多胎妊娠　双胎妊娠中有10%合并有羊水过多。

3. 孕妇疾病　妊娠合并糖尿病者羊水过多的发生率明显升高，占10%～25%。母儿血型不合者羊水过多的发病率也升高。

【诊断】

（一）临床表现

1. 急性羊水过多　多发生在妊娠20～28周，在数天内子宫体急剧增大，产生一系列压迫症状：腹部脏器被上推，横膈上升，呼吸运动受到限制；腹壁张力增加，因而感到胀痛；腹壁皮肤变薄，皮下静脉清晰可见。巨大的子宫向后压迫双侧输尿管，同时大量液体聚集于羊膜腔，孕妇出现少尿。子宫压迫下腔静脉，血液回流受阻，下腹部、外阴、下肢严重水肿。腹部检查发现子宫大小与孕周不符，子宫张力增加，四步触诊扪不到胎儿，听诊胎心遥远。部分孕妇不能平卧。

2. 慢性羊水过多　常发生在妊娠晚期，羊水增多速度缓慢，且羊水量为轻度或中度增多，孕妇能够耐受逐渐增大的子宫，压迫症状较轻，孕妇往往无感觉，或仅有轻微压迫症状，如胸闷、气急，但能耐受。检查仅表现为子宫大于孕周，皮肤发亮、绷紧，不易扪及胎儿，胎位不清，胎心遥远。

（二）辅助检查

1. 超声检查是诊断羊水过多的重要方法之一。最大羊水池的垂直深度（AFV）是超声评估羊水量最早的指标，＞7cm 为羊水过多。羊水指数（amniotic fluid index，AFI）是目前最常用的方法。以孕妇脐部为中心，将子宫分成 4 个象限，4 个象限的最大羊水暗区垂直深度之和为 AFI。若 AFI ＞18cm，诊断为羊水过多。超声检查的重要作用不仅可评估羊水量，而且可诊断大部分的胎儿畸形。

2. X 线检查：X 线对胎儿的损害，本法已很少应用。但为诊断先天性消化道畸形，仍采用羊膜腔造影技术腹部平片。

3. 甲胎蛋白（AFP）的检测：神经管缺损胎儿畸形易合并羊水过多，羊水 AFP 值超过同期正常妊娠平均值 3 个标准差以上，母血清 AFP 值超过 2 个标准差以上，有助于临床的诊断。

4. 当血型不合是羊水过多的病因时，需要检查夫妇的血型及抗体。

5. 当羊水过多是由糖尿病引起时，需要检测血糖、血酮、尿糖和尿酮等。

【并发症】

羊水过多的并发症主要为子宫张力增高引起的腹痛，或增大的子宫压迫引起呼吸困难、胎盘早剥、宫缩乏力、产后出血。

【鉴别诊断】

羊水过多应注意与多胎妊娠、巨大胎儿、葡萄胎等相鉴别，并除外胎儿畸形。一般借助超声等辅助检查可明确诊断。

【治疗】

（一）治疗原则

羊水过多的处理，主要应视胎儿是否畸形、孕周及羊水过多和孕妇病情的轻重程度而定。合并胎儿畸形者根据畸形的程度决定是否终止妊娠。若胎儿发育正常，轻、中度羊水过多无需处理，重度羊水过多可予以治疗。

（二）具体治疗

1. 羊水过多而胎儿正常，孕妇自觉症状严重而无法忍受时应当治疗，尽量延长至37 周。

（1）穿刺放羊水用于胎龄不足 37 周者，超声定位穿刺点，也可在超声监测下进行，其速度不宜过快，每小时 500mL，1 次不超过 1500mL，3 ~ 4 周后可重复 1 次。严格消毒防止感染，酌情使用镇静保胎药以防早产。

（2）前列腺素合成酶抑制剂的应用：吲哚镁锌，羊水再次增加可重复应用。用药期间，应每周做一次 B 型超声检查进行监测。吲哚镁锌通过抑制胎儿排尿使羊水减少，但该药可致动脉导管闭合，故不宜长期应用。

（3）病因治疗：积极治疗糖尿病等合并症。

（4）妊娠已足月，确定胎儿已成熟者，可行人工破膜，终止妊娠。分娩期警惕脐带脱垂和胎盘早剥。

2. 确诊合并胎儿畸形的处理原则为及时终止妊娠。

（三）中医治疗

1. 脾虚湿阻证　鲤鱼汤加减，以健脾渗湿、养血安胎。适用于胎儿无畸形者。

2. 中草药治疗

（1）参苓白术散（丸）　健脾益气，渗湿。

（2）五皮饮　行水消肿。

3. 饮食疗法　赤豆红茶饮（《经验方》）：将赤小豆 100g 加水煮沸，去渣取汁，浸泡红茶 10g，早晚各 1 次。健脾理气，消水。

【预防保健】

1. 注意休息，低盐饮食。

2. 可服利尿剂双氢克尿塞 25mg，每日口服 3 次；或服用健脾利水、温阳化气的中药。

二、羊水过少

妊娠晚期羊水量少于 300mL 者，称为"羊水过少"。妊娠早、中期的羊水过少，多以流产告终。目前羊水过少的检出率为 0.4% ~ 4%。羊水过少严重影响围生儿的预后，也可使剖宫产率增加，应当受到重视。

【病因病理】

羊水过少的原因尚不十分清楚，其发病多与下列因素有关：

1. 胎儿畸形　以泌尿道畸形为主，如胎儿先天性肾缺如、肾发育不全、输尿管或尿道狭窄时，因胎儿尿少或无尿而致羊水过少。

2. 胎盘功能异常 过期妊娠、胎儿生长受限、妊娠期高血压疾病等，均可导致胎盘功能异常。胎儿脱水、慢性缺氧引起胎儿血液循环侧重供应脑和心脏，而肾血流量下降，以及胎儿过度成熟，其肾小管对抗利尿激素的敏感性增高，尿量减少致羊水过少。

3. 羊膜病变 电镜下可见羊膜上皮层变薄，上皮细胞萎缩，微绒毛短而粗、数目少，有鳞状上皮化生现象。

4. 母体因素 孕妇脱水、服用利尿剂等。

【诊断】

（一）临床表现

凡过期妊娠、胎儿生长受限、妊娠期高血压疾病的孕妇，在正式临产前出现胎心变化，应考虑有羊水过少的可能。孕妇自觉胎动时腹痛，腹形小于正常同期孕月。临产后阵痛剧烈。检查发现腹围、宫高均较同期正常妊娠者小；子宫敏感性增高，轻微刺激即可引发宫缩。临产后宫缩多不协调，宫口扩张缓慢，产程延长。

（二）辅助检查

1. 超声检查 ①羊水指数法（AFI）：以 AFI≤8.0cm 作为诊断羊水过少的临界值，AFI≤5.0cm 为绝对值。②最大羊水池垂直深度测量法（AFV）：以 AFV≤2cm 为羊水过少，AFV≤1cm 为严重羊水过少。此外，超声还能发现胎儿畸形、羊水和胎儿交界面不清、胎盘胎儿面与胎体明显接触及胎儿肢体挤压卷曲等。

2. 羊水直接测量 破膜时羊水少于 300mL 即可诊断。直接测量法最大的缺点是不能早期诊断。

3. 胎心电子监护仪 子宫收缩时出现胎心晚期减速，可协助诊断。

【鉴别诊断】

羊水过少应与胎死腹中相鉴别，一般借助超声检查即可确诊。

【治疗】

（一）治疗原则

羊水过少是胎儿危险的重要信号，应及早治疗。根据孕龄大小及胎儿宫内情况等制定处理方案。

（二）具体治疗

1. 终止妊娠 适用于妊娠已足月者。若出现胎儿窘迫，估计短时间内不能结束分娩，在排除胎儿畸形后，可采用剖宫产。一经确诊胎儿畸形者，尽早终止妊娠。

2. 保守期待 适用于妊娠未足月、无胎儿畸形者，可采用羊膜腔灌注增加羊水量。

（三）中医治疗

1. 麦冬沙参饮（《民间验方》）　麦冬 30g，沙参 15g，红糖 10g，加水共煎，去渣取汁，每日 1 剂，分 3 次服，以滋阴养液。

2. 玉竹生地饮（《经验方》）　玉竹 50g，生地黄 30g，红糖 10g，加水共煎，去渣取汁，代茶饮，宜常服，以滋阴养液。

【预防保健】

1. 孕期加强营养，注意饮食结构。
2. 适时分娩，一般不超过预产期。
3. 积极防治妊娠合并症及并发症。
4. 受孕前宜行遗传学检查，以排除遗传性疾病。

第六节　胎儿窘迫与胎膜早破

一、胎儿窘迫

胎儿在宫内因急慢性缺氧危及其健康和生命的征象，称为"胎儿窘迫"，也称"胎儿宫内窘迫"。胎儿宫内窘迫是胎儿围产期死亡及新生儿神经系统后遗症的常见原因，占围产儿死亡原因的首位，长时间窘迫会导致大脑缺血缺氧综合征。发病率为 2.7% ~ 38.5%。

【病因病理】

由于母体血液含氧量不足、母胎间血氧运输及交换障碍、胎儿自身因素及异常产程等，导致宫内急、慢性缺氧。一般情况下，胎儿对宫内缺氧有一定代偿能力。慢性轻度缺氧时，血压上升、胎心率加快；但重度或急性缺氧则可致酸中毒、羊水吸入、脑病等，危及生命。

1. 母体因素　孕妇自身的疾病引起胎儿窘迫。如严重的心、肺疾病及贫血、感染性疾病等引起孕妇全身血氧含量降低。妊娠期高血压疾病等可引起子宫胎盘局部的血氧含量降低，致使宫内窘迫。

2. 胎盘脐带因素　前置胎盘、帆状胎盘等胎盘异常。脐带是联系胎儿与胎盘的纽带，脐带的发育异常或病变影响血液在脐血管内流动，含氧量下降导致胎儿窘迫。

3. 胎儿因素　胎儿先天性疾病如胎儿心血管系统、血液系统先天性疾病及胎儿染色体异常等，导致胎儿运输及利用氧的能力下降，致使宫内窘迫。

4. 产程异常　产程过长、宫缩过强、分娩过程受阻、胎头受压等可导致胎儿窘迫。

【诊断】

（一）慢性胎儿窘迫

1. 病史特点 多因妊娠期高血压疾病、慢性肾炎、糖尿病等引起，主要发生在妊娠末期，延续至临产并加重。

2. 临床表现

（1）胎动计数异常 胎动计数可以初步判断胎儿在宫内的安危，反映胎儿在子宫中的状态。胎动减少或胎动过繁均预示宫内乏氧。胎动计数计算方法：对孕妇早、中、晚记录胎动次数各 1 小时，3 小时胎动次数之和乘以 4，即得到 12 小时胎动计数。若 12 小时胎动计数≤10 次，为胎动减少，是胎儿缺氧的重要表现。

（2）胎心率电子监测异常 连续描述孕妇胎心率 20 ~ 40 分钟，正常胎心率基线为 120 ~ 160 次/分。若胎动时胎心率加速不明显，基线变异率 <3 次/分，提示胎儿窘迫。

（3）胎盘功能减退 测定 24 小时尿雌三醇值并动态连续观察。

（4）羊水胎粪污染 羊膜镜检查见羊水浑浊，绿色、黄绿色或棕黄色至深褐色，有助于胎儿窘迫诊断。胎儿缺氧时，引起迷走神经兴奋，肠蠕动亢进，肛门括约肌松弛，使胎粪排入羊水中，羊水呈绿色、黄绿色，进而呈浑浊的棕黄色至深褐色，即羊水 Ⅰ度、Ⅱ度、Ⅲ度污染。Ⅰ度提示慢性缺氧，Ⅱ度提示急性缺氧，Ⅲ度提示重度缺氧。

（二）急性胎儿窘迫

1. 病史特点 多因脐带异常、胎盘异常、产程异常、宫缩过强等引起，主要发生在分娩期。

2. 临床表现

（1）胎心率异常 胎心率是了解胎儿是否正常的一个重要标志：①胎心率 >160 次/分，尤其是 >180 次/分，为胎儿缺氧的初期表现（孕妇心率不快的情况下）。②胎心率 <120 次/分，尤其 <100 次/分时为胎儿危险征象。③出现胎心晚期减速，变异减速和（或）基线缺乏变异，均表示胎儿窘迫。胎心率异常时需详细检查原因，胎心改变不能只凭 1 次听诊而确定，应多次检查并改变体位为侧卧位后再持续检查数分钟。

（2）羊水胎粪污染 破膜后羊水流出，可直接观察羊水的性状，若未破膜可经羊膜镜窥视，透过胎膜以了解羊水的性状。急性胎儿窘迫羊水呈黄绿色及浑浊稠厚的棕黄色或深褐色。

（3）胎动异常 急性胎儿窘迫初期，先表现为胎动过频，继而转弱及次数减少，进而消失。

（4）酸中毒 破膜后，检查胎儿头皮血进行血气分析。诊断胎儿窘迫的指标：血 pH <7.20，PO_2 <1.3kPa（10mmHg），PCO_2 >8.0kPa（60mmHg）。

【治疗】

（一）治疗原则

及早发现胎儿窘迫，果断采取措施改善胎儿缺氧状态。

（二）具体治疗

1. 急性胎儿窘迫

（1）一般性治疗 应立即给孕妇进行面罩吸氧，主张间断给氧，给氧30分钟，停用10分钟，反复进行。第二产程给氧可持续进行。纠正酸中毒。

（2）病因性治疗 调节宫缩强度，对强直性宫缩可应用宫缩抑制剂如硫酸镁，必要时可用麻醉剂；若为脐带受压，则以改变体位等方法解除受压。

（3）必要时应终止妊娠 经以上处理效果不佳者应终止妊娠，根据宫口开大情况、宫口条件、胎儿大小、先露下降、羊水污染、胎心情况等综合估计短时间内是否可经阴道分娩，亦或手术助产，必要时施行剖宫产，以求胎儿出生后健康。

2. 慢性胎儿窘迫 应针对病因，视孕周、胎儿成熟度和窘迫的严重程度决定处理方式。

（1）一般性治疗：能定期做产前检查者，估计胎儿情况尚可，应多取左侧卧位休息，间断性吸氧，每天2~3次，每次30分钟。争取改善胎盘供血，延长孕周数。

（2）若情况较难改善，接近足月妊娠，估计在娩出后胎儿生存机会极大者，可考虑行剖宫产。

（3）孕周小，胎儿娩出后生存可能性小，则向家属说明，尽量保守治疗以期延长孕周数。实际胎儿胎盘功能不佳者，胎儿发育必然受到影响，预后较差。

【预防保健】

1. 应加强围产期保健工作，积极防治妊娠期并发症，特别对高危妊娠及高危新生儿必须加强监护，减少发生窒息的因素，临产时慎用麻醉药或催产素等。

2. 定期产检：可通过胎儿心电图检查、胎心率电子监护、超声生物物理评分、多普勒超声脐血流检查等，及时发现可能引起胎儿宫内缺氧的各种母源性因素。

二、胎膜早破

胎膜早破是指在临产前胎膜提早自然破裂。胎膜早破可导致早产率、围生儿病死率、宫内感染率及产褥感染率均升高。其发生率为分娩总数的2.7%~17%。

【病因病理】

下生殖道感染是胎膜早破的最重要原因。胎膜发育不良、子宫颈内口松弛、宫腔内压力异常（头盆不称和胎位异常致宫腔内压力不均；双胎妊娠、羊水过多、剧烈咳嗽和排便困难等致宫腔内压力过大)、创伤和机械性刺激等也可引起胎膜破裂。临产前胎膜提早破裂，可导致早产、脐带脱垂、宫腔炎症等病理变化。

【诊断】

(一) 病史特点

有生殖道感染、子宫颈内口松弛、头盆不称、胎位异常、双胎妊娠、羊水过多等病史，有剧烈咳嗽、排便困难或妊娠晚期性交史等。

(二) 临床表现

破膜后，孕妇突感阴道有液体流出，开始大量，继而间断少量排出。羊膜破口很小时，流出的羊水量少，腹压增加、负重时羊水流出增多。

(三) 辅助检查

1. 阴道分泌物 pH 值测定　可用试纸法测定，如 pH≥7，多已破膜，因阴道内环境 pH 值为 4.5~5.5，而羊水为 7~7.5。

2. 阴道液体涂片　见羊齿状结晶，用 0.5‰美兰染色见淡蓝色或不着色的胎儿上皮及毳毛，用 0.1~0.5% 硫酸尼罗兰染色见橘黄色胎儿上皮细胞，均可诊断胎膜早破。

3. 羊膜镜检查　可直视到胎先露，见不到羊膜囊。

【治疗】

(一) 治疗原则

应针对胎膜早破的常见并发症 (早产、感染及脐带脱垂) 采取防治措施。胎儿已经成熟可终止妊娠，胎儿未成熟应延长孕周。

(二) 具体治疗

1. 期待疗法　对于妊娠 28~35 周、胎膜早破不伴感染、羊水平段≥3cm 者，采取保守治疗。嘱孕妇绝对卧床，头低臀高，以防脐带脱垂，尤其是臀位和双胎产妇。密切关注产妇生命体征和血常规，必要时可催熟胎肺，有宫缩者抑制子宫收缩，保持外阴清洁，避免不必要的肛诊和阴道检查。胎膜早破超过 12 小时，应给予抗生素预防感染。

2. 终止妊娠　孕龄 >35 周、胎肺成熟、宫颈成熟、无禁忌者可引产；胎儿窘迫、胎位异常、宫颈不成熟等现象出现时，可选择剖宫产终止妊娠。

【预防保健】

1. 加强围生期保健，预防生殖道感染。
2. 孕中晚期不要进行剧烈活动，避免增加腹压，孕晚期禁止性生活。

3. 补充足量维生素、钙、锌、铜等营养素。

4. 宫颈内口松弛者，于妊娠 14 ~ 16 周行宫颈环扎术并卧床休息。

第七节 过期妊娠

过期妊娠是指平时月经周期规则，妊娠期已达到或超过 42 周（294 天）尚未分娩者。其发生率占妊娠总数的 3% ~ 15%，围生儿死亡率约为足月妊娠分娩的 3 倍，并随妊娠期延长而增加。

【病因病理】

过期妊娠的病因尚不明确，目前观察到可能引起过期妊娠的原因有：①雌激素水平低。②胎盘硫酸酯酶缺乏，属一种罕见的伴性隐性遗传病。③头盆不称是较多见的原因。过期妊娠中部分胎儿较大，胎头迟迟不能入盆，宫颈未受到应有的刺激，使产程开始推迟而导致过期妊娠。④有少数妇女的妊娠期较长，且常见于一个家族，这种倾向说明过期妊娠可能与遗传有关。

过期妊娠的胎盘、胎儿、羊水都有明显的病理改变。胎盘病理有两种类型：一是胎盘功能正常，外观和镜检均与足月妊娠胎盘无异，仅重量略有增加；二是胎盘功能减退，胎盘绒毛内血管床减少，间质纤维化增加，合体细胞小结增多，出现断裂、脱落，绒毛表面缺损，出现钙化灶，绒毛上皮和血管基底膜增厚。

过期妊娠胎儿的生长与胎盘有关，有以下三种生长模式：①正常生长及巨大儿。胎盘功能正常，胎儿正常生长、体重增加，约 25% 成为巨大胎儿，或因颅骨钙化不易变形，导致经阴道分娩困难，新生儿病死率亦相应增加。②成熟障碍：由于胎盘功能减退而缺血缺氧，胎儿停止生长。③胎儿生长受限可与过期妊娠并存，可增加胎儿的危险性。

正常妊娠 38 周以后羊水量逐渐减少，足月时为 800 ~ 1200mL。随着妊娠推延，羊水量越来越少。

【诊断】

核实孕周、预产期、确定胎盘功能是否异常是关键。

（一）核定推算孕周

了解末次月经时间、早孕反应开始出现的时间、胎动开始出现时间、记录妇科检查宫底高度等。

（二）核实预产期

妊娠已达或超过 42 周（294 天）而无产兆。子宫符合足月妊娠大小，胎儿大小已经足月，宫颈已成熟。约 1/4 过期妊娠之羊水有胎粪污染。

（三）判断胎盘功能

1. 胎动计数 孕妇自测胎动，12 小时胎动计数 >30 次为正常。若 12 小时胎动 <10 次，或逐日下降 >50% 而又不能恢复，均提示胎盘功能不良、胎儿有缺氧。

2. 孕妇尿雌三醇与肌酐（E/C）比值测定 E/C 比值 >15 为正常，E/C 比值 <10 提示胎盘功能减退。

3. 胎儿监护仪监测 无应激试验（NST）每周 2 次。NST 有反应者（阳性），提示胎儿无缺氧；NST 反无反应者（阴性）需做缩宫素激惹试验（OCT），OCT 多次反复出现胎心晚期减速者，提示胎儿有缺氧。

4. 超声仪监测 观察胎动、胎儿肌张力、胎儿呼吸运动及羊水量等。如羊水暗区直径 <3cm 提示胎盘功能不全，<2cm 提示胎儿危险。同时可判断胎儿大小（测量内容主要为头臀长、双顶径、股骨长等）。

5. 彩色超声多普勒 测定胎儿脐血流来判断胎盘功能与胎儿安危。

6. 其他方法 如放射免疫法测定孕妇血清游离雌三醇、胎盘生乳素、妊娠特异性 β_1 糖蛋白、耐热性碱性磷酸酶、催产素酶等，还可行羊膜镜检查或破膜后直接观察羊水颜色和性状等。

（四）并发症

1. 羊水过少 过熟儿容易发生羊水过少。妊娠 42 周后羊水减少迅速，约 30% 减至 300mL 以下。

2. 胎儿宫内窘迫 在过期妊娠中，部分患者的胎盘功能老化，胎儿呈慢性缺氧状态，一旦临产，因缺氧的失代偿可迅速发生。

3. 胎儿生长受限 由于部分过期妊娠的胎盘老化所致。

4. 巨大儿 在过期妊娠而胎盘功能未受限者，胎儿继续生长发育，其体重 ≥4000g 者约占 5.4%。

【治疗】

（一）治疗原则

宫颈的条件是决定终止妊娠时间的重要因素。如宫颈成熟，多赞成于妊娠 41 周时终止妊娠。如宫颈不成熟，则进行胎儿监测，按胎儿情况决定是否终止妊娠。

（二）具体治疗

1. 产前处理 妊娠足月后仍无产兆者应做好以下工作：

（1）复核预产期 重新认真复核其预产期。

（2）终止妊娠 凡确诊过期妊娠，如有下列情况之一应立即终止妊娠：①宫颈已成熟。②胎儿体重 ≥4000g 或胎儿生长受限。③12 小时胎动计数 <10 次或 NST（-），

OCT（＋）或可疑时。④持续低 E/C 比值。⑤羊水粪染或羊水过少。⑥凡有妊娠合并症及并发症者，应及时终止妊娠。

（3）终止妊娠方式　①宫颈已成熟者，可人工破膜，破膜时见羊水多而清者，可在严密监护下经阴道分娩。②宫颈未成熟者，可促宫颈成熟，用普拉睾酮，也可用催产素、前列腺素制剂引产。③不论宫颈成熟与否，凡出现胎盘功能不良或胎儿窘迫征象者，均应行剖宫产尽快结束分娩。

2. 产时处理

（1）剖宫产指征　①引产失败。②产程延长，胎儿先露部下降不满意。③产程中出现胎儿窘迫征象。④头盆不称。⑤巨大儿。⑥臀位伴骨盆轻度狭窄。⑦高龄初产妇。⑧破膜后羊水少、黏稠、粪染。

（2）产程中处理　①严密观察宫缩情况及产程进展，进行胎心监护。②产程中应充分给产妇吸氧，静脉滴注葡萄糖液。③胎头已娩出而胎肩尚未娩出前，即应用负压吸球或吸痰管吸净胎儿鼻咽部分泌物。④羊水Ⅲ度污染、分娩后胎粪超过声带者应用喉镜直视下吸出气管内容物。⑤产程阻滞时及时处理，如处理无效应随时改行剖宫术。⑥应做好抢救新生儿的一切准备，处理好新生儿窒息、脱水、低血容量及代谢性酸中毒等并发症。

【预防保健】

1. 孕妇定期产前检查，尤其 37 孕周以后每周宜做 1 次产前检查。

2. 如果预产期超过 1 周尚无分娩征兆，根据胎儿大小、羊水多少及测定胎盘功能、胎儿成熟度等来诊断妊娠是否过期。

3. 孕妇可以自测胎动，如果 12 小时内胎动数少于 20 次，说明胎儿异常；少于 10 次，说明胎儿已很危险，应立即求医。

附 1：妊娠剧吐

孕妇在早孕期间经常出现择食、食欲不振、轻度恶心呕吐、头晕、倦怠，称为"妊娠呕吐"，也称为"早孕反应"。少数孕妇反应严重，出现频繁呕吐，不能进食，导致体重下降，脱水，酸、碱平衡失调，以及水、电解质代谢紊乱，严重者危及生命，称为"妊娠剧吐"。

【病因】

本病病因尚未明确，可能与下列因素有关：

1. 内分泌因素　人绒毛膜促性腺激素（HCG）水平升高，甲状腺功能改变。

2. 精神及社会因素　恐惧妊娠、精神紧张、情绪不稳、依赖性较强，以及社会地位低下、经济条件差的孕妇易患妊娠剧吐。

3. 神经因素　一方面丘脑下部的各种自主神经功能紊乱，易引起妊娠剧吐；另一方面，妊娠后子宫内感受器受刺激，传导到大脑中枢而引起放射性反应。

4. 其他因素　维生素 B_6 缺乏、过敏反应、幽门螺杆菌增多。

【诊断】

（一）病史特点

本病多见于年轻初孕妇，停经40天左右出现早孕反应，继而出现严重呕吐。

（二）临床表现

1. 症状 恶心、呕吐。停经6周左右出现恶心、流涎和呕吐，并随妊娠逐渐加重，至停经8周左右发展为频繁呕吐，不能进食，呕吐物中有胆汁或咖啡样分泌物。

2. 体征

（1）水、电解质紊乱 严重呕吐和长期饥饿导致脱水、电解质紊乱，使氢、钠、钾离子大量丢失，出现低钾血症。患者消瘦明显，极度疲乏，口唇干裂，皮肤干燥，眼球凹陷，尿量减少，营养摄入不足使体重下降。

（2）酸、碱平衡失调 饥饿情况下机体动用脂肪组织供给能量，使脂肪代谢的中间产物酮体聚积，引起代谢性酸中毒者。

（三）辅助检查

1. 尿液检查 患者尿比重增加，尿酮体阳性，肾功能受损时尿中可出现蛋白和管型。

2. 血液检查 血液浓缩，红细胞增多，血细胞比容上升，血红蛋白升高；肝、肾功能受损时血胆红素、转氨酶、肌酐和尿素氮升高。

3. 其他辅助检查

（1）眼底检查 严重者出现视网膜出血。

（2）心电图检查 低钾血症可引起心律变化及心肌损害，表现为心电图异常。

【鉴别诊断】

本病需与葡萄胎及可能引起呕吐的疾病如妊娠合并病毒性肝炎、急性胃肠炎等相鉴别。葡萄胎通过超声检查可以诊断；妊娠合并病毒性肝炎常伴有黄疸及血清转氨酶异常；急性胃肠炎常伴有发热及吐泻。

【治疗】

（一）治疗原则

休息，适当禁食，记出入量，纠正脱水、酸中毒及电解质紊乱，补充营养，防治并发症。

（二）具体治疗

1. 一般治疗 对精神紧张或情志抑郁者，应给予精神安慰和支持；保证充分的休息和睡眠；饮食宜清淡易消化，少食多餐，忌食油炸、高脂肪和味道过浓的食物；呕吐严重者可禁食。

2. 补液治疗　每天应静脉滴注葡萄糖液、葡萄糖盐水、生理盐水、平衡液，加入维生素 B_6 100mg、维生素 C 2~3g，维持每天尿量 ≥1000mL 并给予维生素 B_1 肌内注射，可适当加用胰岛素。恶性呕吐者可给予胃肠外营养。失水纠正良好者，24 小时尿量不少于 600mL，尿比重不低于 1.018。

3. 止吐镇静治疗　呕吐重者可用氯丙嗪注射液，也可甲氧氯普胺等药物。

4. 其他　纠正电解质紊乱及酸中毒。

5. 终止妊娠指征　体温持续高于 38℃，卧床休息时心率 > 120 次/分，持续黄疸或蛋白尿，出现多发性神经炎及神经性体征，有颅内或眼底出血经治疗不好转，出现 Wernick's 脑病者。

（三）中医治疗

1. 辨证论治

（1）脾胃虚弱证　香砂六君子汤加减。健脾和胃，降逆止呕。

（2）肝胃不和证　苏叶黄连汤合橘皮竹茹汤。清肝和胃，降逆止呕。

2. 其他疗法

（1）针刺　取中脘穴，留针 30 分钟，中刺激。肝热加阳陵泉、太冲，胃虚加足三里，痰滞加肺俞、丰隆，均留针 10 分钟，轻刺激。每日 1 次，连续 5 天为 1 个疗程。

（2）灸法　先灸背俞穴，后灸中脘穴、膻中穴，共 15 分钟，每日 1 次，连续 5 天为 1 个疗程。

（3）穴位注射　取双侧内关穴或止呕穴，用维生素 B_1 100mg 穴位注射，每日 1 次，连续注射 2~3 次。

【预防保健】

1. 调情志：保持精神愉快，忌忧郁恼怒，克服恐惧心理，增强治愈信心。

2. 节饮食：宜清淡而富于营养，勿食生冷油腻、辛辣之品，宜少食多餐。

3. 起居有常，劳逸适度。呕吐频繁剧烈者，应静卧休息。

附2：妊娠常见合并症

在未孕之前或妊娠期间发生的非妊娠直接引起的疾病，统称为"妊娠合并症"。妊娠合并症可见于内科、外科及生殖道疾病，妊娠终止，疾病也不一定随之消失。常见影响较大的妊娠合并症有心脏病、贫血及急性阑尾炎等。

一、妊娠期合并心脏病

妊娠期合并心脏病可分为两大类：第一类为妊娠之前就存在的心脏病，以风湿性及先天性心脏病居多，高血压性心脏病、二尖瓣脱垂和肥厚型心脏病少见。第二类是妊娠诱发的心脏病,如妊娠期高血压疾病心脏病、围生期心脏病。妊娠及分娩会进一步增加心脏负担,引起心功能减退甚至孕产妇死亡。

1. 心功能改变 心脏病对妊娠、分娩及产褥期的心功能有不同的影响。

(1) 妊娠期 孕期总血容量增加,血流动力学改变,心排血量明显增加,心率加快,心脏负担增加,心脏做功的高峰期为 32～34 孕周。再者子宫增大,横膈上升,心脏及大血管移位,这些都机械地增加了心脏负担。

(2) 分娩期 第一产程时,子宫收缩使心排血量阵发性增加,平均动脉压升高10%,因此,左心室的负担更重。第二产程时,腹肌及骨骼肌都参与屏气,周围血管阻力加大,肺循环压力升高,腹压加大,使内脏血液涌向心脏,此时心脏负担最重。原来心功能不全的患者,此时容易发生心力衰竭。

(3) 产褥期 产后 24～48 小时内子宫逐渐缩小,大量血液进入体循环,且组织内的液体也开始回到血循环,又增加心脏的负担,此时极易发生心力衰竭。

2. 感染性心内膜炎 无论风心病或先心病,均可因菌血症而并发感染性心内膜炎。如不及时控制,可促发心力衰竭而致死。

3. 缺氧及发绀 发绀型先心病患者,平时就有缺氧及发绀,妊娠期外周阻力低,发绀加重。非发绀型、左至右分流的先心病孕妇,若因失血等原因而血压下降,可致暂时性逆向分流,即右至左分流,从而引起发绀及缺氧。

【诊断】

妊娠期若发现下列异常,应考虑存在合并心脏病。

1. Ⅲ级以上、粗糙的收缩期杂音。

2. 舒张期杂音。

3. 严重的心律失常,如心房颤动或扑动、房室传导阻滞等。

4. X 线摄片示心影明显扩大,尤其个别心房或心室明显扩大。

5. 超声心动图显示心瓣膜、心房和心室病变。

【治疗】

(一) 治疗原则

1. 正确估计孕妇能否继续妊娠。心功能Ⅲ～Ⅳ级,有过心衰、活动风湿、肺动脉高压等均不宜妊娠,应在妊娠 12 周内行人工流产。

2. 可以妊娠者应从妊娠早期开始产前保健检查,除查产科情况如胎位、胎心外,根据心脏情况,安排孕妇的工作与生活,避免感冒,纠正贫血,预防和治疗早期心力衰竭,并提前入院待产。

3. 分娩期,心功能Ⅰ～Ⅱ级可选择阴道分娩,心功能Ⅲ～Ⅳ级以择期剖宫产为宜。临产后保证供氧,安静,减少屏气,必要时阴道手术助产,产后抗生素预防感染。心功能Ⅱ级以上不宜哺育婴儿。凡属不宜妊娠者,产后严格避孕或行绝育术。

（二）终止妊娠的指征

原有心脏病的妇女能否耐受妊娠，取决于多方面的因素，如心脏病的种类及病变程度、心功能状况、有无并发症等。凡有下列情况者，一般不适宜妊娠，应及早终止。

1. 心脏病变较重，心功能Ⅲ级以上，或曾有心衰史。

2. 风心病伴有肺动脉高压、慢性心房颤动、高度房室传导阻滞，或近期并发细菌性心内膜炎。

3. 先心病有明显发绀或肺动脉高压。

4. 合并其他较严重的疾病，如肾炎、重度高血压、肺结核等。但如妊娠已超过3个月，一般不考虑终止妊娠，此时终止妊娠其危险性不亚于继续妊娠。但如已发生心力衰竭，则仍以适时终止妊娠为宜。

（三）继续妊娠的监护

心力衰竭是心脏病孕妇的致命伤。因此，加强孕期监护的目的在于预防心力衰竭，而具体措施可概括为减轻心脏负担与提高心脏代偿功能两项。

1. 妊娠期

（1）加强产前检查　严密观察心功能情况。

（2）预防心衰　保证睡眠10小时。限制活动量，限制食盐量，每天不超过4g。积极防治贫血，加强营养。整个妊娠期体重增加不宜超过11kg。

（3）早期发现心衰　当体力突然下降、阵咳、心率加快、肺底持续湿啰音，且咳嗽后不消失，水肿加重或体重增长过快时，均应提高警惕。

（4）及时治疗急性心衰　取半卧位，立即吸氧，给予镇静、利尿，静注强心药物西地兰或毒毛旋花子甙 K。症状改善后可酌情口服毛地黄制剂地高辛。

（5）适时入院　即使无症状，也应于预产期前2周入院。孕期心功能恶化为Ⅲ级或有感染者应及时住院治疗。

2. 分娩期　心脏病孕妇的分娩方式，主要取决于心功能状态及产科情况。①剖宫产可在较短时间内结束分娩，从而避免长时间子宫收缩引起的血流动力学变化，减轻疲劳和疼痛等引起的心脏负荷。②阴道分娩。心功能Ⅰ～Ⅱ级者，除非有产科并发症，原则上经阴道分娩，但应尽量缩短产程，可行会阴侧切术、产钳术等。严密观察心功能情况。因产程延长可加重心脏负担，故可适当放宽剖宫产指征。以硬膜外麻醉为宜。如发生心衰，须积极控制心衰后再行剖宫产术。胎儿娩出后腹部放置沙袋加压，防止腹压骤然降低发生心衰，并立即肌注吗啡或苯巴比妥钠。如产后出血超过300mL，肌注催产素。需输血输液时，应注意速度勿过快。

3. 产褥期　产妇充分休息，观察体温、脉搏、心率、血压及阴道出血情况，警惕心衰及感染，继续应用抗生素。心功能Ⅲ级以上的产妇，产后不授乳。产后至少住院观察2周，待心功能好转后方可出院。出院后仍需充分卧床休息，卧床期间应多活动下肢，以防血栓性静脉炎。严格避孕。

（四）心力衰竭的诊治

妊娠32～34周、分娩期及产褥期的最初3天是心脏病患者最危险的时期，极易发生心力衰竭。

（1）早期诊断 心力衰竭的早期症状：无其他原因可解释的倦怠，轻微活动后即感胸闷、气急，睡眠中气短、憋醒和（或）头部须垫高，肝区胀痛，下肢水肿。早期体征：休息时，心率 >120 次/分，呼吸 >24 次/分，颈静脉搏动增强，肺底湿啰音，交替脉，舒张期奔马律，尿量减少及体重增加。

（2）治疗原则 妊娠合并心力衰竭与非妊娠者心力衰竭的治疗原则类同。

【预防】

未孕时有器质性心脏病的育龄妇女，如有以下情况则不宜妊娠：

1. 心功能Ⅲ级或Ⅲ级以上，严重的二尖瓣狭窄伴有肺动脉高压，或有较明显发绀的先天性心脏病，应先行修复手术。如不愿手术或不能手术者不宜妊娠。

2. 风湿性心脏病伴有心房颤动者或心率快难以控制者。

3. 心脏明显扩大（提示有心肌损害或严重瓣膜病变）或曾有脑栓塞恢复不全者。

4. 曾有心力衰竭史或伴有严重的内科并发症，如慢性肾炎、肺结核患者。

上述患者应严格避孕。

二、妊娠合并贫血

妊娠期血容量增加，而其中血浆量的增加相对多于红细胞。因之血液被稀释，故孕妇贫血的诊断标准相对降低。当红细胞计数在 $3.5 \times 10^{12}/L$ 或血红蛋白在 100g/L 以下，或红细胞压积在 30% 以下时，才诊断为贫血。妊娠贫血多数为缺铁（77%）或缺乏叶酸，或二者同时缺乏所致。恶性贫血、溶血性贫血及再生障碍性贫血等少见。

1. 缺铁性贫血 胎儿所需的铁都是通过胎盘从母体摄取的，其运输是单向的，胎儿在竞争摄取孕妇血清铁的过程中占优势，缺铁程度不会太严重，只有在母体过度缺铁致重度贫血（红细胞计数 $<3.5 \times 10^{12}/L$，血红蛋白 $<59g/L$，红细胞压积 $<13\%$）时，方引起胎儿发育迟缓、早产或死胎。预防方法为在妊娠期每日口服硫酸亚铁0.3g。治疗仍以口服铁剂为主，必要时可肌内注射右旋糖酐铁。

2. 巨幼红细胞性贫血 由于妊娠反应，孕妇饮食减少，从食物中摄取的叶酸量减少，而胎盘却不断地从母体内吸取及转运叶酸给婴儿，结果可致巨幼红细胞性贫血。故妊娠期的食物应富含叶酸，并每日口服 300～500μg 叶酸，治疗方法为每日口服 5～10mg 叶酸，或肌注叶酸 10～30mg。网织红细胞在用药后4天即上升，1周达高峰。缺乏叶酸的孕妇中约有1/2同时缺铁，故需同时加用铁剂。合并维生素 B_{12} 缺乏时，可每日加用维生素 B_{12}100μg 肌注。

三、妊娠合并急性阑尾炎

急性阑尾炎是妊娠期较常见的外科并发症。孕期增大的子宫使阑尾逐渐向上向外移位，以致阑尾炎的临床表现不同于非孕期。孕期盆腔充血，阑尾亦充血，故炎症发展迅速，易发生坏死及穿孔。由于大网膜被增大的子宫推开，不易使炎症局限化，阑尾炎可发展为弥漫性腹膜炎。炎症波及子宫可刺激宫缩，引起流产及早产，细菌毒素可致胎儿死亡，因此，早期诊断、正确处理极为重要。

妊娠期阑尾移位，腹部疼痛及压痛部位也渐升高，且被增大子宫所遮盖，使炎症的临床特征不典型，故诊断较为困难。妊娠期阑尾炎常与右侧卵巢囊肿扭转、右肾结石、肾盂肾炎、急性胆囊炎等妊娠并发症相混淆。

本病一旦确诊即应手术切除阑尾。在妊娠已近足月阑尾被增大子宫所掩盖不能暴露时，可先行剖宫产术，然后再做阑尾切除术。术后使用大剂量广谱抗生素。

预后与阑尾炎发生在妊娠的早、中或是晚期及能否早期诊断有关。妊娠越晚，延误诊断的机会越大，且易延误治疗，从而导致化脓穿孔、弥漫性腹膜炎，增加孕产妇及胎儿的死亡率。

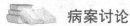 病案讨论

1. 35 岁初产妇，孕 36 周，妊娠前血压 120/75mmHg。因近一个月双下肢浮肿、头疼及视物模糊来诊，查血压 160/110mmHg，尿常规检查蛋白（＋＋＋），未见颗粒管型及红细胞。

（1）该患者的诊断是什么？诊断依据是什么？

（2）该患者治疗原则是什么？

（3）该患者首选治疗药物是什么？注意事项有哪些？

2. 女，32 岁，停经 56 天，3 天前开始有少量断续阴道出血，昨日开始右下腹轻痛，今晨加强，呕吐 2 次。妇查：子宫颈举痛（＋），子宫前倾前屈，较正常稍大、软，子宫右侧可触及拇指大小之块状物，尿 HCG（±），后穹隆穿刺抽出 10mL 不凝血。血象：白细胞计数 $10 \times 10^9/L$，中性粒细胞 0.8，血红蛋白 75g/L。体温 37.5℃，血压 75/45mmHg。

（1）该患者最可能的诊断是什么？

（2）该患者最合适的治疗原则是什么？

复习思考题

1. 流产的临床分类及其特征有哪些？

2. 妊娠期高血压疾病对母儿有哪些影响？

3. 阐述妊娠期高血压疾病的诊断要点、处理原则、注意事项。

4. 简述前置胎盘与胎盘早剥的鉴别诊断。

5. 急性胎儿窘迫的诊断及处理是什么？

第十章 异常分娩

异常分娩，又称"难产"，是指由于产力、产道、胎儿和精神心理等任何一个因素异常，造成分娩过程受阻，胎儿娩出困难。

顺产和难产在一定条件下可相互转化。如果分娩处理不当，顺产可变为难产；相反，有可能发生难产者，经正确处理，就可能使难产转化为顺产。

第一节 产力异常

产力异常就是指子宫收缩力异常。子宫收缩力异常临床上分为子宫收缩乏力和子宫收缩过强两类，每类又分为协调性子宫收缩和不协调性子宫收缩。

一、子宫收缩乏力

【病因】

本病多由几个因素综合引起，常见的原因有：

1. **头盆不称或胎位异常** 胎儿先露部下降受阻，不能紧贴子宫下段及宫颈，因而不能引起反射性子宫收缩，导致继发性子宫收缩乏力。

2. **子宫因素** 子宫发育不良、子宫畸形（如双角子宫等）、子宫壁过度膨胀（如双胎、巨大胎儿、羊水过多等）、经产妇子宫肌纤维变性或子宫肌瘤等，均能引起子宫收缩乏力。

3. **精神因素** 初产妇，尤其是35岁以上高龄初产妇，精神过度紧张使大脑皮层功能紊乱，以及睡眠少、临产后进食少、过多消耗体力，均可导致子宫收缩乏力。

4. **内分泌失调** 临产后，产妇体内雌激素、催产素、前列腺素、乙酰胆碱等分泌不足，孕激素下降缓慢，子宫对乙酰胆碱的敏感性降低，可影响子宫肌兴奋阈，致使子宫收缩乏力。

5. **药物影响** 临产后不适当地使用大剂量镇静剂与镇痛剂，如吗啡、氯丙嗪、盐酸哌替啶、巴比妥等，可以使子宫收缩受到抑制。

【诊断】

（一）病史特点

本病多发生于高龄产妇、精神极度紧张者，或有子宫发育不良、头盆不称、胎位异常、临产药物使用不当等病史。

（二）临床表现

本病分为协调性子宫收缩乏力和不协调性子宫收缩乏力。

1. 协调性子宫收缩乏力（低张性子宫收缩乏力） 临床表现为宫缩具有节律性、对称性和极性，但子宫收缩弱。阵缩不符合正常分娩中的宫缩，即随着产程进展而强度逐渐增大、间歇逐渐变短和维持时间逐渐增长的规律。表现为产程延长或停滞。

2. 不协调性子宫收缩乏力（高张性子宫收缩乏力） 其子宫收缩有以下特点：子宫收缩不协调，失去正常极性和对称性，宫缩的兴奋点可来自子宫的不止一处，节律亦不协调，以致子宫收缩时宫底收缩不强，中段或下段强多个兴奋点引起宫缩，造成宫缩过频，宫缩间歇期间子宫壁不能完全松弛，属无效宫缩。

3. 产程进展异常 有以下 7 种类型：

（1）潜伏期延长 从临产有规律的宫缩开始至宫口开张 3cm 称为"潜伏期"。初产妇潜伏期正常约需 8 小时，最大时限 16 小时，超过 16 小时者称"潜伏期延长"。

（2）活跃期延长 从宫口开张 3cm 开始至宫颈口开全称为"活跃期"。初产妇活跃期正常约需 4 小时，最大时限 8 小时，超过 8 小时者称"活跃期延长"。

（3）活跃期停滞 进入活跃期后，宫颈口不再扩张，达 2 小时以上，称"活跃期停滞"。

（4）第二产程延长 第二产程初产妇超过 2 小时，经产妇超过 1 小时尚未分娩，称为"第二产程延长"。

（5）第二产程停滞 第二产程达 1 小时，胎头下降无进展。

（6）胎头下降延缓 活跃晚期至宫口开全，胎头下降速度每小时小于 1cm。

（7）胎头下降停滞 活跃晚期胎头停留在原处不下降达 1 小时以上。

以上 7 种产程进展异常，可以单独存在也可合并存在。总产程超过 24 小时称为"滞产"，滞产是应当避免发生的。

（三）对母儿的影响

1. 由于产程延长，产妇疲劳，体力消耗大，进食往往减少，可出现疲乏无力、肠胀气、排尿困难甚至尿液潴留等，影响子宫收缩，产程进展更为缓慢。严重者脱水、酸中毒、低钾、产妇衰竭。

2. 由于宫缩乏力，第二产程延长，膀胱被压在胎头与耻骨联合之间时间过久，可致局部组织缺血、水肿、坏死，从而形成膀胱阴道瘘或尿道阴道瘘。

3. 第三产程宫缩乏力可影响胎盘剥离与娩出，影响血窦关闭和宫壁内肌纤维的压迫止血作用。

4. 产程延长可使产道感染机会增加（由于胎膜相对早破，肛查或阴道检查次数增加和手术产的机会增加等）。

5. 协调性子宫收缩乏力容易造成胎头内旋转异常（内转步骤不能完成）及胎儿先露下降迟缓，增加手术产机会，使围生儿发病率和死亡率增加。不协调性宫缩乏力使子宫壁不能完全放松，宫缩间歇期的子宫血流量和胎盘绒毛间隙血液的重新充盈都不充分，容易发生胎儿缺氧、窘迫、新生儿窒息，甚至死亡。

【治疗】

（一）协调性（低张性）子宫收缩乏力

1. 治疗原则　首先应寻找原因，有无头盆不称和胎位异常，了解宫口扩大和胎先露下降的情况。若发现头盆不称，估计不能经阴道分娩者，应及时行剖宫产术。若无头盆不称，估计可经阴道分娩，处理原则为加强宫缩。

2. 具体治疗

（1）第一产程

1）一般处理　消除紧张情绪，休息好（如导乐分娩、陪伴分娩等）并鼓励进食，通常要考虑给予静脉输液、支持疗法。

2）加强子宫收缩

①人工破膜　宫颈扩张3cm以上，无头盆不称者，可行人工破膜，以使胎头直接紧贴子宫下段和宫颈，引起子宫反射性宫缩加强。人工破膜时必须检查有无脐带先露，破膜应在宫缩间歇实施。一般认为，Bishop宫颈成熟度评分在5分及以上者，人工破膜成功率高（表10-1）。

表10-1　Bishop宫颈成熟度评分法

指　标	分　数			
	0	1	2	3
宫口开大（cm）	0	1~2	3~4	5~6
宫颈管消退（%）（未消退为2cm）	0~30	40~50	60~70	80~100
先露位置（坐骨棘水平=0）	-3	-2	-1~0	+1~+2
颈硬度	硬	中	软	
宫口位置	后	中	前	

②缩宫素静脉滴注　适用于协调性（低张性）子宫收缩乏力。使用前必须查明胎心好，胎位正常，无头盆不称。

缩宫素滴注过程中，需有专人观察记录宫缩、胎心、血压。若出现子宫刺激过度，或出现胎心率异常，应立即停止滴注。若发现血压升高则应减慢滴注速度。再者，由于缩宫素有抗利尿作用，增加肾脏对水的重吸收，故需警惕预防尿少、水中毒的发生。

③前列腺素的应用 地诺前列酮有促进子宫收缩作用。

（2）第二产程

1）若无头盆不称，有子宫收缩乏力，也应给予缩宫素静脉滴注加强宫缩，促使产程正常进展。

2）根据不同情况，采取会阴侧切、产钳术或胎头负压吸引术助产。

3）若胎头尚未衔接，则应以剖宫产结束分娩，不宜拖延。

4）第二产程中出现胎儿窘迫征象，胎头双顶径已过坐骨棘间径者应即以产钳术助产。

（3）第三产程 预防产后出血十分重要，包括使用缩宫素、前列腺素加强子宫缩复，必要时人工剥离胎盘术及双手压迫按摩子宫等。产程长、破膜时间长者，应给予抗生素预防感染。

（二）不协调性（高张性）子宫收缩乏力

1. 治疗原则 恢复子宫收缩极性，调节子宫收缩。

2. 具体治疗

（1）用哌替啶 100mg 肌注，或地西泮 10mg 肌注或静脉注射，来阻断不协调的、无效的子宫收缩，产妇能得到充分休息，多能恢复为协调性子宫收缩。

（2）若经上述处理，不协调性子宫收缩仍未得以纠正，或有胎儿窘迫征象，或有头盆不称者，都应行剖宫产术。

（3）若经处理不协调性子宫收缩已被控制，但子宫收缩仍弱时，则可采用协调性子宫收缩乏力时加强子宫收缩的方法。

二、子宫收缩过强

【诊断】

（一）病史特点

子宫收缩过强常因缩宫素使用不当引起。

（二）临床表现

1. 协调性子宫收缩过强 子宫收缩的节律性、对称性和极性都正常，仅子宫收缩力过强、过频，若产道无异常阻力（如梗阻等），分娩在短时间内结束。因宫缩过强、过频，产程过快，可对产妇、胎儿、新生儿有多种不利影响，易致各种并发症。如总产程不足 3 小时，称为"急产"，以经产妇多见。

2. 不协调性子宫收缩过强

（1）强直性子宫收缩（普遍性强直性子宫收缩） 子宫内口以上的肌层普遍处于强烈的痉挛性收缩状态，称为"强直性子宫收缩"。

临床上发生强直性子宫收缩时，宫缩间歇期短或无间歇，产妇烦躁不安，持续性腹痛、拒按，宫壁僵硬而胎位触不清，胎心听不清。有时子宫体部强烈收缩而下段被过度拉长而变薄，可出现病理性缩复环等先兆子宫破裂征象，进一步发展可发生子宫破裂。

（2）子宫痉挛性狭窄环　子宫壁某部肌肉呈痉挛性不协调性收缩形成环状狭窄，持续不放松，称为"子宫痉挛性狭窄环"。该环多在子宫上下段交界处，也可在胎体某一狭窄部的相应宫壁部位，以在胎颈、胎腰处部位宫壁形成狭窄环多见。其原因往往与产妇精神紧张、过度疲劳及不适当地运用宫缩剂或产科处理中动作粗暴（激惹子宫）有关。

本病临床表现为产妇持续性腹痛、烦躁不安。检查发现（或阴道检查时发觉，或腹部可见）子宫壁环形凹陷。这种痉挛性狭窄环不随宫缩逐渐上升是其与病理性缩复环的鉴别特征。

（三）对母儿的影响

1. 宫缩过强增加产妇阵痛程度和频率，可致初产妇宫颈、阴道及会阴撕裂。

2. 协调性宫缩过强、胎儿娩出过快时，由于胎头在产道内受到的压力解除过快，可致新生儿颅内出血；娩出过快还可能造成接生不及时的局面，引发新生儿感染，甚至新生儿坠地而致骨折、外伤等。子宫痉挛性狭窄环容易增加胎儿窘迫和新生儿窒息及剖宫产的机会。

3. 强直性（普遍性）宫缩过强，产道阻力较大，可引发子宫破裂。

【治疗】

（一）协调性子宫收缩过强

1. 有急产史的产妇，预产期前 1～2 周不宜远行，有条件者应提早住院待产。临产后不宜灌肠，提前做好接产和新生儿复苏的准备工作。

2. 胎儿娩出时勿使产妇向下屏气。新生儿坠地者，肌注维生素 K 预防颅内出血，并尽早肌注精制破伤风抗毒素 1500U。

3. 产后仔细检查软产道撕裂损伤情况并予缝合。

4. 若属未消毒接产，应给予抗生素预防感染。

（二）不协调性子宫收缩过强

1. 强直性子宫收缩

（1）给予宫缩抑制剂：25% 硫酸镁 20mL 加入补液缓慢推注或静脉滴注，或给予鼻吸氧化亚氮（笑气）抑制宫缩，减轻宫缩痛感。

（2）如梗阻原因所致，则应立即改为剖宫产。如经抑制宫缩处理，子宫强直性收缩不解除，或有胎儿窘迫，也应急诊剖宫产。

2. 子宫痉挛性狭窄环

（1）认真查找导致痉挛性狭窄环的原因，及时给予纠正。

（2）停止对子宫的一切刺激（如阴道内操作、应用缩宫素等）。

（3）镇静剂，如哌替啶 100mg 肌注，或地西泮 10mg 肌注或静脉注射，以期消除子宫痉挛性狭窄环。待宫缩恢复正常时，可予自然分娩或助产分娩。

（4）经上述处理而子宫痉挛性狭窄环不能消除，宫口未开全、胎儿先露部高，或伴有胎儿窘迫者，均应立即行剖宫产术。

（5）若胎死宫内，宫口开全，则可在乙醚麻醉下经阴道分娩。

【预防保健】

1. 应对孕妇进行产前教育，解除孕妇思想顾虑和消除恐惧心理，使孕妇了解妊娠和分娩是生理过程，预防神经紧张所致的宫缩乏力。

2. 分娩时鼓励多进食，必要时静脉补充营养。避免过多使用镇静药物。注意检查有无头盆不称等，注意及时排空直肠和膀胱，必要时可行温肥皂水灌肠及导尿。

3. 为了预防出现痉挛性狭窄环，应减少不必要的子宫刺激。

第二节 产道异常

产道异常可引起胎儿娩出受阻，直接引发异常分娩。产道异常包括骨产道异常和软产道异常，其中以骨产道异常多见。

一、骨产道异常

骨产道异常是因狭窄骨盆引起。骨盆径线过短或形态异常，致使骨盆腔小于胎先露部可通过的限度，阻碍胎先露部下降，影响产程顺利进展，称为"狭窄骨盆"。

【病因】

狭窄骨盆是骨产道异常的直接原因，分类如下。

1. 骨盆入口平面狭窄 我国妇女较常见。扁平骨盆最常见，以骨盆入口平面前后径狭窄为主。根据形态变异将扁平骨盆分为两种：

（1）单纯扁平骨盆 骨盆入口呈横扁圆形，骶岬向前下突出，使骨盆入口前后径缩短而横径正常（图 10-1）。

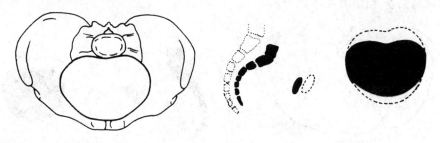

图 10-1 单纯扁平骨盆

（2）佝偻病性扁平骨盆　骨盆变形，骶岬被压向前，骨盆入口前后径明显缩短，失去骶骨的正常弯度，变直向后翘。尾骨呈钩状突向骨盆出口平面。髂骨外展，髂棘间径等于或大于髂嵴间径，耻骨弓角度增大，骨盆出口横径变宽。

2. 中骨盆平面狭窄　主要见于男型骨盆及类人猿型骨盆，以坐骨棘间径及中骨盆后矢状径狭窄为主。

类人猿型骨盆又称"横径狭小骨盆"，骨盆入口、中骨盆及骨盆出口的横径均缩短，前后径稍长，坐骨切迹宽。测量骶耻外径值正常，但髂棘间径及髂嵴间径均缩短（图10-2A）。

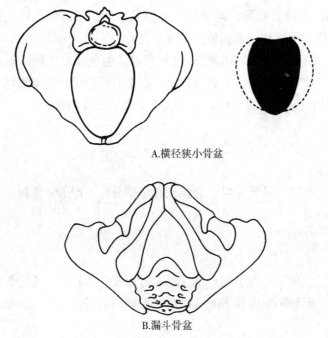

A.横径狭小骨盆

B.漏斗骨盆

图 10-2　横径狭小骨盆与漏斗骨盆

3. 骨盆出口平面狭窄　由于骨盆侧壁内收及骶骨平直使坐骨切迹<2横指，耻骨弓角度<90°，称漏斗骨盆（图10-2B）。

4. 骨盆三个平面狭窄　骨盆外形属女型骨盆，但骨盆入口、中骨盆及骨盆出口平面均狭窄，每个平面径线均小于正常值2cm或更多，称为均小骨盆，多见于身材矮小、体型匀称的妇女（图10-3）。

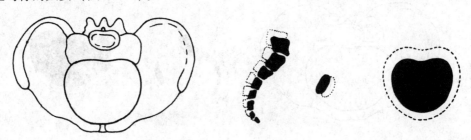

图 10-3　均小骨盆

5. 畸形骨盆 指骨盆丧失正常形态及对称性所致的狭窄，包括跛行及脊柱侧突所致的偏斜骨盆及骨盆骨折所致的畸形骨盆。

【诊断】

（一）病史特点

询问孕妇既往是否患佝偻病、骨结核、脊髓灰质炎及骨外伤等。经产妇更应详细询问既往分娩史，如有无难产及其原因等。

（二）临床表现

1. 骨盆入口平面狭窄

（1）胎先露及胎方位异常 初产妇多呈尖腹，经产妇呈悬垂腹。狭窄骨盆孕产妇臀先露、肩先露等异常胎位发生率明显高于正常骨盆者，约为后者的3倍以上。即使是头先露，常见初产妇已临产，胎头迟迟不入盆，检查胎头跨耻征阳性，产程早期胎头常呈不均倾位或仰伸位入盆。

（2）产程进展异常 因骨盆入口平面狭窄而致相对头盆不称时，常见潜伏期及活跃期早期产程延长。经充分试产，一旦胎头衔接则后期产程进展相对顺利。绝对性头盆不称时，常导致宫缩乏力及产程停滞。

（3）其他 胎膜早破及脐带脱垂等分娩期发病率增高。偶有狭窄骨盆伴宫缩过强者，出现病理性缩复环、肉眼血尿等先兆子宫破裂征象。若未及时处理则可发生子宫破裂。

2. 中骨盆平面狭窄

（1）胎方位异常 易枕后位衔接。

（2）产程进展异常 胎头多于宫口近开全时完成内旋转，因此持续性枕后（横）位导致第二产程延长及胎头下降延缓及停滞。

（3）其他 中骨盆狭窄易致继发性宫缩乏力，使胎头滞留产道过久，压迫尿道与直肠，易发生产时、产后排尿困难，严重者可致尿瘘或粪瘘。

3. 骨盆出口狭窄 常与中骨盆狭窄并存。若为单纯骨盆出口平面狭窄，第一产程进展顺利，而胎头达盆底后受阻，导致继发性宫缩乏力及第二产程停滞，胎头双顶径不能通过骨盆出口。

（三）全身检查

测量身高（<145cm多为均小骨盆）、脊柱及下肢残疾情况，以及米氏菱形窝是否对称、有无尖腹及悬垂腹等。

（四）腹部检查

1. 腹部形态 注意观察腹型，尺测耻上子宫长度及腹围，B型超声观察胎先露与骨盆的关系，还可测量胎头双顶径、胸径、腹径、股骨长度，预测胎儿体重，判断能否顺利通过骨产道。

2. 胎位异常　骨盆入口狭窄往往因头盆不称，胎头不易入盆导致胎位异常，如臀先露、肩先露。中骨盆狭窄影响已入盆的胎头内旋转，导致持续性枕横位、枕后位等。

3. 估计头盆关系　正常情况下，若已临产，胎头仍未入盆，则应充分估计头盆关系。检查头盆是否相称的具体方法：孕妇排空膀胱，仰卧，两腿伸直。检查者将手放在耻骨联合上方，将浮动的胎头向骨盆腔方向推压。若胎头低于耻骨联合平面，表示胎头可以入盆，头盆相称，称为"跨耻征阴性"；若胎头与耻骨联合在同一平面，表示可疑头盆不称，称为跨耻征可疑阳性；若胎头高于耻骨联合平面，表示头盆明显不称，称为跨耻征阳性。对出现跨耻征阳性的孕妇，应让其取两腿屈曲半卧位，再次检查胎头跨耻征，若转为阴性，提示为骨盆倾斜度异常，而不是头盆不称。

4. 骨盆测量　进行骨盆内、外测量，以便充分预测骨盆各平面的狭窄程度。骨盆外测量各径线小于正常值2cm或以上为均小骨盆。骶耻外径 <18cm 为扁平骨盆。坐骨结节间径 <8cm，耻骨弓角度 <90°，为漏斗骨盆。若坐骨棘间径 <10cm，坐骨切迹宽度 <2 横指，为中骨盆平面狭窄。若坐骨结节间径 <8cm，应测量出口后矢状径及检查骶尾关节活动度，估计骨盆出口平面的狭窄程度。若坐骨结节间径与出口后矢状径之和 <15cm，为骨盆出口平面狭窄。

（五）对母儿影响

1. 对产程的影响　狭窄骨盆可致产程延长及停滞。

2. 对母体的影响　若为骨盆入口平面狭窄，容易发生胎位异常，引起继发性子宫收缩乏力，导致产程延长或停滞。若中骨盆平面狭窄，容易发生持续性枕横位或枕后位。胎头长时间嵌顿于产道内，压迫软组织引起局部缺血、水肿、坏死、脱落，于产后形成生殖道瘘；胎膜早破及手术助产增加感染机会。

3. 对胎儿及新生儿的影响　头盆不相称容易发生胎膜早破、脐带脱垂，导致胎儿窘迫，甚至胎儿死亡；产程延长，胎头受压，缺血缺氧容易发生颅内出血；产道狭窄，手术助产机会增多，易发生新生儿产伤及感染。

【治疗】

（一）治疗原则

明确狭窄骨盆的类别和程度，了解胎位、胎儿大小、胎心、宫缩强弱、宫颈扩张程度、破膜与否，结合年龄、产次、既往分娩史综合判断，决定分娩方式。

（二）具体治疗

1. 骨盆入口平面狭窄的处理

（1）明显头盆不称（绝对性骨盆狭窄）　胎头跨耻征阳性者，足月活胎不能入盆，不能经阴道分娩。应在接近预产期或临产后行剖宫产术结束分娩。

（2）**轻度头盆不称（相对性骨盆狭窄）**　胎头跨耻征可疑阳性时，足月活胎体重<3000g，胎心率正常，应在严密监护下试产。如有异常，应及时行剖宫产术结束分娩。

2. 中骨盆平面狭窄的处理　在分娩过程中，若宫口开全，胎头双顶径达坐骨棘水平或更低，可经阴道助产。若宫口开全已1小时以上，产力良好而胎头双顶径仍未达坐骨棘水平，或出现胎儿窘迫征象，应行剖宫产术结束分娩。

3. 骨盆出口平面狭窄的处理　骨盆出口平面狭窄不应进行试产。临床上常用出口横径与出口后矢状径之和估计出口大小。若两者之和大于15cm时，多数可经阴道分娩，但需用胎头吸引术或产钳术助产；两者之和小于15cm，足月胎儿一般不能经阴道分娩，应行剖宫产术结束分娩。

4. 骨盆三个平面均狭窄的处理　主要是均小骨盆。若估计胎儿小、产力好、胎位及胎心正常，头盆相称，可以试产。若胎儿较大，有绝对性头盆不称及出现胎儿宫内窘迫征象时，应尽早行剖宫产术。

5. 畸形骨盆的处理　根据畸形骨盆的种类、狭窄程度、胎儿大小、产力等情况具体分析。若畸形严重、头盆不称明显者，应及时行剖宫产术。

二、软产道异常

软产道包括子宫下段、宫颈、阴道及外阴。软产道本身的病变可引起难产，生殖道其他部分及其周围病变也可影响软产道使分娩发生困难，但前者较常见。

【病因】

子宫颈部异常、生殖器官肿瘤、软产道畸形、会阴坚韧、外阴部水肿、静脉瘤等软产道异常情况可引起异常分娩。

【诊断】

以下各类型主要病因不同，其病史、表现及体征各有特点。

1. 子宫颈部异常

（1）高龄初产妇，颈管坚韧、弹性差，宫颈扩张缓慢，易水肿，致使产程延长。

（2）宫颈电熨、锥形切除术后，瘢痕形成。此类病史明确，产程若有停滞，行阴道检查可辨明原因。

2. 生殖器官肿瘤

（1）**子宫颈癌**　孕期多有白带增多和不规则流血。若孕期未发现，产程中可有出血或宫颈扩张缓慢等，用窥器检查不难辨识。

（2）**子宫肌瘤**　常随妊娠子宫增大而长大，检查可发现附在宫体上的瘤状包块。若瘤体位于子宫间质部，可致使宫腔变形，有的影响胎位，有的可致流产和早产。位于子宫下段或宫颈部的肌瘤可阻碍产道，影响胎先露入盆或下降。

（3）卵巢肿瘤　若占据小骨盆腔之一部分，可发生产道梗阻。若肿瘤在腹腔，可扪及宫体外包块，若无扭转等并发症多无感觉。但分娩中有诱发肿瘤破裂者，症状酷似子宫破裂。

（4）阴道壁囊肿或肿瘤　肛诊和阴道检查多能发现异常，明确诊断。

3. 软产道畸形

（1）阴道纵隔、横隔及双阴道、双子宫等，因灼伤、手术、炎症所致的阴道瘢痕性狭窄。

（2）残角子宫妊娠，多需辅助检查方可明确诊断，如超声检查或 X 线检查等。

（3）双角子宫经过 Strassmann 矫形手术后妊娠者。

4. 其他　会阴坚韧、外阴部水肿、静脉瘤等，在妊娠末期及分娩过程中即可查见。

【治疗】

（一）治疗原则

软产道异常轻，适合阴道分娩者，小心助产。已出现产程延长、难产征兆，行剖宫产术。对症治疗，控制出血、失血及并发症。

（二）具体治疗

1. 宫颈部异常

（1）宫颈水肿：若宫颈口近开全，水肿的范围不大，可在行阴道检查时上推胎头，解除胎头与耻骨之间的压迫，使其消退，有时可经阴道分娩。还可试行水肿部位注射阿托品 0.5m 或东莨菪碱 0.3mg，也可试用宫颈旁组织封闭，即以 0.25% 普鲁卡因注射，每侧 5mL，用药后观察 1～2 小时仍不见缓解，宫口不能继续扩张宜行剖宫产术。

（2）如系宫颈瘢痕妨碍宫口继续扩大，不宜久等，即行剖宫产术为宜，以防裂伤。宫颈坚韧者少见，多合并有其他并发症，也宜剖宫产结束分娩。

（3）子宫颈癌若在妊娠期发现，应剖宫取胎中止妊娠。若已近妊娠晚期或临产时更应剖宫产，后给予放射治疗。若病变范围许可也可行根治手术。

2. 生殖器官肿瘤

（1）子宫肌瘤　若在子宫下段且充塞部分盆腔者阻塞产道，须剖宫产。若不影响产道须预防产后出血。子宫肌瘤挖除术后妊娠足月者须严密观察，以防宫缩引起子宫瘢痕破裂。

（2）卵巢肿瘤　如在妊娠早期要严密观察，待妊娠 14～18 周时行手术切除。卵巢肿瘤若占据小骨盆腔之一部分者阻塞产道，可行剖宫产术，并手术切除肿瘤。在卵巢肿瘤切除时，均需做快速病理检查，以确定其性质，如恶性肿瘤根据病情进一步处理。

（3）单纯阴道侧壁囊肿　可行穿刺抽液，待分娩后做适当处理。阴道肿瘤少见，可根据具体部位、大小做适当处理，以不影响产道为原则，如阻塞产道，则应剖宫产。

3. 产道畸形　尽可能在孕期确诊，并估计对分娩影响的程度，临产时做相应的处理。若为残角子宫妊娠，应行剖宫产术，并切除其残角子宫。双角子宫经过 Strassmann 手术后妊娠者，分娩时应严密观察，预防瘢痕破裂，应放宽剖宫产指征。此类多有胎盘粘连，分娩后预防出血。

4. 会阴部水肿 严重者可在无菌条件下行多点穿刺放液，分娩后预防感染。阴部静脉瘤应预防破裂，一旦破裂，应压迫和缝扎止血，并在分娩后做适当处理。会阴坚韧者适时行会阴切开术，以减轻会阴裂伤。

第三节 胎位及胎儿异常

一、胎位异常

正常的胎位为枕前位，胎头在骨盆入口处，并俯屈，颏部贴近胸壁，脊柱略前弯，四肢屈曲交叉于胸腹前。除此之外，其余的胎位均为异常胎位。一般在妊娠后期，胎位基本固定，若仍为异常胎位，则为"胎位异常"，也叫"胎位不正"。最常见的异常胎位为臀位及枕后位，横位及颜面位较少见。

【病因】

1. 骨盆异常，胎头俯屈不良。
2. 头盆不称、下降及旋转受阻。
3. 腹部松弛、前置胎盘、膀胱充盈等。

【诊断】

妊娠 28 周后，经腹部触诊、阴道检查、超声检查可证实为异常胎位。

1. 臀位 在宫底可触及圆而硬的胎头，在耻骨联合上区则扪及较软而不规则的胎臀，胎心音平脐或在脐上方。肛门或阴道检查可触及软而不规则的胎臀，有时可触及下肢。用超声检查可明确诊断。

2. 枕后位 枕后位可在腹部前方摸及胎儿肢体，胎背在腹部一侧，位置较靠后，胎心音在腹部侧方略遥远。临床上，依靠腹部触诊常不易确诊，必要时可经阴道检查或超声检查确诊。阴道检查可发现胎头的矢状缝和母亲骨盆的斜径相一致，前囟在其前端、后囟在后；若矢状缝不易辨认，可依胎儿耳轮所指的方向来辨别。

3. 横位 子宫呈横椭圆形，胎头在母体腹部一侧触及，耻骨联合上方较空虚。胎心音在脐周两旁最清楚。超声检查胎头在母体腹部的一侧。

【治疗】

（一）妊娠期

1. 治疗原则 臀位及横位妊振 30 周后应纠正胎位，对难产的预防有着重要的意义。但部分学者不主张随意转胎，认为有导致脐带缠绕的风险。

2. 具体治疗

（1）胸膝卧位　即孕妇保持头低臀高姿势。做胸膝卧位前应解小便，松解裤带。

（2）外倒转术　用以上方法纠正胎位无效者，一般可在妊娠30周以后，到医院由医生通过手推等动做倒转胎儿。此法需要专业技术，孕妇不可在家自行做。

（3）其他　采用激光或艾灸"至阴"穴。

（二）分娩期

1. 治疗原则　做好产前检查，预先诊断出胎位不正，及时治疗。如未转为枕前位，则先做好分娩方式选择，提前住院待产，预防分娩时胎位不正及避免因胎位不正造成的严重后果。

2. 具体治疗

（1）持续性枕后位与枕横位在骨盆无异常、胎儿不大时可试产。试产过程中严密观察产程，注意胎头下降、宫口扩张、宫缩强度及胎心率。在第一产程，产妇宜取胎背对侧方向卧位。第二产程可徒手试转为枕前位或正枕后位。

（2）臀位有破水后脐带脱垂的可能，分娩过程中有后出头危险，会造成胎儿宫内窒息，甚至死亡。臀位分娩，初产妇多做剖宫产；经产妇，胎儿较小、骨盆够大者，可考虑经阴道分娩。

（3）横位如未及时处理，会导致脐带脱垂、胎死宫内，甚至有子宫破裂的危险。横位应做选择性剖宫产。

二、多胎妊娠

多胎妊娠系指一次妊娠宫腔内同时有两个或者两个以上的胎儿。多胎妊娠并发症与死亡率均高于单胎妊娠。自药物诱导排卵及试管内受精开展以来，多胎妊娠受到广泛关注。本节仅讨论双胎妊娠。

双胎的发生率国内报道约为16.1%。双胎分为两大类：①双卵双胎，即两个卵分别受精形成的双胎，一般是在同一个排卵期同时有两个或两个以上的卵子成熟排出，并有两个卵受精而成。②单卵双胎，即由一个受精卵分裂而生长成为两个胎儿。

【病因】

双胎妊娠的发生与种族、年龄、孕产次、遗传因素、营养、季节、妇女血清促性腺激素的水平有关。另外，促排卵药物及辅助生育技术的应用也提高了多胎妊娠的发生率。

【诊断】

（一）病史特点

有多胎妊娠家族史，孕前用过促排卵药及接受试管婴儿多胚胎植入治疗病史。

（二）临床表现

1. 症状　早孕反应重，子宫增大与妊娠月份不符，体重增加过多，胎动频繁。孕晚期由于子宫过度膨胀使腹部坠胀感增加，同时膈肌升高压迫心肺造成呼吸困难。

2. 体征　中期妊娠后，子宫增大超过相应妊娠月份，腹部可于多处触及小肢体或两个以上胎极。孕 3 个月后和孕 5 个月后分别用多普勒和胎心听诊器可听到两个胎心。由于静脉回流受阻，下肢及会阴可发生高度水肿，甚至伴静脉曲张。

（三）辅助检查

超声检查是目前确诊双胎妊娠的最主要方法。

【治疗】

（一）治疗原则

对双胎的治疗与处理应重视以下几个重要之处：①应尽早确诊双胎妊娠，了解是哪一种双胎，为之创造最好的宫内环境。②对母亲及胎儿做好监护工作，及时发现并治疗妊娠并发症。③重视胎儿生长发育情况。④尽量避免或推迟早产的发生。⑤根据孕妇的情况、胎儿的大小及胎位，选择最合适的分娩方式。⑥分阶段进行治疗与处理。

（二）具体治疗

1. 妊娠期

（1）加强营养以适应两个胎儿生长发育的需要。

（2）预防妊娠期高血压疾病的发生，已经发生的及时治疗。

（3）产前密切监视胎儿的生长发育情况及胎盘功能。

（4）预防早产（卧床休息、抑制宫缩、促进胎儿肺成熟、选择性施行子宫颈环扎术等）。

2. 分娩期

（1）分娩方式的选择　目前关于双胎的分娩方式，围绕分娩发动时的孕周及胎先露组合类型颇多争议。从孕龄角度言，目前认为 < 34 周的双胎妊娠以经阴道分娩为宜。从胎先露组合类型考虑，目前普遍赞同：①头 – 头位双胎，可经阴道分娩，两头碰撞阻碍分娩的可能性极小。若并发脐带脱垂、前置胎盘、先兆子痫，或胎膜早破继发子宫收缩乏力，经处理不见好转，可剖宫产。②第一胎儿横位为剖宫产指征。③第一胎儿臀位，在无法保证经阴道分娩安全时，亦以剖宫产为妥。

（2）阴道分娩三产程的处理　避免脐带受压，急行剖宫产。若宫缩乏力致产程延长，可使用常规剂量缩宫素静脉滴注加强宫缩。

三、巨大胎儿

巨大胎儿的定义国内外尚无统一的标准，1991 年美国妇产科协会提出新生儿出生体重达到或大于 4500g 者为巨大胎儿，我国以 ≥4000g 为巨大胎儿。

【病因】

巨大胎儿是多种因素综合作用的结果，很难用单一的因素解释。巨大胎儿常见的高危因素有糖尿病、父母肥胖、经产妇、过期妊娠、孕妇年龄，以及胎儿的性别、种族和环境等。

【诊断】

(一) 临床诊断指标

迄今为止，尚无在宫内准确估计胎儿体重的方法，大多数巨大儿在出生后诊断。常用的预测胎儿体重的方法为超声测量，主要指标有 BPD（双顶径）、HC（头围）、AC（腹围）、FL（股骨长）、FTH（胎儿腿部皮下脂肪厚度）。

(二) 辅助检查

1. 血糖、糖化血红蛋白增高，巨大胎儿多见于糖尿病患者。
2. 超声检查，测量 BPD、HC、AC、FL、FTH 等。

(三) 对母儿影响

由于胎儿体积的增大，胎头和胎肩是分娩困难的主要部位，难产率明显升高。

1. 头盆不称 由于巨大胎儿的胎头较大，造成孕妇的骨盆相对狭窄，头盆不称的发生率增加。

2. 肩难产 巨大胎儿经阴道分娩者，肩难产的发病率增加。

3. 新生儿疾病 妊娠期糖尿病或妊娠合并糖尿病孕妇的胎儿因长期处于高血糖环境，其胰腺的分泌功能亢进，分娩后若不及时补充能量，新生儿易发生低血糖，严重者危及新生儿的生命或造成不可逆的脑损伤。由于高浓度的胰岛素可降低 3 - 磷酸甘油和双氧丙酮的浓度，从而抑制磷脂的合成，易发生新生儿呼吸窘迫综合征。另外，低钙血症、高胆红素血症、红细胞增多症等发病率在巨大胎儿中也增加。

【鉴别诊断】

本病主要与过期妊娠、羊水过多相鉴别。鉴别要点：一是根据病史判断是否为过期妊娠；二是通过超声检查区别巨大胎儿及羊水过多。

【治疗】

(一) 孕期

巨大胎儿的妊娠期治疗原则是及时诊断，积极控制胎儿体重，预防巨大胎儿的发生。若估计胎儿偏大，有巨大胎儿的可能，或以往有巨大胎儿病史者，应于妊娠晚期排除妊娠期糖尿病。对于妊娠期糖尿病者要积极控制血糖，必要时予以胰岛素治疗，控制胎儿体重增长。有巨大胎儿的孕妇均要进行营养咨询，合理调节膳食结构，每天摄入的总能量以 8790 ~ 9210kJ（2100 ~ 2200kcal）为宜，适当降低脂肪的摄入量。同时适当运动。

（二）分娩期

1. 分娩方式的选择 多数学者认为在妊娠期糖尿病孕妇中，估计胎儿体重 >4000g 时，或非糖尿病胎儿的估计体重 >4500g 时，可考虑选择性剖宫产术。

2. 阴道分娩的处理 估计胎儿体重在 4500g 以上者，不主张经阴道分娩。胎儿体重在 4000 ~ 4500g，若产道条件较好，且孕妇有自产的意愿，可阴道试产。

（三）肩难产

胎儿在胎头娩出后，前肩被嵌顿在耻骨联合上方，用常规的助产方法不能娩出胎儿，称为肩难产，可考虑选择性剖宫产术。

（四）新生儿处理

对于妊娠期糖尿病或合并糖尿病患者，应预防新生儿呼吸窘迫综合征。必要时行羊膜腔穿刺，抽羊水行胎肺成熟度检查，同时羊膜腔内注射地塞米松。新生儿一旦出现呼吸窘迫综合征，及时应用肺表面活性物质治疗。

巨大胎儿出生后防止低血糖出现，要求早期喂奶，出生后 2 ~ 3 小时开始喂糖水，2 次后喂奶。出现低血糖症状时应及时输注葡萄糖，剂量不宜过大，应以 10% 的葡萄糖液缓注，每天总量 60 ~ 100mL/kg。对低血钙者可给予 10% 葡萄糖酸钙 1 ~ 2mL/kg，加等量的 25% 葡萄糖液，静脉滴注，以后钙口服。高胆红素血症者可用光疗。

【预防保健】

1. 糖尿病筛查 由于巨大儿与妊娠糖尿病有密切关系，有必要对孕妇在妊娠 24 ~ 28 周时进行糖尿病筛查。

2. 孕妇营养指导 通过对孕妇进行营养咨询和指导，开展孕期保健操和适当体力活动。

四、无脑儿

无脑儿是先天畸形胎儿中最常见的一种，属神经管畸形。女胎比男胎多 4 倍。我国每年出生的 2300 万新生儿中，有近 40 万患有各种先天性疾病，其中神经管畸形的发生率为 0.2% ~ 0.4%。中国是胎儿神经管畸形高发的国家。

【病因病理】

无脑儿的病理是胚胎神经管闭合不全，现已知下列因素可导致无脑儿。

1. 人绒毛膜促性腺激素不足。因女胎需要此激素比男胎多，故发生无脑儿女胎比男胎多。

2. 维生素 B_{12} 或叶酸缺乏可影响胚胎神经管闭合。

3. 妊娠剧吐或孕妇有糖尿病造成酮血症酸中毒时。

4. 孕妇高热 38.5℃ 以上，持续超过 1 周。

5. 用药不当，如孕早期服用雌激素类避孕药、抗肿瘤药（甲氨蝶呤、巯基嘌呤）、激素类药（如强的松）、抗惊厥药（苯妥英钠）。

6. 与遗传有关，生过一胎无脑儿，再次分娩无脑儿的几率为 5% ~ 10%。

7. 孕妇怀孕早期接触放射线或有害毒物。

【诊断】

（一）病史特点

询问孕早期有无与致畸因素相关的疾病及有无近亲婚姻史、家族遗传史等。

（二）临床表现

1. 孕期检查 无脑儿畸形常合并有羊水过多症，宫体腹围较妊娠月份大，触不清胎头，胎位不清，胎心音遥远。

2. 临产时肛诊、阴道检查 可触及先露部凹凸不平，常疑为面先露。若胎儿顶部血管破裂，羊水可为血性。

（三）辅助检查

1. 超声检查 羊水平段 >7cm 示合并羊水过多，测不出胎儿双顶径。B 型超声波声像图不见胎头之光环。

2. X 线检查 见胎儿无颅顶骨，有的有颅底骨。常合并有脊椎裂，可见椎体中断或变平的缺损。

3. 甲胎球蛋白（AFP）测定 羊水中 AFP 值高于相同妊娠周数的 4 ~ 10 倍或高于正常阈值上限，血中 AFP 值亦高。一般用正常平均值加 3 个标准差为正常值的上限，尤其是妊娠 20 周以前，诊断意义更大。

4. 羊膜囊造影及胎儿造影 可进一步了解胎儿有无畸形，因对母儿有损害，应慎用。

【治疗】

本病确诊后应行引产术，若合并羊水过多应行高位破膜，促使其自然娩出。

【预防保健】

预防无脑儿等先天性畸形：已公认孕期 3 ~ 8 周是致畸敏感期，做好此期的保健工作是预防先天性畸形的关键。此期的保健要点是：避免营养失调，不偏食；减少接触传染病的机会（如少去公共场所、避免接触发烧患儿等）；妊娠剧吐要及时治疗；服药要遵医嘱；工作环境要尽量避免或减少接触有毒、有害物品；生活起居要规律，减少精神刺激，不吸烟不酗酒。

第四节　产后出血

产后出血是指胎儿娩出后 24 小时内失血量超过 500mL，最多发生在胎儿娩出后 2 小时内（失血量超过 400mL）。产后出血为分娩期严重并发症，居我国产妇死亡原因首位。其发病率占分娩总数的 2%～3%。产妇一旦发生产后出血，病情严重，预后不良。休克较重、持续时间较长者，即使获救，仍有可能发生严重的继发性垂体前叶功能减退（席－汉综合征）后遗症。

【病因病理】

子宫收缩乏力、胎盘因素、软产道损伤及凝血功能障碍是产后出血的主要原因。这些原因可共存、互为因果或相互影响。产后出血引起的主要病理改变为失血性休克及继发性垂体功能减退。

1. 子宫收缩乏力　是产后出血最常见的原因。影响子宫肌收缩和缩复功能的因素，均可引起子宫收缩乏力性出血。常见因素有：

（1）全身因素　产妇精神过度紧张，对分娩恐惧；体质虚弱或合并慢性全身性疾病等。

（2）产科因素　产程延长使体力消耗过多；前置胎盘、胎盘早剥、妊娠期高血压疾病、宫腔感染等可引起子宫水肿或渗血，影响收缩功能。

（3）子宫因素　①子宫肌纤维过分伸展（多胎妊娠、羊水过多、巨大胎儿）。②子宫肌壁损伤（剖宫产史、肌瘤剔除术后、产次过多、急产等）。③子宫病变（子宫肌瘤、子宫畸形、子宫肌纤维变性等）。

（4）药物因素　临产后过多使用镇静剂、麻醉剂或子宫收缩抑制剂。

2. 胎盘因素

（1）胎盘滞留　胎盘多在胎儿娩出后 15 分钟娩出。若 30 分钟后胎盘仍不娩出，胎盘剥离面血窦不能关闭而导致产后出血。

（2）胎盘粘连或植入　常见原因有多次人工流产、宫腔感染损伤子宫内膜和原发性蜕膜发育不良等。

（3）胎盘部分残留　指部分胎盘小叶或副胎盘残留于宫腔，影响子宫收缩而出血。有时部分胎膜残留宫腔亦可引起出血。

3. 软产道损伤　软产道裂伤后未及时检查发现，导致产后出血。常见原因有阴道助产（如产钳助产、臀牵引术等）、巨大儿分娩、急产、软产道组织弹性差及产力过强。

4. 凝血功能障碍 任何原发或继发的凝血功能异常，均能发生产后出血。

【诊断】

（一）病史特点

产后出血有第三产程延长、异常分娩、软产道损伤等病史，或有全身慢性疾病、凝血功能障碍等病史。

（二）临床表现

产后出血的主要临床表现为阴道流血过多及失血性休克等相应症状。病因不同，其临床表现亦有差异。

1. 子宫收缩乏力 出血特点是胎盘剥离延缓，在未剥离前阴道不流血或仅有少许流血，胎盘剥离后因子宫收缩乏力使子宫间歇性出血。流出的血液暗红色能凝固。检查腹部时往往感到子宫轮廓不清，摸不到宫底，按摩推压宫底部，可将胎盘及积血压出。

2. 胎盘因素 胎盘剥离不全及剥离后胎盘滞留宫腔，临床上可见于子宫收缩乏力，胎盘未能娩出而出血量多。胎盘嵌顿则可发现子宫下段出现狭窄环。全部粘连者胎盘未能按时剥离排出，徒手剥离胎盘时，发现胎盘较牢固地附在宫壁上始能诊断。胎盘残留往往是在胎盘娩出后发现胎盘有缺损或胎膜有缺损。

3. 软产道损伤 表现为持续流鲜红色血。按会阴裂伤的程度可分为3度：Ⅰ度系指会阴皮肤及阴道入口黏膜撕裂，未达肌层，一般出血不多。Ⅱ度系指裂伤已达会阴体肌层，累及阴道后壁黏膜，甚至阴道后壁两侧沟向上撕裂，裂伤可不规则，使原解剖组织不易辨认，出血较多。Ⅲ度系指肛门外括约肌已断裂，甚至阴道直肠膈肌部分直肠前壁有裂伤，此情况虽严重，但出血量不一定很多。

4. 凝血功能障碍 孕前或妊娠期已有出血倾向，胎盘剥离或产道有损伤时，表现为血不凝，不易止血。

【治疗】

（一）治疗原则

针对出血原因，迅速止血；补充血容量，纠正失血性休克；防止感染。

（二）具体治疗

1. 子宫收缩乏力 加强宫缩能迅速止血，导尿排空膀胱后可采用按揉子宫、应用宫缩剂、宫腔纱条填塞（图10-4）、结扎盆腔血管、结扎髂内动脉或子宫动脉栓塞、切除子宫等方法止血。

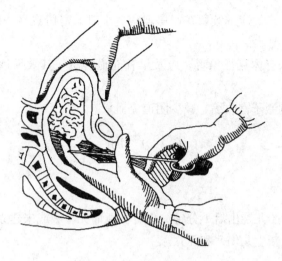

图 10 – 4 宫腔纱条填塞法

2. 胎盘因素 疑有胎盘滞留时应立即做阴道及宫腔检查，若胎盘已剥离则应立即取出胎盘。若胎盘粘连，可行徒手剥离胎盘后取出。如剥离胎盘困难疑有胎盘植入，切忌强行剥离，以手术切除子宫为宜。胎盘和胎膜残留可行钳刮术或刮宫术，注意防止子宫穿孔。

3. 软产道损伤 应彻底止血，按解剖层次逐层缝合裂伤。

4. 凝血功能障碍 首先应排除子宫收缩乏力、胎盘因素、软产道损伤等原因引起的出血。尽快输新鲜全血，补充血小板、纤维蛋白原或凝血酶原复合物、凝血因子。若并发弥散性血管内凝血（DIC）应按 DIC 处理。

（三）中医治疗

1. 气虚证 参附汤。益气摄血。

2. 血瘀证 夺命散合生化汤。行血逐瘀，理血归经。

3. 产伤证 牡蛎散。益气养血，生肌固经。

【预防保健】

1. 做好孕前及孕期的保健工作，孕早期开始产前检查监护，不宜妊娠者（如有凝血障碍者）及时在早孕时终止妊娠。

2. 对具有较高产后出血危险的产妇做好及早处理的准备工作。

3. 第一产程密切观察产妇情况，注意水分及营养的补充，避免产妇过度疲劳，合理使用宫缩剂与镇静剂。

4. 第二产程的处理，指导产妇适时及正确使用腹压，对有指征者适时适度做会阴侧切或会阴正中切开，接产技术操作要规范。

5. 第三产程的处理，仔细检查胎盘、胎膜是否完整，检查软产道有无撕裂或血肿，按摩子宫以促进子宫收缩。

6. 胎盘娩出后，产妇应继续留在产房观察 2 小时，密切观察一般情况、生命指征、阴道流血和宫缩等情况。

7. 失血较多尚未有休克征象者，应及早补充血容量，其效果远较发生休克后再补同等血量为好。

8. 早期哺乳可刺激子宫收缩，减少阴道流血量。

附：新生儿窒息与新生儿产伤

一、新生儿窒息

新生儿窒息是指胎儿娩出后 1 分钟，仅有心跳而无呼吸或未建立规律呼吸的缺氧状态。严重窒息可导致新生儿伤残和死亡。

【病因】

1. 孕妇因素　孕妇缺氧性疾病，如呼吸衰竭、发绀型先天性心脏病、严重贫血及 CO 中毒等；胎盘循环障碍性疾病，如充血性心力衰竭、妊娠期高血压疾病、慢性肾炎、失血、休克、糖尿病和感染性疾病等；其他如孕母吸毒、吸烟或被动吸烟，或孕母年龄 ≥ 35 岁、< 16 岁及多胎妊娠等。

2. 胎盘异常　如前置胎盘、胎盘早剥和胎盘功能不全等。

3. 脐带异常　如脐带受压、过短、过长致缠绕、脱垂、扭转或打结等。

4. 分娩因素　如难产、高位产钳、臀位、胎头吸引不顺利，或产程中麻醉药、镇痛药及催产药使用不当等。

5. 胎儿因素　如早产儿、小于胎龄儿、巨大儿、畸形儿、呼吸道阻塞等。

【诊断】

Apgar 评分法：0～3 分为重度窒息（苍白窒息），4～7 分为轻度窒息（青紫窒息），8～10 分者为无窒息。Apgar 评分须在生后 1 分钟内就评定，不正常者 5 分钟必须再评分，如仍低于 6 分，说明神经系统损伤较大，预后较差。

【辅助检查】

1. 血气分析　为最主要的实验室检查。患儿呼吸机治疗时必须测定动脉血氧分压（PaO_2）、二氧化碳分压（$PaCO_2$）和 pH 值。判断病情转归和调节呼吸机参数，以保持合适的通气量和氧供。

2. 血清电解质测定　常有血清钾、钠、氯、钙、磷、镁和血糖降低。检测动脉血气、血糖、电解质、血尿素氮和肌酐等生化指标。

【治疗】

1. 复苏方案　采用国际公认的 ABCDE 复苏方案：A（airway）清理呼吸道、B

（breathing）建立呼吸、C（circulation）恢复循环、D（drugs）药物治疗、E（evaluation and environment）评估和环境（保温）。其中评估和保温（E）贯穿于整个复苏过程中。复苏必须分秒必争，由产、儿科医生合作进行。

2. 原则 严格按照 A→B→C→D 步骤进行复苏，其顺序不能颠倒。大多数经过 A 和 B 步骤即可复苏，少数则需要 A、B 及 C 步骤，仅极少数需要 A、B、C 及 D 步骤才可复苏。

3. 复苏过程中的注意事项

（1）清理呼吸道和触觉刺激后 30 秒仍无自主呼吸，应视为继发性呼吸暂停，即刻改用正压通气。

（2）禁用呼吸兴奋剂。

（3）禁用高张葡萄糖。因为应激时血糖已升高，给予高张葡萄糖可增加颅内出血发生的机会，同时糖的无氧酵解增加，加重代谢性酸中毒。

（4）通气改善前不用碳酸氢钠，避免 CO_2 产生增多，加重呼吸性酸中毒。

二、新生儿产伤

新生儿产伤是指分娩过程中因机械因素对胎儿或新生儿造成的损伤，与分娩方式、胎儿娩出方位及出生体重有关。

【临床类型与表现】

新生儿产伤常见的有产瘤、头颅血肿、锁骨骨折、臂丛神经麻痹等。

1. 产瘤 由产程过长，先露部位软组织受压迫所致，是头部先露部位头皮下的局限性水肿，又称为"头颅水肿"或"先锋头"。

临床表现主要为水肿，水肿的部位根据先露部位不同而异。头先露者，最常见的部位为顶部，形成一个质软的隆起，可超过骨缝，边界不清，压之有柔软凹陷感。

2. 头颅血肿 由于分娩时胎头与骨盆摩擦，或负压吸引时颅骨骨膜下血管破裂，血液积留在骨膜下所致，是头颅骨膜下出血形成的血肿。

出生后数小时到数天颅骨出现肿物，迅速增大，数日内达极点，以后逐渐缩小。血肿以一侧多见，偶发生于双侧。因骨膜紧贴该骨边缘，故血肿不越过骨缝线。血肿开始时饱满，在吸收过程中逐渐变软而有波动感。由于骨膜边缘的钙质沉着，血肿基底周围形成硬环。血肿下之颅骨一般无骨折，但可能有线形骨折。

3. 锁骨骨折 为产伤骨折中最常见者。因分娩过程中肩部娩出困难或臀位产时用力过猛所致。骨折多发生在锁骨中部，可为完全性或不完全性（即青枝骨折）。其症状表现为移动患侧上肢时小儿哭闹，患侧拥抱反射消失，锁骨局部肿胀和畸形，并有压痛。X 线检查可明确诊断。

4. 臂丛神经麻痹 多见于头位产时，肩部不易产出而用力拉头部所致，或在臀位产时拉手臂或躯干时发生。以第 5、6 颈神经或其根部受损较常见，表现为患侧上肢下垂、上臂内旋、肘部伸直、前臂前旋。时间较久者肩部肌肉易发生挛缩。如第 8 颈神经或第 1 颈神经受损，则手部小肌肉和腕部肌肉麻痹，手呈屈曲状，腕部不能动。

【治疗】

1. 产瘤 新生儿出生后，局部压迫消失，血液循环恢复，水肿逐步吸收，产瘤在数日内可消失，无需特殊治疗，更不用穿刺，以免引起继发感染。

2. 头颅血肿 不需治疗，血肿可自行吸收消失，吸收时间以肿物大小而定，一般需 1~4 个月。不宜穿刺抽出血液，以免发生感染。

3. 锁骨骨折 可在患侧腋下置一棉垫，打"8"字绷带固定患侧上肢于胸壁外侧，2 周后即愈合，预后良好。

4. 臂丛神经麻痹 使患肢置于过度纠正的功能位置，将臂部置于外展外旋位，肘关节屈曲。手瘫痪者用垫料置婴儿掌中，腕稍外旋。同时应用神经营养药物，并进行针灸、按摩等治疗。

一般患者均能在 2~3 个月内获得改善或治愈。6 个月后无效的患者可应用外展支架，预防肩关节挛缩。损伤严重者，可考虑行神经束间吻合术。

第五节 子宫破裂

子宫破裂是指子宫体部或子宫下段于分娩期或妊娠期发生裂伤，为产科严重并发症，威胁母儿生命。患者主要死于出血、感染性休克。子宫破裂多发生于妊娠 28 周之后，分娩期最多见。目前发生率控制在 1‰以下。

【病因】

子宫破裂多发生于难产、高龄多产和子宫曾经手术或有过损伤的产妇。根据破裂的原因，可分为无瘢痕子宫破裂和瘢痕子宫破裂。

1. 无瘢痕子宫破裂

（1）梗阻性难产 明显骨盆狭窄头盆不称，软产道畸形、盆腔肿瘤和异常胎位等因素阻碍胎先露下降，此种子宫破裂为最常见类型，破裂处多发生于子宫下段。

（2）滥用宫缩剂 此处的宫缩剂指各种刺激子宫收缩的物质，包括最常用的缩宫素（催产素）和近些年应用的米索前列醇。

（3）阴道助产手术损伤 宫口未开全，强行产钳术或臀牵引术导致子宫颈严重裂伤并上延到子宫下段。忽略性横位内倒转术，毁胎术部分人工剥离胎盘术等由于操作不当，均可以造成子宫破裂。

（4）子宫畸形和子宫壁发育不良 最常见的是双角子宫或单角子宫。

（5）子宫本身病变 多产妇及有多次刮宫史、感染性流产史、宫腔感染史、人工剥离胎盘术史、葡萄胎史等。

2. 子宫瘢痕破裂 造成子宫瘢痕的原因主要有剖宫产术、子宫肌瘤剥除术、子宫破裂或穿孔修补术、子宫畸形矫形术等。

【诊断】

(一) 先兆子宫破裂

先兆子宫破裂具有四大表现, 即子宫病理缩复环形成、下腹部压痛、胎心率改变、血尿形成。

1. 症状 产妇常见烦躁不安、下腹疼痛难忍、呼吸脉搏加快、排尿困难、血尿; 宫缩过强过频, 但先露不下降; 产程延长; 胎动频繁或消失。

2. 腹部检查 腹部出现病理性缩复环。此环上厚下薄, 随宫缩逐渐上升, 可平脐或达脐上, 压痛明显。胎心变快、变慢、不规则或听不清。

(二) 子宫破裂

1. 不完全子宫破裂 指子宫肌层全部或部分破裂, 浆膜层完整, 宫腔与腹腔不相通。

(1) 临床表现 症状不典型。

(2) 腹部检查 仅在子宫不完全破裂处有明显压痛, 或在子宫一侧触及逐渐增大而有压痛的包块 (阔韧带血肿)。

(3) 辅助检查 超声检查。

2. 完全子宫破裂 指子宫壁全层破裂, 宫腔与腹腔相通。

(1) 临床表现 产妇突感腹部撕裂样剧痛, 继而宫缩停止, 疼痛缓解, 但很快又感到全腹疼痛 (血液、羊水、胎儿进入腹腔); 出现面色苍白、呼吸急促、脉搏细弱、血压下降等休克表现; 阴道流血, 鲜红色, 量多少不定。

(2) 腹部检查 全腹压痛、反跳痛、腹肌紧张, 于腹壁下可清楚扣及胎体, 子宫缩小位于胎儿侧方, 胎心消失。

(3) 阴道检查 暴露或下降的先露退缩 (胎儿进入腹腔), 宫口缩小。

【治疗】

(一) 治疗原则

先兆子宫破裂应立即抑制宫缩, 尽快行剖宫产术。对子宫破裂应积极抢救休克, 同时尽快行手术治疗。

(二) 具体治疗

1. 药物治疗 先兆子宫破裂者, 必须立即采取有效措施抑制子宫收缩, 如给乙醚全麻、肌肉注射杜冷丁 100mg 等, 以缓解子宫破裂的进程。

2. 手术治疗 子宫破裂胎儿未娩出者, 即使死胎也不应经阴道先娩出胎儿, 这会使裂口扩大, 增加出血, 促使感染扩散, 应迅速剖宫产或剖腹取出死胎, 视患者状态、裂伤部位情况、感染程度和患者是否已有子女等综合考虑，处理破裂子宫。若子宫裂口较易缝合、感染不严重、患者状态欠佳时，可做裂口修补缝合，有子女者结扎输卵管，无子女者保留其生育功能。否则可行子宫全切除或次全切除术。子宫下段破裂者，应注意检查膀胱、输尿管、宫颈及阴道，若有损伤，应及时修补。

【预防保健】

1. 加强基层助产人员的业务培训，提高接产水平，早期识别难产。
2. 瘢痕子宫产妇试产，应严密观察产程，适当放宽剖宫产指征。
3. 分娩时严密观察产程进展，及时发现异常，及时处理。
4. 严格掌握宫缩剂的使用指征，使用时应有专人守护、记录。
5. 避免粗暴的阴道手术操作，严格掌握剖宫产指征。

附：脐带脱垂

若胎膜已破，脐带进一步脱出于胎先露的下方，经宫颈进入阴道内，甚至经阴道显露于外阴部，称为"脐带脱垂"（图 10 - 5）。脐带位于胎先露部前方或一侧，胎膜未破，称为"脐带先露"。

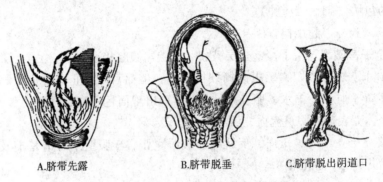

A.脐带先露   B.脐带脱垂   C.脐带脱出阴道口

图 10 - 5　脐带脱垂

【病因】

凡胎儿先露部与骨盆入口平面不能严密衔接，在两者之间留有空隙者，均可发生脐带脱垂。主要原因有：

1. 异常胎先露：臀先露、枕后位、颜面位等异常头先露或复合先露。
2. 胎头浮动：骨盆狭窄或胎儿过度发育等。
3. 脐带过长或胎盘低置（或兼有脐带边缘性附着）
4. 早产或双胎妊娠：可能均与胎儿过小、胎先露不能与骨盆入口严密衔接或胎位异常发生率高有关。
5. 其他：如早期破膜、羊水过多。

【诊断】

（一）临床表现

1. 脐带先露或脱垂，胎先露部尚未入盆，胎膜未破者，可仅在宫缩时胎先露部被迫下降，脐带可因一时性受压致使胎心率异常。

2. 若胎先露部已入盆，胎膜已破者，脐带受压于胎先露部与骨盆之间，引起胎儿缺氧，胎心率改变，甚至完全消失，以头先露最严重、肩先露最轻。

3. 若脐带血循环阻断超过 7~8 分钟，则胎死宫内。

（二）体征

1. 有脐带脱垂原因存在时，应警惕有无脐带脱垂。

2. 若胎膜未破，于胎动、宫缩后胎心率突然变慢，改变体位、上推先露及抬高臀部后迅速恢复者，应考虑有脐带隐性脱垂的可能，临产后应行胎心监护。

3. 若已破膜更应警惕。一当胎心率出现异常时，应立即做阴道检查，注意有无脐带脱垂和脐带血管有无搏动，不能用力去触摸，以免延误处理时间及加重脐血管受压。

4. 在胎先露部旁或胎先露部下方及在阴道内触及脐带者，或脐带脱出于外阴者，则确诊无疑。

【治疗】

（一）治疗原则

早期发现，正确处理，是围生儿能否存活的关键。

（二）具体治疗

1. 胎膜未破发现隐性脐带脱垂时，产妇应卧床休息，取臀高头低位，密切观察胎心率。由于重力作用，先露退出盆腔，减轻脐带受压，且改变体位后，脐带有退回的可能。如为头先露，宫缩良好，先露入盆而胎心率正常，宫口进行性扩张，胎心仍保持良好者，可经阴道分娩。否则以剖宫产较为安全。若为臀足位或肩先露者，均应行剖宫产术。

2. 破膜后发现脐带脱垂时，应争分夺秒地进行抢救。据宫口扩张程度及胎儿情况进行处理。

（1）宫口开全，胎心存在，应在数分钟内娩出胎儿。头盆相称者，立即行产钳或吸引器助产；臀位则行臀牵引；肩先露可行内倒转及臀牵引术协助分娩。后两者有困难者，应立即剖宫产。

（2）宫口尚未开大，估计短期内胎儿不能娩出者，应迅速行剖宫产。在准备手术时，必须抬高产妇的臀部，以防脐带进一步脱出。阴道检查者可在阴道内用手将胎儿先露部上推，并分开手指置于先露与盆壁之间，使脐带由指缝通过而避免受压，根据触摸脐带搏动监测胎儿情况以指导抢救，直至胎儿娩出为止。脐带则应消毒后回纳阴道内。

（3）若宫颈未完全扩张，胎心好，无剖宫产条件或产妇及家属不同意行剖宫产者，脐带则应消毒后行脐带还纳术。因脐带还纳术的成功率不高，术前应向产妇及其家属说明。胎心已消失超过 10 分钟，确定胎死宫内，应将情况通告家属，任其经阴道自然分娩，为避免会阴裂伤，可行穿颅术。

（4）在以上处理的基础上，均应做好抢救新生儿窒息的准备工作。

【预防保健】

对临产后胎先露部未入盆者，应提高警惕，尽量不做或少做肛查或阴道检查。破膜后应做胎心监护。必须行人工破膜者，应采取高位破膜，以避免脐带随羊水流出时脱出。

第六节　羊水栓塞

羊水栓塞是指在分娩过程中羊水及其内容物进入母体血循环引起的肺栓塞、休克、弥散性血管内凝血及多脏器功能衰竭等一系列症状的综合征。本病是一种严重分娩期并发症，起病急，病情凶险，死亡率高，是产科发病率低而病死率极高的并发症，产妇死亡率达 80% 以上。

【病因病理】

急产、宫缩过强、胎膜早破、胎盘早剥、子宫不完全破裂及剖宫产术等致使羊水由损伤或破裂处开放的静脉或血窦进入母体血循环，从而引发肺动脉高压、过敏性休克、弥散性血管内凝血等，危及生命。

1. 肺动脉高压　进入母血循环的羊水，经肺动脉到达肺血管，其有形成分如胎脂、毳毛、胎粪、角化上皮细胞等形成栓子，阻塞肺小血管；羊水内含有大量强促凝物质，促使血液凝固，形成血栓，阻塞肺小血管；反射性引起迷走神经兴奋，使肺血管痉挛，加重肺血管的狭窄，从而引起肺动脉高压。继而右心负担过重而发生右心衰竭。随着肺瘀血、渗出增多，迅速出现急性肺水肿。因肺动脉高压及肺水肿使左心回心血量减少，因而左心排出量减少，最终导致周围循环衰竭。

2. 过敏性休克　羊水中的有形成分为一种致敏原，易导致过敏性休克。

3. 弥散性血管内凝血（DIC）　孕妇血液呈高凝状态，羊水中的大量促凝物质可激活外源性凝血系统，使血管内产生大量微血栓，消耗大量纤维蛋白原、血小板等凝血因子。羊水中也存在激活纤溶系统的物质，并且纤维蛋白降解产物也可激活纤溶系统。最终，血液由高凝状态迅速转变为纤溶亢进状态，导致全身性出血。

【诊断】

本病主要依靠典型的临床表现和相应的辅助检查协助诊断，确诊需要死后尸解。

（一）病史特点

本病多发生于高龄初产妇和多产妇，有急产、宫缩过强、胎膜早破、胎盘早剥、子宫不完全破裂、剖宫产术等病史。

（二）临床表现

本病典型的临床表现分三个阶段依次出现。

1. 休克 在产程中，尤其在刚刚破膜后，产妇突然发生寒战、气急、烦躁不安、恶心、呕吐等前驱症状，继而出现呛咳、呼吸困难、咳粉红色泡沫样痰、紫疳、昏迷、心率加快、脉搏细弱、四肢厥冷、血压下降等。严重者于惊叫一声后，数分钟内死亡。

2. DIC 引起的出血 经过休克阶段，继而表现为产后大出血、切口渗血、针眼出血，甚至皮肤、黏膜、消化道出血，血尿等，且血不凝。

3. 急性肾功能衰竭 由于羊水栓塞后发生的急性心肺功能衰竭、休克、肾缺血缺氧，导致肾组织损害，从而出现少尿、无尿及尿毒症的表现。

（三）辅助检查

1. 床旁 X 线胸部摄片 双肺有弥漫性点片状浸润阴影，沿肺门周围分布，伴右心扩大。

2. 床旁心电图 提示右心房、右心室扩大及心肌劳损。

3. 与 DIC 相关的实验室检查 如血小板计数、血浆纤维蛋白原测定、凝血酶原时间测定、出凝血时间测定等。需动态监测。

4. 血涂片 找到羊水中有形物可确诊。

【治疗】

（一）治疗原则

重视诱因和前驱症状诊断，一旦出现前驱症状，进行紧急处理。边治疗边诊断，以免延误病情而失去抢救时机。重点是纠正过敏和急性肺动脉高压所致低氧血症及呼吸循环功能衰竭，预防 DIC 及肾功能衰竭。在病情改善后，再进行产科处理。

（二）具体治疗

1. 吸氧 正压给氧，减轻肺水肿，减轻心脏负担，改善脑缺氧。

2. 抗过敏 立即静脉推注地塞米松 20mg，然后根据病情再继续静脉滴注 20mg。

3. 解除肺动脉高压 尽早解除肺动脉高压才能根本改善缺氧。常用药物：罂粟碱

30～90mg 加入 25% 葡萄糖液 20mL 中静脉推注；阿托品 1～2mg 静脉推注；氨茶碱 250mg 加入 5% 葡萄糖液 10mL 中缓慢静脉推注。三药联合应用最理想。

4. 抗休克 用低分子右旋糖酐补足血容量后血压仍不回升，可用多巴胺 20mg 加入 5% 葡萄糖 250mL 中静脉滴注。根据病情调节滴速。

5. 纠正心衰 西地兰 0.4mg 加入 25% 葡萄糖 20mL 中静脉推注，视病情于 1～2 小时后可重复应用。

6. 防治肾功能衰竭 用利尿剂呋塞米 20～40mg（速尿）静脉推注。

7. 纠正酸中毒 用 5% 碳酸氢钠 250mL 静脉滴注。

8. 防止弥散性血管内凝血 在高凝阶段尽早应用肝素，这是控制 DIC 发展的关键，在纤溶亢进阶段补充凝血因子，输新鲜血，给予抗纤溶药物。

9. 抗感染 选用对肾功能影响小的广谱抗生素，剂量要大。

10. 产科处理 宫口未开全者，立即剖宫产以去除病因。宫口已开全者，在抢救的同时行阴道助产术结束分娩。术时及产后密切注意子宫收缩及阴道流血情况。对难以控制的大出血且血液不凝者，应当机立断行子宫切除术。

（三）中医治疗

1. 辨证论治

（1）血虚气脱证 独参汤。补气固脱。

（2）瘀阻气闭证 夺命散加减。活血化瘀。

2. 针灸治疗 取水沟、涌泉、十宣、眉心穴深刺。

【预防保健】

1. 使用宫缩剂，从小剂量低浓度开始，有专人守护，防止宫缩过强。

2. 人工破膜应在宫缩间歇期进行。

3. 胎儿娩出时，不要强力按压腹部及子宫。

4. 剖宫产手术切开子宫后，先吸羊水，再娩胎儿。

5. 人工流产钳夹术时，先破膜，待羊水流尽后再钳夹。

 病案讨论

26 岁初产妇，胎儿娩出后无阴道流血，胎盘娩出后流血不断，呈间歇性，色暗红。检查胎盘胎膜完整，子宫柔软、轮廓不清。血压 80/50mmHg，脉搏 104 次/分。请问：

（1）该产妇的临床诊断是什么？该产妇分娩后出血的原因是什么？

（2）该产妇应如何止血？

（3）还有哪些原因能引起产后出血过多？

复习思考题

1. 阐述影响分娩的因素及临床诊断要点。
2. 试述子宫收缩乏力的原因、临床表现及处理。
3. 试述子宫收缩乏力性产后出血的临床表现及处理原则。
4. 可能发生子宫破裂的因素有哪些?
5. 简述羊水栓塞的病理改变及处理。

第十一章 异 常 产 褥

第一节 产 褥 感 染

分娩时及产褥期生殖道受病原体感染，引起局部和全身的炎症性变化称"产褥感染"。产褥感染是产妇四大死亡原因之一，也是造成产褥病率的主要原因。产褥病率是指分娩 24 小时以后的 10 日内用体温表（口表）每日测量体温 4 次，有 2 次达到或超过 38℃者。除产褥感染外，还包括产后生殖道以外的其他感染与发热，如泌尿系统感染、急性乳腺炎、上呼吸道感染等。

【病因病理】

1. 病原体种类 引起产褥感染的病原体，以厌氧性链球菌、大肠埃希菌、溶血性链球菌最为常见，其次为需氧性球菌。近年来，淋病奈氏菌、支原体、沙眼衣原体感染也有报道，一般常为需氧菌和厌氧菌混合感染。

2. 诱发因素 正常情况下，女性阴道具有自净作用，由于分娩使得女性生殖道的防御功能和自净作用被破坏或降低，进而诱发生殖道感染。常见诱因有胎膜早破、产程延长、产前产后出血过多、胎盘胎膜残留、产科手术及消毒不严、贫血、妊娠合并慢性疾病、营养不良、临近预产期性交或盆浴等。

3. 感染途径

（1）**内源性感染** 由产妇体内的病原菌所引起。正常女性阴道内寄生的病原体多数不致病，一旦机体内环境改变则可能致病。其他部位（泌尿道、皮肤、消化道等）的细菌或感染灶的病原菌，可经血液循环播散或经接触传播而致病。

（2）**外源性感染** 由外界的病原菌进入产道所引起。如未执行无菌操作、医疗操作不规范、医疗器械消毒不严、隔离制度不严格及产后卫生习惯差等均可引起产褥感染。

产褥感染发生后，呈现典型的红、肿、热、痛炎性改变，引起发热、疼痛、异常恶露三大症状。

【诊断】

（一）病史特点

分娩史、异常产史、产科手术史、预产期性交史、盆浴史、产妇营养不良等。

（二）临床表现

1. 急性外阴、阴道、宫颈炎 分娩时会阴部损伤或手术产而致，症状表现为局部灼热、疼痛、下坠，可有脓性分泌物。体征可见阴道与宫颈黏膜充血、溃疡、脓性分泌物。

2. 急性子宫内膜炎、子宫肌炎 病原体经胎盘剥离面侵入，扩散到蜕膜后，称"子宫内膜炎"。感染侵及子宫肌层，称"子宫肌炎"。子宫内膜炎常伴有子宫肌炎。下腹部压痛轻重不一，恶露也不一定多。

3. 急性盆腔结缔组织炎、急性输卵管炎 病原体沿子宫旁淋巴或血行达宫旁组织，出现急性炎性反应而形成炎性包块，同时波及输卵管系膜、管壁。若侵及整个盆腔，也可形成"冰冻骨盆"。淋病双球菌沿生殖道黏膜上行感染，达输卵管与盆腹腔，形成脓肿后，可以高热不退。

4. 急性盆腔腹膜炎及弥漫性腹膜炎 炎症继续发展，扩散至子宫浆膜，形成盆腔腹膜炎，继而发展成弥漫性腹膜炎，出现全身中毒症状，如高热、恶心、呕吐、腹胀、检查时下腹部有明显压痛、反跳痛。可在直肠子宫陷凹形成局限性脓肿。

5. 血栓性静脉炎 类杆菌和厌氧性链球菌是常见的致病菌。在血流瘀滞或静脉壁受损的基础上，细菌分泌肝素酶分解肝素，促成凝血，可引起盆腔血栓性静脉炎、下肢血栓性静脉炎。

6. 脓毒血症及败血症 当感染血栓脱落进入血循环可引起脓毒血症，出现肺、脑、肾脓肿或肺栓塞而致死。若细菌大量进入血循环并繁殖形成败血症，可危及生命。

（三）辅助检查

本病可有末梢血白细胞计数升高，超声、CT 检查可发现炎性包块、脓肿，分泌物培养可确定病原体。

【鉴别诊断】

本病应与产褥病率相鉴别。因生殖道以外的感染如乳腺炎（乳腺胀痛、红肿表现）、上呼吸道感染（有呼吸系统症状与体征，必要时进行胸部 X 线检查协助诊断）、泌尿道感染（有尿路刺激症状，化验检查尿中有红细胞、白细胞，尿细菌培养有细菌生长）等可引起产褥病率，应加以鉴别。

【治疗】

（一）治疗原则

西医治疗原则是支持治疗，积极抗感染，并根据感染部位不同进行相应的处理；中医治疗原则是清热解毒，活血化瘀。

（二）具体治疗

1. 一般治疗 半卧位有利于恶露排出。加强营养，进易消化的高蛋白、高维生素、高能量饮食。纠正水电解质失衡，纠正酸中毒。高热者物理降温。应用宫缩剂促子宫复旧。清洗外阴、保持清洁。

2. 抗感染 应用广谱、高效抗生素抗感染，联合用药，既有抗革兰阳性菌和阴性菌的作用，又有抗厌氧菌的作用。或通过细菌培养及药物敏感试验选择抗生素。对于中毒症状严重者，在使用抗生素的同时，短期应用肾上腺皮质激素，提高机体应激能力。

3. 手术治疗 胎盘胎膜残留者，行清宫术。伤口感染者，提前拆线、局部换药。形成脓肿者，切开引流。

4. 对血栓性静脉炎的治疗 卧床休息，抬高患肢，局部热敷，在疼痛消失、体温正常后方可下床活动。在应用大量抗生素的同时，加用肝素治疗。可口服阿司匹林、双香豆素。

（三）中医治疗

1. 邪毒发热证 五味消毒饮合失笑散加减。清热解毒，凉血化瘀。
2. 血瘀发热证 生化汤加味。活血化瘀，清热解毒。

【预防保健】

1. 妊娠期 做好孕期卫生宣传教育，注意营养，增强体质；临产前 2 个月避免盆浴和性交。

2. 分娩期 严格无菌操作，减少不必要的肛门和阴道检查。认真观察产程，提高助产技术，防止产后出血。对胎膜早破及其他有感染可能者，应及早给予抗生素预防。

3. 产褥期 保持外阴清洁，鼓励产妇早期活动，有利于子宫复旧。

第二节 晚期产后出血

晚期产后出血是指分娩 24 小时后至产褥期末所发生的子宫大量出血现象，多发生于产后 1~2 周内。阴道流血可为少量或中量，持续或间断，也可为一次性急剧大量出血。产妇常因失血过多而出现贫血，甚至休克。

【病因病理】

1. 子宫复旧不全或胎盘、胎膜残留 胎盘附着部位复旧不全，常合并宫腔感染及部分胎盘或胎膜残留，影响子宫收缩而发生出血，多发生在产后 10 天左右。黏附在宫腔内的残留胎盘组织发生变性、坏死、机化，坏死组织脱落时，暴露基底血管，引起出血。

2. 蜕膜残留　若蜕膜剥离不全长时间残留，也可影响子宫复旧，继发子宫内膜炎症，引起晚期产后出血。宫腔刮出物病理检查可见坏死蜕膜，混有纤维素、玻璃样变的蜕膜细胞和红细胞，但不见绒毛。

3. 剖宫产术后切口裂开

（1）子宫切口感染　主要有产程延长，手术操作时出血，切口感染愈合不良。

（2）切口选择不合理　切口过高、过低或过小均可能影响愈合而出血。

（3）胎头娩出时切口撕裂　尤以巨大儿为甚，或手术操作粗暴，切口角撕裂、缝合时不易整齐对合而影响愈合。

（4）缝合不合理　组织对位不良，止血不彻底，切口两侧角部未将回缩的血管缝扎而形成血肿，缝线过松、过紧或过密均可影响切口愈合。

4. 其他　产后子宫滋养细胞肿瘤、子宫黏膜下肌瘤、宫内异物等均可引起出血。

【诊断】

（一）病史特点

有阴道分娩史者，注意产程进展及产后恶露变化，有无阴道反复流血病史；有剖宫产史者，了解手术指征、术式及术后恢复情况。

（二）临床表现

1. 症状　子宫复旧不全、胎盘胎膜残留、蜕膜残留所致者，出血发生在产后 24 小时以后至产后 10 天或两周内，表现为持续血性恶露、反复出血或突然大量流血。剖宫产切口裂开所致者，表现为突然发生的无痛性阴道大量流血，反复发作，可导致贫血及休克；合并感染时，体温升高，下腹疼痛，恶露臭。

2. 体征　检查可见子宫复旧不全，宫口松弛，内有血块及组织，子宫增大、质软。若切口感染，可见切口红肿，有脓性分泌物。

（三）辅助检查

超声检查可发现宫内有残留物，剖宫产子宫切口愈合不良。血常规检查，显示血红蛋白低、白细胞计数高。宫腔刮出物，病理报告为胎盘绒毛组织即可确诊。

【治疗】

（一）治疗原则

本病西医治疗原则是寻找出血原因，进行相应处理，并积极抗感染，纠正贫血，促进子宫复旧等。中医治疗原则是补气，活血化瘀，清热凉血。

（二）具体治疗

1. 少量或中等量出血　使用足量广谱抗生素和宫缩剂，疑有宫腔内残留物则行清宫术。

2. 剖宫产术后阴道出血

（1）少量或中等量出血应住院，给予抗生素、宫缩剂和止血剂治疗，同时配合支持疗法，如输血，补充铁剂、维生素类等。

（2）大量出血或保守治疗无效者，则切除子宫，同时抗感染、输血、抗休克。

（3）如遇肿瘤，应做相应处理。

（三）中医治疗

1. 气虚证　补中益气汤加减。益气摄血。

2. 血瘀证　生化汤合失笑散加减。活血化瘀，理血归经。

3. 血热证　保阴煎加减。养阴清热，凉血止血。

【预防保健】

1. 经阴道分娩者，注意软产道裂伤和检查胎盘、胎膜是否完整，及时缝合伤口。

2. 行剖宫产术时要合理选择切口，避免子宫下段横切口两侧角撕裂；缝合切口时注意组织对合整齐，止血彻底，避免形成血肿或缝合太密、太紧，影响局部供血。

第三节　产褥期抑郁症

产褥期抑郁症是指产妇在分娩后出现抑郁症状，以焦虑、沮丧、易激惹为主要特征，伴有对自身及婴儿健康的过度担忧，常失去生活自理和照料婴儿的能力，有时还会出现精神错乱或嗜睡状态。产褥期抑郁症是产褥期精神综合征中最常见的一种类型。一般在产后2周出现症状，4~6周症状明显，可持续整个产褥期。

【病因】

本病致病原因主要是精神、心理因素。

【诊断】

产褥期抑郁症至今尚无统一的诊断标准。美国精神病学会1994年制定了下列产褥期抑郁症的诊断标准。

1. 在产后2周内出现下列5条或5条以上的症状，必须具备①和②两条：①情绪抑郁。②对全部或多数活动明显缺乏兴趣或愉悦。③体重显著下降或增加。④失眠或睡眠过度。⑤精神运动性兴奋或阻滞。⑥疲劳或乏力。⑦遇事皆感毫无意义或自责感。⑧思维力减退或注意力溃散。⑨反复出现死亡想法。

2. 在产后4周内发病。

【治疗】

产褥期抑郁症是产褥期的一种精神综合征，治疗的关键是心理治疗，其次是药物治疗。

（一）心理治疗

1. 支持性心理治疗　医护人员针对患者的心理状态合理地采用劝导、鼓励、同情、安慰、支持及理解和保证等方法，可有效消除患者的不良情绪。

2. 人际心理治疗　主要用于治疗成人抑郁症急性期发病，旨在缓解抑郁症状，改善抑郁患者的一些社交问题。

3. 音乐疗法　是抑郁症心理治疗方法中最受患者欢迎的一种。

4. 其他疗法　焦点转移法、行为调整法、倾诉宣泄法、角色交替法、自我鼓励法、自我实现法等。

（二）药物治疗

应用抗抑郁症药物：①口服帕罗西汀，以 20mg/d 为开始剂量，逐渐增至 50mg/d。②服用舍曲林，以 50mg/d 为开始剂量，逐渐增至 200mg/d。③服用氟西汀，以 20mg/d 为开始剂量，逐渐增至 80mg/d。④口服阿米替林，以 50mg/d 为开始剂量，逐渐增至 150mg/d。

（三）中医治疗

中医学认为，产后抑郁症属于郁证、脏躁之范畴，病机在于情志失调、肝之气血不能条达舒畅，或气阴两虚、虚火内扰。常用方药有加味百合地黄汤、解郁安神汤、小柴胡汤、逍遥散等。

【预防保健】

1. 加强孕期保健，重视孕妇心理卫生的咨询与指导，消除其紧张、恐惧的消极情绪。

2. 改善分娩环境，建立家庭化分娩室，开展导乐式分娩，临产后有亲人陪伴，可减少其并发症及心理异常的发生。

3. 重视产褥期保健，尤其要重视产妇心理保健，避免精神刺激，实行母婴同室，鼓励指导母乳喂养，并做好新生儿的保健指导工作，减轻产妇的体力和心理负担，辅导产妇家属共同做好产褥期产妇及新生儿的保健工作。

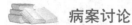 病案讨论

　　某初产妇，妊娠足月，早破水 11 小时后临产，总产程经过 17 小时后，会阴侧切娩出一女婴。产后出血不多。产后 4 天体温持续在 37.6℃～38.7℃，正常哺乳，无明显乳房胀痛，子宫底居脐下 2 指，小腹有压痛。恶露呈血性，量较多，有臭味，会阴侧切伤口未见异常。全身其他系统未见异常。

　　1. 说出该患者最可能的诊断。

　　2. 如何处理目前的患者？

复习思考题

1. 产褥感染的常见病因及病理变化有哪些？
2. 阐述产褥感染的处理原则。
3. 如何预防晚期产后出血的发生？
4. 如何做好预防产妇产后抑郁症的指导工作？

第十二章　生殖内分泌疾病

生殖内分泌疾病是妇科常见疾病，多由于下丘脑-垂体-卵巢轴功能异常引起，也与遗传、女性生殖器官发育异常等多方面因素相关。

第一节　功能失调性子宫出血

功能失调性子宫出血，是指全身及内外生殖器官无器质性病变存在，生殖神经内分泌轴调节功能失常引起的子宫异常出血现象，简称"功血"，分为无排卵性和排卵性两大类。

一、无排卵性功能失调性子宫出血

【病因病理】

正常月经受多方因素的综合影响，当机体内部或外界许多因素，如精神过度紧张、恐惧、环境及气候骤变、营养不良、贫血、代谢紊乱、过度运动、药物及全身性疾病等，均可通过大脑皮层和中枢神经系统影响下丘脑-垂体-卵巢轴的调节功能，从而导致月经失调。

无排卵性功血好发于青春期和围绝经期妇女，也可发生于育龄期。在青春期，下丘脑-垂体-卵巢轴的调节功能尚未成熟，下丘脑对卵巢分泌激素的反馈存在缺陷，虽有成批的卵泡生长，却无法形成排卵前的 FSH/LH 高峰，卵泡不能排卵而致功血。而围绝经期妇女，由于卵巢功能逐渐衰退，卵巢对垂体促性腺激素的反应性低下，卵泡发育受阻而不能排卵。生育年龄妇女有时因应激等因素干扰，也可发生无排卵。各种原因所致的无排卵导致子宫内膜受单一雌激素刺激而无孕激素对抗，形成雌激素撤退性出血或雌激素突破出血。

雌激素撤退性出血是指子宫内膜在单一雌激素作用下持续增生，当多数生长卵泡退化闭锁，导致雌激素水平骤然下降，使子宫内膜失去激素支持而剥脱出血。雌激素突破出血有两种：低水平雌激素维持在阈值水平，可发生间断性少量出血，因内膜修复慢，使出血时间延长；高水平雌激素维持在有效浓度，引起长时间闭经，因无孕激素参与，内膜持续增生增厚而不牢固，易发生急性突破性出血，血量汹涌。

无排卵性功血患者，其子宫内膜因受雌激素持续作用而无孕激素拮抗，呈现不同程度的增生性改变或萎缩性改变。

1. 子宫内膜增生症　呈单纯型增生、复杂型增生及不典型增生。

2. 增生期子宫内膜 子宫内膜在月经周期后半期、月经期，仍表现为增生期形态。

3. 萎缩型子宫内膜 子宫内膜萎缩菲薄，腺体少而小，腺管狭而直，腺上皮为单层立方形或低柱状细胞，间质少而致密，胶原纤维相对增多。

【诊断】

（一）病史特点

本病多见于青春期或围绝经期妇女，也可见于生育年龄妇女，可有环境或气候影响、精神、过度运动或药物等因素的影响，排除全身或局部的器质性病变。

（二）临床表现

1. 症状 无排卵性功血临床上最常见的症状是子宫不规则出血，特点为月经周期紊乱，经期长短不一，经量多少不定，甚至大量出血。有时先有数周或数月停经，然后发生阴道不规则流血，血量较多，持续 2~3 周或更长时间，不易自止；有时则一开始即为阴道不规则流血。出血一般无腹痛，可继发贫血，大量出血可导致休克。

异常子宫出血的类型：①月经过多：周期规则，经期延长（ >7 日）或经量过多（ >80mL）。②子宫不规则过多出血：周期不规则，经期延长，经量过多。③子宫不规则出血：周期不规则，经期延长，经量过多。④月经过频：月经频发（ <21 日），周期缩短。

2. 体征 全身检查及妇科检查无任何器质性改变。病程长者可有贫血外观。

（三）辅助检查

1. 诊断性刮宫（诊刮） 目的为止血和排除子宫内膜病变。对年龄 >35 岁、药物治疗无效或存在子宫内膜癌高危因素的异常子宫出血患者，应行诊刮。诊刮时应全面搔刮整个宫腔。为了确定排卵或黄体功能，应在经前期或月经来潮 6 小时内刮宫，不规则阴道流血者可随时刮宫。诊刮时应注意宫腔大小、形态，宫壁是否光滑，刮出物的性质和量。疑有子宫内膜癌患者应行分段诊刮，即先刮宫颈，再刮宫腔。药物治疗效果失败或疑有器质性病变的无性生活史患者，可经其本人或家属知情同意后行诊刮术。

2. 基础体温测定 基础体温呈单相型，提示无排卵（图 12 - 1）。

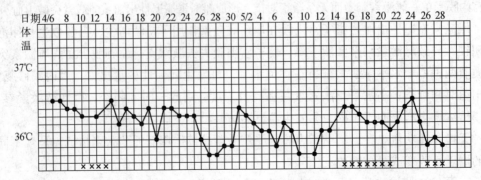

图 12 - 1　基础体温单相型（无排卵性功血）

3. **宫颈黏液结晶检查** 经前出现羊齿植物叶状结晶，提示无排卵。

4. **血清性激素测定** 测定孕酮水平可确定有无排卵及黄体功能。

5. **妊娠试验或血 HCG 检测** 有性生活史者，应排除妊娠及妊娠相关疾病。

6. **盆腔 B 型超声检查** 了解子宫内膜厚度，除外生殖及其他系统器质性病变。

7. **血常规检查** 可了解有无贫血及贫血程度。

8. **宫腔镜检查** 可在宫腔镜直视下选择病变区进行活检，可提高早期宫腔病变如子宫内膜息肉、子宫黏膜下肌瘤、子宫内膜癌的诊断率。

【鉴别诊断】

在诊断功血前，必须排除由生殖器官病变或全身性疾病所导致的生殖器官出血，需注意鉴别的有：

1. 生殖系统肿瘤，如子宫内膜癌、宫颈癌、绒毛膜癌、子宫肌瘤、卵巢肿瘤等。

2. 生殖器官感染，如急性或慢性子宫内膜炎、子宫颈炎等。

3. 异常妊娠或妊娠并发症，如流产、异位妊娠、葡萄胎、子宫复旧不良、胎盘残留等。

4. 全身性疾病，如血液病、肝损害、甲状腺功能亢进或低下等。

5. 性激素类药物使用不当或宫内节育器引起的子宫不规则出血。

【治疗】

（一）治疗原则

青春期及生育年龄无排卵性功血患者以止血、调整周期、促卵巢排卵为主；围绝经期患者以止血、调整周期、减少经量、防止子宫内膜病变为原则。功血的一线治疗是药物治疗。

（二）具体治疗

1. 药物治疗

（1）止血 少量出血患者，使用最低有效剂量。对大量出血患者，要求性激素治疗 8 小时内见效，24 ~ 48 小时内出血基本停止。若 96 小时以上仍不止血，应考虑有器质性病变存在。

1）性激素

①雌孕激素联合用药 止血效果优于单一药物。口服避孕药在治疗青春期和生育年龄功血时常常有效。目前常使用第三代短效口服避孕药，如去氧孕烯炔雌醇片或炔雌醇环丙孕酮片，用法为每次 1 ~ 2 片，每 8 ~ 12 小时 1 次，血止 3 日后逐渐减量至维持量，每日 1 片，维持至 21 日周期结束。

②雌激素 应用大剂量雌激素可迅速促使子宫内膜增生，短期内修复创面而止血。适用于内源性雌激素不足者或急性大出血者。目前多选用结合雌激素每次 1.25mg，或

戊酸雌二醇 2mg，每 4 ~ 6 小时 1 次。血止后每 3 日减量 1/3 直至维持量，用到血止后 20 日左右停药。雌激素疗法需加用孕激素撤退。有血液高凝或血栓性疾病史的患者，禁忌使用大剂量雌激素止血。

③孕激素　使处于持续增生的子宫内膜转化为分泌期，停药后内膜脱落较完全，故又称"药物性刮宫"或"子宫内膜脱落法"。适用于体内已有一定雌激素水平的患者。可选用对内膜作用效价高的炔诺酮 5mg，口服，每 8 小时 1 次，2 ~ 3 天血止后每 3 日递减 1/3 量，直至维持量每日 2.5 ~ 5mg，持续用到血止后 21 日停药，停药后 3 ~ 7 日发生撤药性出血。也可用左炔诺孕酮，每日 1.5 ~ 2.25mg，血止后按同样原则减量。

④雄激素　有拮抗雌激素作用，增强子宫平滑肌及子宫血管张力，减轻盆腔充血而减少出血量，起协助止血作用，如丙酸睾酮，大出血时单独应用效果不佳。

2）其他止血药　氨基己酸、氨甲苯酸、氨甲环酸等可抑制纤维蛋白溶酶，安络血和酚磺乙胺可减少微血管通透性，有减少出血量的辅助作用，但不能赖以止血。

（2）调整月经周期　使用性激素止血后，应继续用药调整月经周期，恢复正常的内分泌调节功能。一般连续用药 3 个周期。常用的方法有：

1）雌、孕激素序贯疗法　即"人工周期"。模拟自然月经周期中卵巢的内分泌变化，雌、孕激素序贯应用，使子宫内膜发生相应变化，引起周期性脱落。适用于青春期或育龄期功血患者内源性雌激素水平较低者。自血止周期撤药性出血第 5 日起，生理替代全量为结合雌激素 1.25mg 或戊酸雌二醇 2mg，每晚 1 次，连服 21 日，于服雌激素后第 11 日加用甲羟孕酮，每日 10mg，连服 10 日，撤药后出现出血。连续服用 3 个周期为 1 个疗程。若正常月经仍未建立，应重复上述序贯疗法。若患者体内有一定的雌激素水平，则雌激素可采用半量或 1/4 量（图 12 -2）。

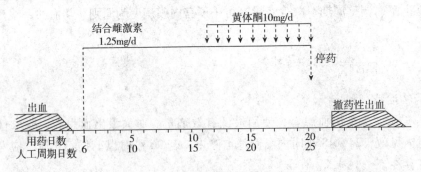

图 12 - 2　雌、孕激素序贯疗法示意图

2）雌、孕激素合并应用　雌激素使子宫内膜增生修复，孕激素限制雌激素的促内膜生长作用，可减少撤药性出血。适用于育龄期功血内源性雌激素水平较高者。常用口服避孕药，可很好地控制周期，尤其适用于有避孕需求的患者。自血止周期撤药性出血第 5 日起，每晚 1 片，连服 20 日，撤药后出现出血。连续 3 个周期为 1 个疗程。病情反复者可延至 6 个周期。有血栓性疾病、心血管疾病高危因素及 40 岁以上吸烟妇女不宜使用。

3）后半周期疗法　即孕激素法。适用于青春期或活组织检查为增生期内膜的功血患者。于月经周期后半期（撤药性出血的第 16~25 日），每日服用甲羟孕酮 10mg 或微粒化孕酮 200~300mg，或每日肌内注射黄体酮 20mg，连用 10 日。3 个周期为 1 个疗程，酌情使用 3~6 个周期。

（3）促排卵　经上述调整周期药物治疗几个疗程后，通过雌、孕激素对中枢的反馈调节作用，部分无排卵性功血患者可恢复自发排卵。适用于有生育要求的育龄期无排卵性功血患者，可针对病因促排卵，青春期一般不提倡使用。其具体方法将在闭经（本章第二节）中介绍。

2. 手术治疗

（1）刮宫术止血：可迅速止血，同时可了解子宫内膜病理，排除子宫内膜恶性病变。对于围绝经期及病程长的育龄期患者应首先选择刮宫术止血。无性生活者，不轻易使用刮宫术，仅针对大量出血或药物治疗无效或考虑有子宫内膜病变者，应经其本人或家属知情同意后进行。

（2）子宫切除术、子宫内膜电切术也可用于不同情况患者的治疗。

（三）中医治疗

1. 辨证论治

（1）肾阴虚证　左归丸加减。滋肾益精，止血调经。

（2）肾阳虚证　右归丸加减。温肾固冲，止血调经。

（3）脾虚证　固本止崩汤加减。健脾益气，固冲止血。

（4）血热证　①虚热证：两地汤加减。滋阴清热，调经止血。②实热证：清经汤加减。清热凉血，止血调经。

（5）血瘀证　桃红四物汤合失笑散。活血化瘀，止血固冲。

2. 针灸治疗　断红穴（手背第 2、3 指掌关节间向前 1 寸处）先针后灸，留针 20 分钟有止血作用；或灸百会穴、神阙穴、隐白穴；或用耳针刺子宫、内分泌、皮质干，留针 15~20 分钟，均有很好的止血作用。

3. 中药人工周期　即模仿自然月经周期中卵巢的内分泌变化，采用中药分段使用，适用于无排卵性功血止以后。

（1）月经初期（即周期的第 6 天）　用温肾补血汤（当归、党参、鸡血藤、地黄、补骨脂、仙灵脾、巴戟天、仙茅、紫河车），每日 1 剂，连服 5 剂。

（2）月经中期（即排卵前 5 天）　用理气活血汤（香附、当归、月季花、牛膝、益母草、郁金、赤芍），每日 1 剂，连服 4 剂。

（3）月经后期（即月经干净后第 20 天）　用活血通经汤（当归、川芎、赤芍、香附、牛膝、泽兰、白术、茯苓、肉桂），每日 1 剂，连服 5 剂。

子宫内膜电切术

子宫内膜电切术是利用宫腔镜下电切割或激光切除子宫内膜，或采用滚动球电凝或热疗的方法，破坏大部分或全部子宫内膜及浅肌层，使月经减少甚至闭经。适用于药物治疗无效、经量多的绝经过渡期功血和无生育要求的育龄期功血患者。治疗优点：微创、有效，可减少月经量80%～90%，部分患者可达到闭经。术前必须有明确的病理诊断，避免误诊和误切子宫内膜癌。术前1个月可口服达那唑600mg/d或孕三烯酮2.5mg，每周2次，使子宫内膜萎缩，子宫体积缩小，减少血管再生，使手术出血减少，可在月经周期任何时期进行。

二、排卵性功能失调性子宫出血

排卵性功血较无排卵性功血少见，多发生于育龄期妇女。患者虽有周期性排卵功能，临床有可辨认的月经周期，但黄体功能异常。临床上常见黄体功能不足及子宫内膜不规则脱落两种类型。

黄体功能不足

月经周期中有卵泡发育及排卵，但黄体期孕激素分泌不足或黄体过早衰退，导致子宫内膜分泌反应不良，黄体期缩短。

【病因病理】

黄体的健全发育有赖于足够水平的 FSH 和 LH 及卵巢对 LH 的良好反应。黄体功能不足有多种因素：神经内分泌调节功能紊乱导致卵泡期 FSH 缺乏使卵泡发育缓慢，雌激素减少，对垂体及下丘脑正反馈不足，LH 缺乏使排卵后黄体发育不全，孕激素分泌减少，致子宫内膜分泌反应不足。此外，生理性因素如初潮、分娩后、绝经前，内分泌疾病等，均可导致黄体功能不足的发生。

此类患者的子宫内膜形态往往表现分泌期内膜，腺体分泌不足，间质水肿不明显，也可有腺体与间质发育的不同步现象，内膜分泌反应落后2日。

【诊断】

1. 病史特点　病史中常诉月经周期缩短，不孕或早孕时流产。妇科检查无生殖器官器质性病变。

2. 临床表现　一般表现为月经周期缩短，月经频发（＜21日）。有时月经周期虽在正常范围内，但卵泡期延长，黄体期缩短。患者不易受孕或在妊娠早期流产。

3. 辅助检查

（1）基础体温测定 基础体温呈双相型，但排卵后基础体温上升幅度偏低，高温相小于 11 日（图 12-3）。

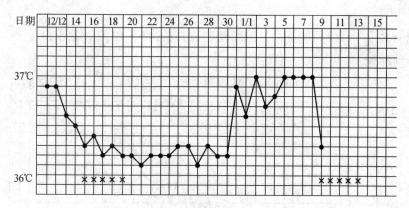

图 12-3 基础体温双相型（黄体期缩短）

（2）子宫内膜活检 子宫内膜分泌反应不良，至少落后 2 日。

【治疗】

1. 促进卵泡发育

（1）卵泡期使用低剂量雌激素 协同 FSH 促卵泡发育，月经周期第 5 日，口服结合雌激素每日 0.625mg，或戊酸雌二醇每日 1mg，连续 5~7 日。

（2）氯米芬 月经第 3~5 日开始口服氯米芬每日 50mg，连服 5 日。

2. 促月经中期 LH 峰值形成 卵泡成熟后，予 HCG 5000~10000U，一次或分两次肌内注射，加强月经中期 LH 峰，不使黄体过早衰退。

3. 黄体功能刺激疗法 于基础体温上升后开始，隔日肌内注射 HCG 1000~2000U，共 5 次，可使血浆黄体酮明显上升，延长黄体期。

4. 黄体功能替代疗法 自排卵后开始，每日肌内注射黄体酮 10mg，共 10~14 日，补充黄体分泌黄体酮的不足。

5. 合并高催乳素血症的治疗 溴隐亭每日 2.5~5mg，可使催乳素水平下降。

子宫内膜不规则脱落

月经周期中有排卵，黄体发育良好，但萎缩过程延长，导致子宫内膜不规则脱落。

【病因病理】

黄体一般维持 14 日后萎缩，子宫内膜因缺乏雌、孕激素支持脱落而行经。子宫内膜不规则脱落是由于下丘脑-垂体-卵巢轴调节功能紊乱，或黄体机制失常，引起黄体萎缩不全，内膜持续受孕激素影响，以致不能如期完整脱落。

正常月经期第 3~4 日时，分泌期子宫内膜已全部脱落。黄体萎缩不全时，于月经期第5～6日仍可见呈分泌反应的子宫内膜，常表现为混合型子宫内膜，即残留的分泌期内膜与出血坏死组织及新增生的内膜混合共存。

【诊断】

1. 临床表现 月经周期正常，但经期延长，长达9～10日，且出血量多。

2. 辅助检查

（1）基础体温测定 基础体温呈双相型，但下降缓慢（图12－4）。

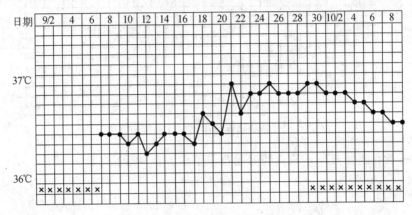

图12－4 基础体温双相型（黄体萎缩不全）

（2）子宫内膜活检 在月经期第5～6日进行诊断性刮宫，内膜切片检查仍能见到呈分泌反应的内膜，且与增生期内膜并存。

【治疗】

1. 孕激素 自排卵后1～2日或下次月经前10～14日开始，口服甲羟孕酮每日10mg，连服10日，有生育要求者肌内注射黄体酮。其作用机制是通过调节下丘脑－垂体－卵巢轴的反馈功能，使黄体及时萎缩，内膜及时完整脱落。

2. 人绒毛膜促性腺激素 用法同黄体功能不足，HCG有促进黄体功能的作用。

3. 复方短效避孕药 抑制排卵，控制月经周期。

4. 中医治疗 参考无排卵性功血进行辨证。

【预防保健】

1. 保持心情愉悦，注意情绪变化，避免精神过度紧张、恐惧、焦虑等。
2. 加强营养，均衡饮食，纠正营养不良、贫血等全身性疾病。
3. 不滥用激素类、避孕药等药物，以免影响下丘脑－垂体－卵巢轴调节功能。

第二节 闭 经

闭经为常见的妇科症状，表现为无月经或月经停止。根据既往有无月经来潮，分为原发性和继发性两类。原发性闭经是指年龄超过 14 岁，第二性征未发育；或年龄超过 16 岁，第二性征已发育，月经未来潮者（国外有建议将上述两年龄分别提前 1 年）。继发性闭经是指正常月经建立后月经停止 6 个月，或按自身原有月经周期计算停经 3 个周期以上者。青春期前、妊娠期、哺乳期及绝经后的月经不来潮属生理现象，本节不展开讨论。

知识链接

闭经的分型

世界卫生组织（WHO）将闭经分为三型：Ⅰ型为无内源性雌激素产生，FSH 水平正常或低下，PRL 正常，无下丘脑-垂体器质性病变；Ⅱ型为有内源性雌激素产生，FSH 和 PRL 水平正常；Ⅲ型为 FSH 升高，提示卵巢功能衰竭。

【病因病理】

正常月经周期的建立和维持，有赖于下丘脑-垂体-卵巢轴的神经内分泌调节，靶器官子宫内膜对性激素的周期性反应和下生殖道通畅等，其中任何一个环节发生障碍均可导致闭经。

（一）原发性闭经

原发性闭经较少见，多由于遗传学原因或先天性发育缺陷引起，约 1/3 患者伴有生殖道异常。

1. 第二性征存在的原发性闭经　①米勒管发育不全综合征：表现为始基子宫或无子宫、无阴道。②雄激素不敏感综合征：为男性假两性畸形，表现为女型，青春期乳房隆起，乳头发育不良，阴道盲端，子宫、输卵管缺如。③生殖道闭锁：阴道横隔、无孔处女膜等。④真两性畸形：非常少见，同时存在男性和女性性腺。

2. 第二性征缺乏的原发性闭经　①低促性腺激素性腺功能减退：临床表现为原发性闭经，女性第二性征缺如，但女性内生殖器分化正常，嗅觉减退或丧失。②高促性腺激素性腺功能减退：原发于性腺衰竭所致的性激素分泌减少，常与生殖道异常同时出现，如特纳综合征等。

（二）继发性闭经

继发性闭经发生率高于原发性闭经。病因复杂，按生殖轴病变及功能失调部位，以下丘脑性闭经最常见，依次为垂体、卵巢、子宫性及下生殖道发育异常闭经。

1. 下丘脑性闭经　最常见，包括功能及器质性，以功能性原因为主。此类闭经属低促性腺激素性闭经，治疗及时尚可逆。

（1）**精神应激性**　突然或长期的精神压抑、忧虑、紧张、情感变化、环境改变、过度劳累等，均可能引起神经内分泌障碍而导致闭经。

（2）体重下降和神经性厌食　中枢神经对体重急剧下降极敏感。1年内体重下降 10%，即使仍在正常范围内仍可引发闭经。若体重减轻 10%～15% 或体脂丢失 30% 将出现闭经。饮食习惯改变也可引起闭经。严重的神经性厌食、过度节食，导致体重急剧下降，使下丘脑多种神经激素分泌降低，引起垂体前叶促激素（FSH、LH、促肾上腺皮质激素等）分泌下降，导致闭经。

（3）运动性闭经　长期剧烈运动或现代舞、芭蕾舞等训练易导致闭经。月经初潮及正常月经维持有赖于一定比例的机体脂肪（17%～22%），肌肉/脂肪比率增加或总体脂肪减少，均可致月经异常。

（4）药物性闭经　长期应用甾体类避孕药及某些药物如吩噻嗪衍生物（奋乃静、氯丙嗪）、利血平等，可引起继发性闭经。药物性闭经通常是可逆的，一般停药后 3～6 个月月经可自然恢复。

（5）颅咽管瘤　也称"肥胖生殖无能营养不良症"。肿瘤增大压迫下丘脑、垂体引起闭经、生殖器萎缩、肥胖、颅内压增高等症状。

2. 垂体性闭经　主要病变在垂体。腺垂体的器质性病变或功能失调，可影响促性腺激素的分泌，从而影响卵巢功能导致闭经。

（1）垂体梗死　常见的为希恩综合征（Sheehan syndrome）。由于产后大出血、休克，导致垂体尤其是腺垂体促性腺激素分泌细胞缺血坏死，引起腺垂体功能低下而出现一系列症状，包括闭经、无泌乳、性欲减退、毛发脱落等，女性第二性征衰退，生殖器官萎缩，以及肾上腺皮质、甲状腺功能减退，出现如畏寒、嗜睡、低血压等症状，基础代谢率降低。

（2）垂体肿瘤　当位于蝶鞍内的腺垂体各种腺细胞发生肿瘤，如催乳素腺瘤、生长激素腺瘤、促甲状腺激素腺瘤、促肾上腺皮质激素腺瘤及无功能的垂体腺瘤，均可出现闭经及相应症状。其中最常见的是分泌 PRL 的催乳素细胞肿瘤引起的闭经溢乳综合征，其闭经程度与 PRL 对下丘脑 GnRH 分泌的抑制程度有关。

（3）空蝶鞍综合征　蝶鞍隔因先天发育不全、肿瘤或手术破坏，脑脊液流入蝶鞍垂体窝，使蝶鞍扩大，垂体受压后缩小，称"空蝶鞍"。垂体柄受脑脊液压迫使下丘脑 - 垂体间门脉循环受阻，出现闭经和高催乳素血症。

3. 卵巢性闭经　闭经的原因在卵巢。卵巢分泌的性激素水平低下，子宫内膜不发生周期性变化而导致闭经。此类闭经属于高促性腺素性闭经。

（1）卵巢早衰　女性 40 岁前，由于卵巢内卵泡耗竭或因医源性损伤而发生卵巢功能衰竭，称卵巢早衰。本病可因遗传因素、自身免疫性疾病、医源性损伤或特发因素引起。以低雌激素及高促性腺激素为特征，临床表现为继发性闭经，常伴围绝经期症状。

（2）卵巢功能性肿瘤　卵巢支持 - 间质细胞瘤产生过量的雄激素，抑制下丘脑 - 垂体 - 卵巢轴功能而闭经。卵巢颗粒 - 卵泡膜细胞瘤持续分泌雌激素，抑制排卵，使子宫内膜持续增生而闭经。

（3）多囊卵巢综合征　以长期无排卵及高雄激素为特征，临床表现为闭经、不孕、多毛和肥胖。

4. 子宫性闭经　闭经的原因在子宫。第二性征发育正常，月经调节功能正常，但由于子宫内膜受破坏（感染、创伤等）或对卵巢激素不能产生正常的反应而出现闭经。

（1）Asherman 综合征　为子宫性闭经的最常见原因。因人工流产刮宫过度或产后、流产后出血刮宫损伤子宫内膜，引起宫腔粘连而导致闭经。流产后感染、产褥感染、宫腔或宫颈手术后感染、子宫内膜结核等，均可导致闭经。仅有宫颈管粘连时有月经产生而不能排出，宫腔完全粘连时无月经。

（2）子宫切除后或宫腔放射治疗后　因破坏了子宫内膜而导致闭经。

5. 其他　内分泌功能异常如甲状腺、肾上腺、胰腺等功能紊乱也可引起闭经，如甲状腺功能减退或亢进、肾上腺皮质功能亢进、肾上腺皮质肿瘤等。下生殖道发育异常如阴道横隔等也可引起闭经。

【诊断】

闭经仅为一种症状，诊断时需首先寻找闭经原因，确定病变部位及环节，然后再确定是何种疾病引起的闭经。

（一）病史特点

详细询问月经史，包括初潮年龄、月经周期、经期、经量和闭经期限及伴随症状等。发病前有无引起闭经的诱因如精神因素、环境改变、体重增减、剧烈运动、各种疾病及用药情况等。已婚妇女需询问生育史及产后并发症情况。原发性闭经应询问第二性征发育情况，了解生长发育史，有无先天性缺陷或其他疾病及家族史。

（二）临床表现

1. 症状　年龄超过 16 岁，月经尚未来潮，或正常月经建立后月经停止 6 个月，或按自身原有月经周期计算停经 3 个周期以上。可伴有身材矮小、第二性征发育异常症状，或肥胖、甲状腺肿大等内分泌代谢异常症状

2. 体征　检查全身发育状况，有无体格发育畸形，甲状腺有无肿大。测量体重、身高、四肢与躯干比例及五官特征。观察精神状态、智力发育、营养和健康状况。妇科检查了解内外生殖器发育，有无先天性缺陷、畸形，女性第二性征如毛发分布、乳房发育是否正常，乳房有无乳汁分泌等。

（三）辅助检查

已婚育龄期妇女闭经应首先排除妊娠，通过病史及体格检查，初步了解闭经的病因及病变部位，有选择地进行辅助检查以明确诊断。

1. 功能试验

(1) 药物撤退试验　用于评估体内雌激素水平，确定闭经程度。

①孕激素试验　黄体酮注射液，每日肌内注射 20mg，连续 5 日；或口服甲羟孕酮，每日 10mg，连用 5 日。停药后 3~7 日出现撤药性出血（阳性反应），提示子宫内膜已受到一定水平的雌激素影响。若停药后无撤药性出血（阴性反应），应进一步行雌、孕激素序贯试验。

②雌、孕激素序贯试验　适用于孕激素试验阴性的闭经患者。每晚睡前服结合雌激素 1.25mg，连续 20 日，最后 10 日加用甲羟孕酮，每日口服 10mg，停药后发生撤药性出血者为阳性，提示子宫内膜功能正常，可排除子宫性闭经，引起闭经的原因是患者体内雌激素水平低落，应进一步寻找闭经原因。无撤药性出血者为阴性。重复一次试验，若仍无出血，提示子宫内膜有缺陷或被破坏，可诊断为子宫性闭经。

(2) 垂体兴奋试验　又称 GnRH 刺激试验，了解垂体对 GnRH 的反应性。方法：将 LHRH 100μg 溶于生理盐水 5mL 中，于注射前及注射后 15 分钟、30 分钟、60 分钟及 90 分钟分别采血，测定 LH 含量。若注射后 15~60 分钟 LH 峰值较注射前升高 2~3 倍，说明垂体功能正常，病变在下丘脑；若经多次重复试验，LH 值无升高或升高不显著，说明病变在垂体。

2. 激素测定　测定血甾体激素如雌、孕激素及睾酮的含量及周期性变化。PRL、LH、FSH、TSH 等激素的含量与比例变化对诊断和鉴别诊断有重要的帮助。肥胖、多毛、痤疮患者还需行胰岛素、雄激素、口服葡萄糖耐量实验（OGTT）等。激素测定建议停用雌孕激素药物至少两周后进行。

3. 影像学检查　盆腔超声检查可观察盆腔有无子宫，子宫大小、形态及内膜厚度，卵巢大小、形态，卵泡数目等。子宫输卵管造影可了解有无宫腔病变和宫腔粘连。CT 或 MRI 用于盆腔及头部蝶鞍区检查，了解盆腔肿块性质，诊断垂体微腺瘤、空蝶鞍等。

4. 宫腔镜检查　能精确诊断宫腔粘连。

5. 腹腔镜检查　能直视下观察子宫及卵巢大小、形态，对诊断多囊卵巢综合征等有价值。

6. 性染色体检查　对鉴别性腺发育不全病因及指导临床处理有意义。

7. 其他检查　主要为靶器官反应检查，包括基础体温测定、宫颈黏液评分、阴道脱落细胞检查、子宫内膜活检或诊断性刮宫。

（四）闭经的诊断步骤

首先区分是原发性闭经亦或继发性闭经。若为原发性闭经，首先检查乳房及女性第二性征、子宫的发育情况；若为继发性闭经，则按图 12-5 的诊断步骤进行。

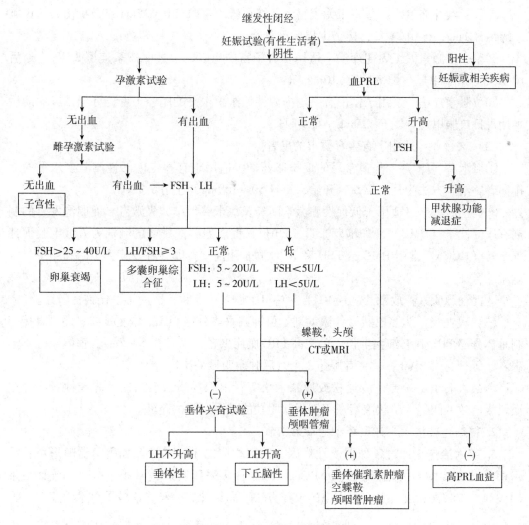

图 12 - 5　继发性闭经的诊断步骤

【治疗】

(一) 治疗原则

积极治疗全身性疾病，改善体质，结合心理治疗，消除精神紧张和焦虑。运动性闭经者应适当减少运动量。肿瘤患者行特异性治疗。

(二) 具体治疗

1. 激素治疗　明确病变环节及病因后，可给予相应激素治疗以补充机体激素不足或拮抗其过多，达到治疗目的。

(1) *性激素替代治疗*　目的是维持女性全身健康及生殖健康，包括心血管系统、骨骼、神经系统等；促进和维持女性第二性征和月经。主要治疗方法有：

①雌激素补充治疗 适用于无子宫者。结合雌激素每日0.625mg或微粒化17-β雌二醇每日1mg，连用21日，停药1周后重复给药。

②雌、孕激素人工周期疗法 适用于有子宫的患者，上述雌激素连服21日，最后10日同时给予甲羟孕酮每日6~10mg。

③孕激素疗法 适用于体内有一定内源性雌激素水平的闭经患者，可于月经周期后半期每日口服甲羟孕酮6~10mg，共10日。

（2）促排卵 适用于有生育要求的患者。

①氯米芬（CC） 是最常用的促排卵药物。适用于有一定内源性雌激素水平的无排卵者。给药方法为月经第5日开始，每日50~100mg，连用5日。

②促性腺激素 适用于低促性腺激素闭经及氯米芬促排卵失败者。促卵泡发育的制剂有尿促性素（HMG）及卵泡刺激素（FSH），促成熟卵泡排卵的制剂为人绒毛膜促性腺激素（HCG）。常用HMG或FSH和HCG联合用药促排卵，并发症为多胎和卵巢过度刺激综合征（OHSS）。

③促性腺激素释放激素（GnRH） GnRH是天然十肽，适用于下丘脑性闭经。

（3）溴隐亭 为多巴胺受体激动剂。可抑制垂体分泌PRL，恢复排卵；还可直接抑制垂体分泌PRL肿瘤细胞生长。单纯高PRL血症患者，每日2.5~5mg。垂体催乳素瘤患者，每日5~7.5mg，敏感者服药3个月后肿瘤明显缩小。

（4）其他激素治疗 泼尼松或地塞米松等肾上腺皮质激素适用于先天性肾上腺皮质增生所致的闭经，甲状腺素适用于甲状腺功能减退引起的闭经。

2. 辅助生育技术 详见第十七章第二节。

3. 手术治疗 针对各种器质性病因，采用相应的手术治疗。如生殖器畸形可行手术切开或成形术，使经血流畅。Asherman综合征多采用宫腔镜直视下分离粘连，后加用大剂量雌激素和放置宫腔内支撑的治疗方法。卵巢肿瘤一经确诊应予手术治疗。

（三）中医治疗

1. 辨证论治

（1）肝肾不足证 归肾丸加减。滋补肝肾，养血调经。

（2）气血虚弱证 人参养营汤。益气养血，调经。

（3）阴虚血燥证 加减一阴煎。阴清热，凉血调经。

（4）气滞血瘀证 血府逐瘀汤加减。理气活血，化瘀通经。

（5）痰湿阻滞证 苍附导痰丸加减。燥湿化痰，活血调经。

2. 针灸治疗 ①体针：取三阴交、关元穴，虚证配足三里、血海、肾俞，实证配太冲、中极。②耳针：可取子宫、内分泌、卵巢、皮质下、神门、交感等。

第三节 多囊卵巢综合征

多囊卵巢综合征是一种常见妇科内分泌疾病，临床表现为雄激素过高、持续性无排卵、卵巢多囊改变，常伴有胰岛素抵抗及肥胖。至今病因不清。

【病因病理】

PCOS 的内分泌特征包括：①雄激素过多。②雌酮过多。③黄体生成素/卵泡刺激素（LH/FSH）比值增大。④胰岛素过多。产生以上变化可能涉及以下几个方面：

1. 下丘脑－垂体－卵巢轴调节功能异常　由于垂体对 GnRH 的敏感性增加，分泌过量 LH，导致卵巢间质、卵泡膜细胞产生过量雄激素。卵巢内高雄激素抑制卵泡成熟，引起发育中的卵泡闭锁，不能形成优势卵泡，但卵巢内的小卵泡仍然分泌处于早卵泡期水平的雌激素（E_2），因而 PCOS 患者兼有高雄激素和高雌激素，但以雄激素过多占优势。PCOS 时雄激素主要是雄烯二酮和睾酮增加；过多的雌激素主要是雌酮（E_1）升高，是雄烯二酮在周围组织中芳香化酶转化的结果，形成高雌酮血症。持续分泌的雌酮和一定水平的雌二醇作用于下丘脑及垂体，对 LH 的分泌呈正反馈，对 FSH 分泌呈负反馈，使 LH 分泌幅度及频率增加，LH 呈持续高水平，而 FSH 水平相对降低，LH/FSH 比值增大。LH 持续升高，无周期性，无排卵前 LH 峰，导致无排卵发生。LH 水平升高又促进卵巢分泌雄激素，低 FSH 使卵巢内无优势卵泡形成，形成雄激素过多、持续无排卵的恶性循环，致使卵巢多囊样改变。

2. 高胰岛素血症和胰岛素抵抗　约 50% 的患者存在胰岛素抵抗和高胰岛素血症。外周组织对胰岛素敏感性降低，使胰岛素的生物学效能降低，称为胰岛素抵抗。高胰岛素血症可作用于垂体的胰岛素受体使 LH 分泌增加，同时可抑制肝脏性激素结合球蛋白（SHBG）的合成，使游离雄激素增加。严重的胰岛素抵抗患者可发生雄激素过多、胰岛素抵抗和黑棘皮症。

3. 肾上腺内分泌功能异常　50% 的 PCOS 患者中存在脱氢表雄酮（DHEA）及硫酸脱氢表雄酮（DHEAS）升高，可能与 PCOS 患者肾上腺中合成甾体激素的关键酶活性增加、肾上腺细胞对促肾上腺皮质激素（ACTH）敏感性增加及功能亢进有关。

卵巢和子宫均呈现病理变化：①双侧卵巢均匀性增大，为正常妇女的 2～5 倍，包膜增厚，呈灰白色。切面可见卵巢白膜均匀性增厚，其下可见直径 2～9mm 囊性卵泡≥12 个。镜下见白膜增厚、硬化，皮质表层纤维化，细胞少，可有显著的血管存在。白膜下含有多个闭锁卵泡及处于不同发育期囊性扩张的卵泡，但无成熟卵泡生成及排卵迹象。②PCOS 患者因无排卵，子宫内膜长期受雌激素刺激，呈现不同程度的增生期改变，如单纯型或复杂型增生，甚至呈不典型增生。长期持续无排卵增加子宫内膜癌的发生几率。

【诊断】

（一）病史特点

PCOS 多发生于青春期及生育期妇女，由于持续无排卵和雄激素过多引起月经失调、雄激素过多症和肥胖。

（二）临床表现

1. 症状

（1）月经失调　PCOS 患者的主要症状，常表现为闭经或月经稀发，闭经为继发性，闭经前常有月经稀发或经量过少；也有少数患者表现为不规则子宫出血或无规律月经。

（2）不孕　因排卵障碍而致。

（3）多毛、痤疮　出现不同程度的多毛，油脂性皮肤及痤疮与皮脂腺分泌旺盛有关。此为高雄激素血症的常见症状。

（4）肥胖　50% 以上的 PCOS 患者肥胖（体重指数 ≥25kg/m²），常呈腹部肥胖型。肥胖与雄激素过多、游离睾酮增加、胰岛素抵抗等有关。

（5）黑棘皮症　由雄激素过多引起。

2. 体征　形体肥胖，体毛丰盛，阴毛浓密且呈男性倾向。皮肤油性。在阴唇、颈背部、腋下、乳房下和腹股沟等处皮肤皱褶部位出现灰褐色色素沉着，呈对称性，皮肤增厚，质地柔软。

（三）辅助检查

1. 基础体温测定　多表现为单相型。

2. 超声检查　双侧卵巢增大，包膜回声增强，轮廓较光滑，一侧或双侧卵巢可见 12 个以上直径 2~9mm 无回声区，围绕卵巢边缘，称为"项链征"。连续监测未见主导卵泡发育及排卵迹象。

3. 诊断性刮宫　月经前数日或月经来潮 6 小时内进行，表现为刮出子宫内膜呈不同程度增生，无分泌期变化。年龄 >35 岁的患者应常规行诊刮，以早期发现子宫内膜不典型增生或子宫内膜癌。

4. 腹腔镜检查　直接窥视，见卵巢增大，包膜增厚，表面光滑，呈灰白色，有新生血管。包膜下显露多个卵泡，但无排卵征象（排卵孔、血体或黄体）。腹腔镜下取卵巢活组织送病理检查可明确诊断。

5. 激素测定

（1）血清雄激素测定　睾酮水平通常不超过正常范围上限的 2 倍，雄烯二酮升高，DHEA、DHEAS 浓度正常或轻度升高。

（2）血清 FSH、LH 测定　血清 FSH 值偏低，LH 值升高，无排卵前 LH 峰，LH/FSH ≥2~3。LH/FSH 比值升高多见于非肥胖型患者。

（3）尿 17-酮类固醇　正常或轻度升高。正常时提示雄激素来源于卵巢，升高时提示肾上腺功能亢进。

（4）血清雌激素测定　雌酮（E_1）升高，雌二醇（E_2）正常或稍升高，其水平恒定于卵泡早期水平，缺乏周期性变化，$E_1/E_2 >1$，高于正常周期。

（5）血清催乳素（PRL）测定　部分患者血清 PRL 轻度升高。

（6）其他 肥胖患者应测定空腹血糖及口服葡萄糖耐量试验（OGTT），有条件时测定空腹胰岛素水平（正常 <20mU/L）及葡萄糖负荷后血清胰岛素最高浓度（正常 <150mU/L）。

（四）诊断标准

目前常用 2003 年提出的鹿特丹标准：①稀发排卵或持续无排卵。②高雄激素的临床特征和（或）高雄激素血症。③卵巢多囊改变：超声提示一侧或双侧卵巢直径 2 ~ 9mm 的卵泡≥12 个和（或）卵巢体积≥10mL。④3 项中符合 2 项并排除其他高雄激素病因，如先天性肾上腺皮质增生、库欣综合征、分泌雄激素的肿瘤。

【鉴别诊断】

1. 卵泡膜细胞增殖症 临床和内分泌检查与 PCOS 相仿但更严重，肥胖和男性化更明显，高睾酮水平，而 DHEAS 正常，LH/FSH 比值正常。镜下表现为卵巢皮质黄素化的卵泡膜细胞增生亢进，无 PCOS 的多个小卵泡。

2. 分泌雄激素的卵巢肿瘤 如卵巢睾丸母细胞瘤、卵巢门细胞瘤、肾上腺残迹肿瘤等均可产生过量雄激素，多为单侧实性肿瘤，超声、CT 或 MRI 可以协助诊断及定位。

3. 肾上腺皮质增生或肿瘤 血清 DHEAS 超过正常范围上限 2 倍时，应与肾上腺皮质增生或肿瘤相鉴别。肾上腺皮质增生患者 17α - 羟孕酮升高，ACTH 兴奋试验反应亢进，地塞米松抑制试验抑制率≤0.70；肾上腺皮质肿瘤患者则对这两项试验均无明显反应。

【治疗】

（一）治疗原则

PCOS 近期治疗原则是纠正月经紊乱，建立排卵性月经周期，改善生殖功能，达到妊娠目的。预防卵巢早衰、子宫内膜癌、乳癌、糖尿病及心血管疾病等并发症。

（二）具体治疗

1. 一般治疗 肥胖型 PCOS 患者，应通过控制饮食、加强锻炼以减轻体重，有利于增加胰岛素敏感性，降低胰岛素、睾酮水平，恢复排卵及生育功能。

2. 药物治疗

（1）调节月经周期

①口服避孕药 雌孕激素联合周期疗法。避孕药中孕激素通过负反馈作用抑制 LH 的异常高分泌，减少卵巢产生雄激素，并作用于子宫内膜抑制子宫内膜过度增生；雌激素成分促进肝脏产生的性激素结合球蛋白浓度增加，使游离睾酮减少。常用口服短效避孕药，周期性服用，疗程 3 ~ 6 个月，可重复使用，可有效抑制毛发生长和治疗痤疮。

②孕激素后半周期疗法 保护子宫内膜，调节月经，并可通过负反馈抑制 LH 持续

增高。甲羟孕酮，每日 20～40mg 口服。

（2）降低血雄激素水平

①糖皮质激素　适用于 PCOS 雄激素过多为肾上腺来源或混合性来源者。常用药物为地塞米松，每晚 0.25mg 口服，可有效抑制硫酸脱氢表雄酮浓度。剂量不宜超过每日 0.5mg，以免抑制垂体－肾上腺轴的功能。

②螺内酯　具有抑制卵巢和肾上腺合成雄激素，并有在毛囊竞争雄激素受体的作用。抗雄激素的剂量为每日 40～200mg，治疗多毛时需用药 6～9 个月。出现月经不规则者可与口服避孕药联合应用。

③环丙孕酮　为 17α－羟孕酮衍生物，有抗雄激素作用。目前常用雌二醇环丙孕酮片（达英 35，diane－35），每片含醋酸环丙孕酮（CPA）2mg、炔雌醇（乙炔雌二醇，EE）35μg，周期疗法，即于出血第 1 日起，每日口服 1 片，连续 21 日，停药 7 日后重复，共 3～6 个月。

（3）改善胰岛素抵抗　对肥胖或胰岛素抵抗患者常用。二甲双胍可纠正 PCOS 患者的高雄激素状态，改善卵巢排卵功能，提高促排卵治疗的效果。每次口服 500mg，每日 2～3 次。

（4）诱发排卵　有生育要求者经过上述基础治疗后，可进行促排卵治疗。一线药物为氯米芬，效果不佳者可给予二线促排卵药物 HMG 及 HCG。诱发排卵时易发生卵巢过度刺激综合征，须加强预防措施，严密监测。

3. 手术治疗

（1）腹腔镜手术　腹腔镜下卵巢打孔术（LOD）是指在腹腔镜下对多囊卵巢应用电针或激光技术穿刺打孔，每侧卵巢打孔以 4 个为宜，注意避开卵巢门，可获得 90% 的排卵率和 70% 的妊娠率。

（2）卵巢楔形切除术　剖腹探查后先确定诊断，然后将双侧卵巢各楔形切除 1/3，以降低雄激素水平，减轻多毛症状，提高妊娠率。现已少用。

（三）中医治疗

1. 肾虚证　右归丸。补肾调经。

2. 痰湿证　苍附导痰丸。燥湿除痰，理气行滞。

3. 肝经郁火证　丹栀逍遥散。疏肝解郁，泻火调经。

4. 气滞血瘀证　膈下逐瘀汤。行气导滞，活血化瘀。

第四节　痛　　经

痛经为妇科疾病最常见的症状之一。凡在月经前后或月经期周期性出现下腹疼痛、坠胀，伴腰酸或其他不适，症状严重影响生活和工作质量者称为"痛经"。痛经分为原发性和继发性两类：原发性痛经是指生殖器官无器质性病变月经初潮即出现的痛经，占痛经 90% 以上；继发性痛经是指由于盆腔器质性疾病引起的痛经。本节叙述原发性痛经。

【病因病理】

原发性痛经的发生主要与月经时子宫内膜前列腺素（PG）含量升高有关。研究表明，痛经患者子宫内膜和月经中 $PGF_{2\alpha}$ 和 PGE_2 含量均较正常妇女明显升高。前列腺素 $PGF_{2\alpha}$ 含量升高是造成痛经的主要原因。$PGF_{2\alpha}$ 和 PGE_2 是花生四烯酸脂肪酸的衍生物，在月经周期中，分泌期子宫内膜前列腺素浓度较增生期子宫内膜高。$PGF_{2\alpha}$ 含量升高可引起子宫平滑肌过强收缩，血管挛缩，造成子宫缺血、缺氧状态而出现痛经。

此外，原发性痛经还受精神、神经因素影响，疼痛的主观感受也与个体痛阈有关。增多的前列腺素进入血循环，还可引起心血管和消化道等症状。无排卵的增生期子宫内膜因无孕酮刺激，所含前列腺素浓度低，通常不发生痛经。

【诊断】

（一）病史特点

原发性痛经在青春期多见，常在初潮后 1~2 年发病。

（二）临床表现

1. 症状

（1）伴随月经周期出现的下腹部剧烈疼痛，于下腹部耻骨上，可放射至腰骶部、会阴部和大腿内侧。疼痛常呈痉挛性。多自月经来潮后开始，最早出现在经前 12 小时，以行经第 1 日疼痛最剧烈，持续 2~3 日后疼痛缓解。

（2）疼痛严重时可伴恶心、呕吐、腹泻、头晕、乏力等症状，甚至出现面色苍白、出冷汗或昏厥。

2. 体征 妇科检查无异常发现。

【鉴别诊断】

本病需与子宫内膜异位症、子宫腺肌病、盆腔炎性疾病引起的继发性痛经相鉴别。继发性痛经常在初潮后数年才出现症状，多有月经过多、不孕、放置宫内节育器或盆腔炎性疾病史，妇科检查有异常发现。必要时可行盆腔超声检查或腹腔镜检查加以鉴别。

【治疗】

（一）治疗原则

疼痛时以止痛、镇静、解痉为主，辅以精神心理治疗。

（二）具体治疗

1. 一般治疗 重视精神心理治疗。阐明月经期轻度不适是生理反应，消除患者的紧张和顾虑有缓解疼痛效果。疼痛不能耐受时可辅以药物治疗。

2. 药物治疗

（1）前列腺素合成酶抑制剂　通过抑制前列腺素合成酶的活性减少前列腺素的产生，防止过强子宫收缩和痉挛，从而减轻或消除痛经，治疗有效率可达80%。月经来潮即开始服药效果佳，连服2～3日。常用药物有布洛芬、酮洛芬、甲氯芬那酸、双氯芬酸、萘普生。布洛芬200～400mg，每日3～4次；或酮洛芬50mg，每日3次。

（2）口服避孕药　通过抑制排卵减少月经血中前列腺素含量。适用于要求避孕的痛经妇女，有效率达90%以上。

（三）中医治疗

1. 辨证论治

（1）气滞血瘀证　膈下逐瘀汤。理气行滞，化瘀止痛。

（2）寒湿凝滞证　少腹逐瘀汤。温经散寒，化瘀止痛。

（3）湿热瘀阻证　清热调血汤。清热除湿，化瘀止痛。

（4）气血虚弱证　八珍益母汤。益气养血，调经止痛。

（5）肝肾亏损证　调肝汤加减。补肾益精，养血止痛。

2. 针灸治疗　①体针：足三里、三阴交、关元、气海、中极，针刺或针后加灸。②耳针：子宫、交感、皮质下、内分泌。

3. 穴位敷贴　麝香痛经膏，外贴穴位取子宫、三阴交、气海或腹部痛点，痛经发作时敷贴，1～3天更换1次，痛经消失后除去。

4. 单方验方　①红花10g，红糖30g，水煎服。②五灵脂10g，酒制香附15g，水煎服。

5. 中成药　元胡止痛片，每次6片，每日3次。痛经丸，每次6g，每日3次。

【预防保健】

1. 保持心情愉悦，减轻焦虑，注意情绪变化，避免精神过度紧张、焦虑等。

2. 加强营养，均衡饮食，经期忌生冷及辛辣食物，避免剧烈运动及过度劳累，防寒保暖。足够的休息、适度的锻炼、戒烟对缓解疼痛有一定帮助。

3. 注意经期卫生，月经期不洗盆浴、不游泳，不进行性生活。

4. 适当休息，疼痛时局部热敷或按摩下腹部，进食热的饮料如热汤或热茶可减轻疼痛。

第五节　围绝经期综合征

　　围绝经期综合征是指妇女绝经前后出现的因性激素波动或减少所致的一系列躯体及精神心理症状。绝经指月经完全停止1年以上。绝经分为自然绝经和人工绝经。自然绝经指卵巢内卵泡生理性耗竭所致的绝经。人工绝经指两侧卵巢经手术切除或受放射线照射毁坏导致的绝经。

【病因病理】

绝经前后，随着卵巢功能的逐渐衰退，女性内分泌发生明显变化。其主要改变是卵巢排卵逐渐停止，内分泌功能逐渐减退，雌激素和抑制素逐渐减少，而垂体分泌的促性腺激素逐渐增多，随之，在心血管、泌尿生殖系统、骨骼、脑组织乃至精神心理等呈现多种病理改变。

1. 雌激素　绝经过渡早期雌激素水平波动大，FSH 升高导致卵泡过度刺激引起雌激素分泌增多，甚至高于正常卵泡期水平。当卵巢卵泡完全停止生长发育时，雌激素水平才迅速下降。绝经后卵巢极少分泌雌激素，妇女循环中的低水平雌激素主要来源于肾上腺皮质和卵巢的雄烯二酮经周围组织芳香化酶转化的雌酮，绝经后妇女雌酮高于雌二醇。

2. 孕酮　绝经过渡期卵巢有排卵功能，但因黄体功能不良，致孕酮分泌减少。绝经后卵巢无孕酮分泌。

3. 雄激素　绝经后雄激素来源于卵巢间质及肾上腺，雄激素水平下降。雄烯二酮主要来源于肾上腺，卵巢主要产生睾酮。绝经后 LH 水平升高刺激卵巢间质细胞使睾酮水平较绝经前升高。

4. 促性腺激素　绝经过渡期 FSH 水平升高，而 LH 在正常范围内，FSH/LH < 1。绝经后雌激素水平降低，对下丘脑 - 垂体的负反馈作用减弱，刺激垂体分泌 FSH、LH 增加，其中 FSH 升高更显著，FSH/LH > 1。卵泡闭锁导致雌激素水平下降及 FSH 升高，是绝经的主要信号。

5. 促性腺激素释放激素　绝经后雌激素水平降低，对下丘脑 - 垂体的负反馈作用减弱，促性腺激素释放激素分泌增加，与 LH 相平衡。

6. 抑制素　绝经后妇女血抑制素水平降低较雌二醇早，反映卵巢功能逐渐衰退。

【诊断】

（一）病史特点

发病年龄多在 45～55 岁之间，应注意表现相关症状的器质性疾病、甲状腺疾病、精神疾病等病史。

（二）临床表现

1. 症状

（1）月经紊乱　是围绝经期的常见症状。因无排卵或稀发排卵，多表现为月经周期不规则，经期持续时间长及经量增加或减少，生育力低下。

（2）与雌激素减少相关的症状

①血管舒缩症状　主要为潮热，是雌激素降低的特征性症状。典型表现是反复出现短暂的面部和颈部皮肤阵阵发红，伴烘热，继而出汗。一般持续 1～3 分钟，轻者每日

发作数次，严重者十余次或更多，甚至影响妇女的工作、生活及睡眠。

②精神神经症状 主要为自主神经功能失调，常表现为注意力不集中、情绪波动大，如激动易激惹、焦虑、抑郁、情绪低落、自我控制力差等，部分妇女出现记忆力减退。

③泌尿生殖道症状 主要为泌尿生殖道萎缩，阴道干涩疼痛，性交困难，容易反复发生感染，排尿困难、尿急、尿痛等尿路感染症状，甚至出现盆底肌肉松弛，可有张力性尿失禁。

④心血管疾病 绝经后妇女动脉粥样硬化、冠心病、高血压和脑卒中的发病率明显增加。

⑤骨质疏松 由于雌激素水平下降，50 岁以上的妇女约 50% 患有骨质疏松症，严重者导致骨折，桡骨远端、股骨颈、椎体等部位易发生。

⑥阿尔茨海默病（Alzheimer's disease） 绝经后女性比老年男性患此病风险高。

2. 体征 生殖器官及乳房萎缩、皮肤皱纹、色素沉着等。

（三）辅助检查

卵巢功能评价等实验室检查有助于诊断。

1. 血 FSH 值及 E_2 值测定 可了解卵巢功能。绝经过渡期血 FSH > 10U/L，提示卵巢储备功能下降。FSH > 40U/L 且 E_2 < 10 ~ 20pg/mL 提示卵巢功能衰竭。

2. 氯米芬兴奋试验 月经第 5 日起服用氯米芬，每日 50mg，共 5 日，停药第 1 日测血 FSH 值，若 FSH > 12U/L，提示卵巢储备功能下降。

【治疗】

（一）治疗原则

适量补充雌激素，缓解近期症状，预防骨质疏松症、动脉粥样硬化症、阿尔茨海默病等，辅助精神心理治疗。

（二）具体治疗

1. 一般治疗 围绝经期精神神经症状可因神经类型不稳定或精神状态不健全而加剧，应进行心理治疗，以乐观心态适应。必要时可选用适量的镇静药以助睡眠，如夜晚睡前服用艾司唑仑 2.5mg；谷维素 20mg，每日 3 次，有助于调节自主神经功能。为预防骨质疏松，应坚持体格锻炼，增加日晒时间，摄入足量蛋白质及含钙丰富的食物，并补充钙剂。

2. 激素替代治疗（hormone replacement therapy，HRT） 可缓解围绝经期症状，改善患者生活质量。

（1）适应证

①绝经相关症状：潮热、盗汗、睡眠障碍、情绪障碍等。

②泌尿生殖道萎缩相关表现：阴道干涩、性交痛、反复发作的阴道炎症、泌尿系统炎症、排尿困难、尿频、尿急等。

③骨质疏松症。

（2）禁忌证 妊娠、不明原因的子宫阴道流血、已知或可疑的乳腺癌或性激素依赖性恶性肿瘤，严重肝脏、肾脏疾病，6个月内的活动性静脉或动脉血栓栓塞性疾病等，脑膜瘤为孕激素禁忌证。

（3）制剂及剂量选择 主要为雌激素，可辅以孕激素。剂量和用药方案应个体化，以最小剂量且有效为最佳。

①雌激素制剂 原则上应选用天然雌激素制剂：戊酸雌二醇，每日口服0.5~2mg。结合雌激素，每日口服0.3~0.625mg。微粒化雌二醇（诺坤复），每日或隔日口服1~2mg。17β-雌二醇经皮贴膜，根据剂型，每周更换一次或两次。

②孕激素制剂 醋酸甲羟孕酮，每日口服2~6mg。天然孕激素制剂如微粒化孕酮，每日口服100~300mg。

（4）治疗方案

①单用雌激素 适用于已切除子宫的患者。

②雌孕激素序贯周期联合治疗 使用雌激素的基础上，后半月加用孕激素10~14日，每周期停用5~7日。有周期性出血，也称"预期计划性出血"，适用于年龄较轻或愿意有月经样出血的妇女。

③雌孕激素连续联合治疗 雌激素和孕激素皆为每日用药，不发生周期性出血。适用于年龄较大、不愿意有月经样出血或绝经多年的妇女。

（5）副作用及危险性

①子宫出血 HRT治疗时的子宫异常出血，多为突破性出血，需查明原因，必要时行诊断性刮宫，排除子宫内膜病变。

②性激素副作用 雌激素剂量过大时可引起乳房胀、白带多、头痛、水肿、色素沉着等。孕激素副作用包括抑郁、易怒、乳腺痛和水肿，患者常不易耐受。

③子宫内膜癌 长期应用单一雌激素使子宫内膜癌和子宫内膜异常增生的危险增加。联合应用雌孕激素不增加子宫内膜癌发病风险。

④其他 卵巢癌及乳腺癌。

3. 非激素类药物 选择性5-羟色胺再摄取抑制剂可有效改善血管舒缩症状及精神神经症状，如盐酸帕罗西丁每天20mg口服。补充钙剂可缓解骨质丢失。维生素D与钙剂合用有利于钙的完全吸收。

（三）中医治疗

1. 肾阴虚证 左归丸。滋养肾阴，佐以潜阳。

2. 肾阳虚证 右归丸合理中丸。温肾扶阳，佐以健脾。

3. 阴阳两虚证 二仙汤合二至丸。阴阳双补。

附：经前期综合征

经前期综合征是指反复在黄体期出现以周期性的情感、行为和躯体障碍为特征的一组综合征，月经来潮后，症状自然消失。

【病因】

本病无明确病因，可能与精神社会因素、卵巢激素失调等相关。经前期综合征患者对安慰剂治疗的反应率高达 1/3～1/2，且患者在情绪紧张时使原有症状加重。临床补充雌孕激素合剂，减少性激素周期性生理性变动，能有效缓解症状。

【诊断】

1. 病史特点　多见于 25～45 岁妇女，症状出现于月经前 1～2 周，月经来潮后症状减轻直至消失，且症状呈周期性反复发生。

2. 临床表现

（1）躯体症状　头痛、背痛、乳房胀痛、腹部胀满、便秘、体重增加、运动协调功能减退等。

（2）精神症状　易怒、焦虑、抑郁、情绪不稳定及睡眠、性欲改变等。

（3）行为改变　注意力不集中、工作效率低、记忆力减退等。

3. 诊断要点　诊断需考虑下列因素：①经前期综合征的症状。②黄体晚期持续反复发生。③对日常工作、学习产生负面影响。

【治疗】

1. 治疗原则　主要是缓解或消除躯体、心理症状，减少对个人日常生活、人际交往、生活质量的影响，并使治疗的副反应尽可能减到最低。

2. 具体治疗

（1）一般治疗　帮助患者调整心理状态，给予心理安慰与疏导，放松精神。合理饮食，适当锻炼，戒烟，限制钠盐和咖啡的摄入。

（2）药物治疗

①抗焦虑药　阿普唑仑 0.25mg，经前用药，每日 2～3 次，最大剂量为 4mg/d，用至月经来潮第 2～3 日。

②抗忧郁症药　氟西汀 20mg 口服，每日 1 次，黄体期用药，能明显缓解精神症状及行为改变，但对躯体症状疗效不佳。

③醛固酮受体竞争性抑制剂　螺内酯 20～40mg，每日 2～3 次口服，可减轻水钠潴留及改善精神症状。

④维生素 B_6　可调节自主神经系统与下丘脑－垂体－卵巢轴的功能，10～20mg，每日 3 次口服，可改善症状。

⑤口服避孕药　通过抑制排卵缓解经前期症状，减轻水钠潴留，抑制循环和内源性

激素波动。

3. 中医治疗

（1）肝郁气滞证 柴胡疏肝散。疏肝解郁，理气止痛。

（2）肝肾阴虚证 杞菊地黄丸。滋肾养肝，清热降火。

（3）脾肾阳虚证 建固汤。健脾温肾。

（4）心脾气虚证 归脾汤。健脾升阳，益气固表。

（5）瘀血阻滞证 趁痛散。温经通络，活血散瘀。

 病案讨论

患者黄某，女，17岁，高三学生。13岁月经初潮，既往月经正常，偶有月经周期40+天的情况。进入高三学习以来，月经紊乱，周期及经期长短不一，周期间隔7～18天不等，经期2～9天。最近停经3个月后月经来潮，血量汹涌，持续20+天，自觉有头昏、乏力、记忆下降等症状。查体：生命体征平稳，贫血貌，心肺未见明显异常，腹软，无压痛及反跳痛。辅助检查：尿HCG（－）。血常规检查：白细胞15.88×10^9/L，中性粒细胞百分比79.25%，血红蛋白86g/L。腹部彩超提示子宫、附件未见明显异常。

1. 初步诊断是什么？有哪些诊断依据？

2. 如何用药治疗？

复习思考题

1. 简述无排卵性功能失调性子宫出血的病因与诊断。

2. 试述雌、孕激素序贯疗法的具体应用。

3. 引起继发性闭经的原因有哪些？诊断闭经有哪些步骤？

4. 简述围绝经期综合征的定义、诊断及治疗。

第十三章 女性生殖系统炎症

女性生殖系统炎症是妇科最常见的疾病之一，主要有外阴炎、前庭大腺炎、阴道炎、宫颈炎、盆腔炎等。由于外阴阴道与尿道、肛门毗邻，容易受到污染；育龄妇女性活动频繁，容易受到损伤及外界病原体感染；绝经后妇女及婴幼儿雌激素水平低，局部抵抗力下降，也容易出现生殖系统炎症。

第一节 阴 道 炎

在人体体表和与外界相通的阴道中通常寄居着对人体无害甚至是有益的微生物，即正常菌群。这些微生物位于阴道四周的侧壁黏膜中，随着月经周期、年龄、性生活、阴道灌洗及抗生素的使用等处于一个相互制约并相互影响的动态平衡状态。因此，临床上常见的妇科感染性疾病就是受到内源性或外源性因素的影响导致阴道微生态系统失衡。常见的阴道炎包括滴虫性阴道炎、阴道假丝酵母菌病、细菌性阴道病、老年性阴道炎、婴幼儿外阴阴道炎。

一、滴虫性阴道炎

滴虫性阴道炎是由阴道毛滴虫引起的常见阴道炎之一。阴道毛滴虫适宜在温度25℃~40℃、pH 值5.2~6.6 的潮湿环境中生长，在 pH 值为 5 以下或 7.5 以上的环境中不生长。它能在3℃~5℃生存21 日，在46℃生存20~60 分钟，在半干燥环境中约生存10 小时，在普通肥皂水中也能生存45~120 分钟。滴虫能消耗或吞噬阴道上皮细胞内的糖原，阻碍乳酸生成，从而使 pH 值升高。故滴虫性阴道炎患者的阴道 pH 值一般在5.0~6.5，多数大于6。滴虫不仅寄生于阴道，还常入侵尿道或尿道旁腺，甚至膀胱、肾盂及男性的包皮褶皱或前列腺中。

【病因病理】

本病由感染阴道毛滴虫引起。其传播途径有：

1. **经性交直接传播** 成人滴虫性阴道炎 90% 由性交传播。由于男性感染滴虫后无症状，易成为感染源。

2. **间接传播** 较少见，是幼女滴虫感染的主要原因。极少数的成人可经公共浴池、浴盆、浴巾、游泳池、坐式便器、衣物、污染的器械及敷料等传播。

【诊断】

（一）病史特点

育龄期妇女在月经前后，隐藏在腺体及阴道皱襞中的滴虫得以繁殖，从而引起炎症。常有不洁性交史，或接触滴虫污染源。

（二）临床表现

1. 症状 潜伏期4～28日。25%～50%的患者感染初期无症状，症状有无及轻重取决于局部免疫因素、滴虫数量及毒性强弱。

阴道分泌物增多及外阴瘙痒是本病的主要临床症状。分泌物的典型特点为稀薄脓性、黄绿色、泡沫状、有臭味。分泌物呈脓性是因分泌物中含有白细胞，若合并其他感染则呈黄绿色；呈泡沫状、有臭味是因滴虫无氧糖酵解，产生腐臭气体。瘙痒部位主要为阴道口及外阴，或伴有灼热、疼痛及性交痛等。若尿道口有感染，可有尿频、尿痛，有时可见血尿。阴道毛滴虫能吞噬精子，并阻碍乳酸生成，影响精子在阴道内存活，导致不孕。

2. 体征 阴道黏膜充血，严重者有散在出血点，甚至宫颈有出血斑点，形成"草莓样"宫颈，后穹隆有多量白带，呈灰黄色、黄白色稀薄液体或绿色脓性分泌物，常呈泡沫状。滴虫携带者阴道黏膜无异常改变。

（三）辅助检查

1. 悬滴法 取阴道侧壁的典型分泌物，悬滴生理盐水，低倍显微镜下见到呈波状运动的滴虫及增多的白细胞，即可确诊。

2. 聚合酶链反应（PCR） 可用于滴虫的诊断，敏感性及特异性均与培养法相似，但较培养法简单。

【鉴别诊断】

1. 阴道假丝酵母菌病 白带呈白色乳酪样或豆腐渣样，外阴奇痒灼痛。检查阴道壁覆盖一层白膜状分泌物，擦去可见黏膜充血。白带镜检可见芽孢和假菌丝或白假丝酵母菌。

2. 细菌性阴道病 阴道分泌物增多，灰白色，稀薄，均匀一致，有鱼腥味，轻度外阴瘙痒或灼热感。检查阴道黏膜无充血。分泌物涂片可见一般病原菌，无滴虫、白假丝酵母菌。

3. 老年性阴道炎 阴道分泌物增多，淡黄色，稀薄，严重时呈脓性白带。外阴、阴道有瘙痒、烧灼感。检查阴道黏膜萎缩，皱襞少，常有小出血点或小溃疡。阴道分泌物镜检无滴虫、假丝酵母菌。

【治疗】

（一）治疗原则

本病因感染阴道毛滴虫所致，彻底杀灭滴虫为治愈本病的根本措施。因滴虫性阴道炎可同时有尿道、尿道旁腺、前列大腺滴虫感染，治愈此病需全身用药。为避免重复感染，需夫妻同治。内服外用相结合。

（二）具体治疗

1. 全身用药　主要选用硝基咪唑类药物，如甲硝唑、替硝唑等。甲硝唑用药期间及停药24小时内、替硝唑用药期间及停药72小时内禁止饮酒，哺乳期禁用。

2. 局部用药

（1）增强阴道防御能力　用0.5%～1%乳酸或醋酸，或0.25%碘伏液冲洗阴道，每日1次，连续7日。

（2）甲硝唑　阴道泡腾片200mg，于阴道冲洗后或每晚塞入阴道1次，连续7日。

3. 性伴侣的治疗　对性伴侣进行治疗，治疗期间禁止性交。

4. 妊娠期间滴虫性阴道炎的处理　对妊娠期间滴虫性阴道炎进行治疗，可缓解阴道分泌物增多症状，防止新生儿呼吸道和生殖道感染，阻止阴道毛滴虫的进一步传播，但临床应用宜权衡利弊。美国FDA已将甲硝唑归为妊娠期用药的B类药物，推荐甲硝唑250mg，每日3次，连服7日。

5. 随访　治疗后无症状及初始无症状者不需随访。

（三）中医治疗

1. 辨证论治

（1）湿热下注证　龙胆泻肝汤加减。清热利湿，杀虫止痒。

（2）肾虚湿盛证　肾气丸合萆薢渗湿汤加减。强腰壮肾，淡渗利湿。

2. 其他疗法

（1）蛇床子方　蛇床子、花椒子、黄柏、白矾、苦参，煎汤熏洗外阴或冲洗阴道。

（2）灭滴洗剂　苦参、百部、蛇床子、地肤子、石榴子、黄柏、紫槿皮、枯矾，煎汤熏洗外阴。

【预防保健】

1. 有复发症状的病历多为重复感染，为避免感染，内裤及洗涤用毛巾应煮沸5～10分钟以消灭病原体。

2. 夫妻同治，治愈前应避免性交，不能在症状改善后擅自停药，治疗期间戒酒。

3. 注意公共场所卫生，尽量不用公共浴盆，选用蹲式马桶，不到消毒不严格的公共游泳池游泳，外出旅游尽量使用自带浴巾。

4. 做好个人卫生，养成良好的生活习惯，忌食辛辣、刺激性食物，多食果蔬。

5. 每年定期主动到医院做妇科检查。

二、阴道假丝酵母菌病

阴道假丝酵母菌病是由假丝酵母菌感染所致的阴道炎，也称"阴道念珠菌病"，又因念珠菌属于霉菌的一种，临床上又称"霉菌性阴道炎"，占微生物所致阴道炎的 1/4 ~ 1/3。国外资料显示，约 75% 的妇女一生至少患过 1 次阴道假丝酵母菌病，45% 的妇女经过 2 次或 2 次以上的发病。

【病因病理】

本病 80% ~ 90% 的病原体为白假丝酵母菌，10% ~ 20% 为光滑假丝酵母菌、近平滑假丝酵母菌、热带假丝酵母菌等。酸性环境适宜假丝酵母菌生长，其阴道 pH 值多为 4.0 ~ 4.7，通常小于 4.5。假丝酵母菌对热的抵抗力不强，加热至 60℃ 1 小时即死亡；但对干燥、阳光、紫外线及化学制剂等抵抗力较强。

白假丝酵母菌为条件致病菌，10% ~ 20% 的非孕妇女及 30% 的孕妇阴道中有此菌寄生，但菌量极少，呈酵母相，并不引起症状。只有在全身及阴道局部细胞免疫能力下降，假丝酵母菌大量繁殖，病转变为菌丝相，才会出现症状。常见的发病诱因有应用广谱抗生素、妊娠、糖尿病、大量应用免疫抑制剂。其传播途径有：①主要为内源性传染，假丝酵母菌可作为条件致病菌寄生于阴道外，也可以寄生于人的口腔、肠道，一旦条件适宜可引起感染，且这三个部位的假丝酵母菌可相互传染。②少数患者可以通过性交直接传染。③极少数患者通过接触污染的衣物间接传染。

【诊断】

（一）病史特点

常有不洁性接触史；或长期服用避孕药；或发生于妊娠期间，因为妊娠期间机体免疫力下降，性激素水平高，阴道组织内糖原增加，酸度升高，有利于假丝酵母菌生长，雌激素还有促进假丝酵母菌形成的作用。此外，还见于严重的传染病、消耗性疾病及 B 族维生素缺乏等。

（二）临床表现

1. 症状　主要表现为外阴瘙痒、灼痛、性交痛及尿痛，部分患者阴道分泌物增多。尿痛特点是排尿时尿液刺激水肿的外阴及前庭导致疼痛。分泌物由脱落上皮细胞和菌丝体、酵母菌和假菌丝组成，其特征为白色稠厚呈凝乳或豆腐渣样。

2. 体征　常见小阴唇内侧及阴道黏膜附有白色膜状物，擦去后见黏膜充血红肿，急性期可有糜烂面及浅表溃疡。

（三）辅助检查

1. 悬滴法 取少许凝乳状分泌物，放于盛有 10% 氢氧化钾的玻片上，混匀后在显微镜下找到芽孢和菌丝，即可确诊。

2. 涂片法 取少许凝乳状分泌物，均匀涂在玻片上，革兰染色后在显微镜下找到芽孢和假丝菌，阳性率为 70%～80%。

3. 培养法 若有症状而多次涂片检查为阴性，或为顽固病历，为确诊是否为白假丝酵母菌感染，可采用培养法，应同时进行药物敏感试验。

【鉴别诊断】

本病主要应与滴虫性阴道炎、细菌性阴道病、老年性阴道炎相鉴别，其鉴别要点可参见"滴虫性阴道炎"鉴别诊断。

【治疗】

（一）治疗原则

消除诱因，根据患者情况选择局部或全身应用抗真菌药物。首次发作或首次就诊是规范化治疗的关键时期。性伴侣无需治疗；复发性患者的性伴侣应同时检查，必要时给予治疗。急性期避免性生活。

（二）具体治疗

1. 消除诱因 若有糖尿病应给予积极治疗，及时停用广谱抗生素、雌激素及皮质类固醇激素。勤换内裤，用过的内裤、盆及毛巾均用开水烫洗。

2. 单纯性阴道假丝酵母菌病的治疗 可局部用药，也可全身用药，主要以局部短疗程抗真菌药物为主。全身用药与局部用药的疗效相似，治愈率为 80%～90%。唑类药物的疗效高于制霉菌素。

（1）局部用药 可选用以下药物放于阴道内：咪康唑栓剂、克霉唑栓剂、制霉菌素栓剂等。

（2）全身用药 对不能耐受局部用药的患者、未婚妇女及不愿采用局部用药者，可选用口服药物，常用药物有氟康唑、伊曲康唑等。

3. 重复性阴道假丝酵母菌病的治疗

（1）重度阴道假丝酵母菌病的治疗 在单纯性阴道假丝酵母菌病治疗方案的基础上，延长用药疗程。若为局部用药，延长 7～14 日；若口服氟康唑 150mg，则 72 小时后加服 1 次。症状严重者，局部应用低浓度糖皮质激素软膏或唑类霜剂。

（2）复发性阴道假丝酵母菌病的治疗 治疗原则包括强化治疗和巩固治疗。根据培养和药物敏感试验选择药物。在强化治疗达到真菌学治愈后，给予巩固治疗至半年。

（3）妊娠期阴道假丝酵母菌病的治疗 早孕期权衡利弊慎用药物。选择对胎儿无害的唑类阴道用药，而不选用口服抗真菌药物治疗。具体方案同单纯性阴道假丝酵母菌病的治疗，但首选短疗程方案。

4. 性伴侣的治疗 对性伴侣无需进行常规治疗。约15%的男性与女性患者接触后患有龟头炎，对有症状男性应进行该病的检查与治疗，预防交叉感染。

5. 随访 若症状持续存在或诊断后2个月内复发者，需再次复诊。

（三）中医治疗

1. 辨证论治
（1）脾虚湿盛证 完带汤加减。健脾燥湿，杀虫止痒。
（2）肾虚湿阻证 内补丸加减。温肾燥湿，固涩止带。

2. 其他疗法
（1）虎杖根洗剂 虎杖根煎汤，熏洗外阴。
（2）紫马洗剂 紫花地丁、马鞭草煎汤，熏洗外阴。

【预防保健】

1. 消除诱发因素，禁用抗生素、雌激素及皮质类固醇激素，控制好血糖。
2. 夫妻同治，尤其是复杂性阴道假丝酵母菌病的患者，治愈前应避免性交。
3. 注意公共场所卫生，尽量不用公共浴盆等，外出旅游尽量使用自带浴巾。
4. 做好个人卫生，养成良好的生活习惯，单独清洗内裤，但切忌过度清洁。
5. 每年定期主动到医院做妇科检查。

三、细菌性阴道病

细菌性阴道病是阴道内正常菌群失调所致的一种混合感染，但临床及病理特征无炎症改变。正常阴道内以产生过氧化氢的乳杆菌占优势，而细菌性阴道病是以阴道乳杆菌减少或消失、相关微生物增多为特征的临床症候群。

【病因病理】

细菌性阴道病的患者，阴道内产生大量过氧化氢的乳杆菌减少而其他细菌大量繁殖，其中以厌氧菌增多，数量可增加100～1000倍。厌氧菌繁殖的同时可产生胺类物质，使阴道分泌物增多并有臭味。目前，促使阴道菌群发生变化的原因仍不清楚，推测可能与多个性伴侣、频繁性交或阴道灌洗使阴道碱化有关。

【诊断】

（一）病史特点

本病常有手术阴道损伤、异物（子宫托、避孕膜等）、腐蚀性药物的刺激、盆腔炎、流产、产后分泌物增多、长期子宫出血及肿瘤坏死等病史。

（二）临床表现

1. 症状 大约半数患者无症状，有症状者主要表现为阴道分泌物增多，有鱼腥臭味，尤其性交后加重，可伴有轻度外阴瘙痒或烧灼感。

2. 体征 阴道黏膜无明显充血等炎症表现，分泌物特点为灰白色，均匀一致，稀薄，常黏附于阴道壁，但黏度低，容易将分泌物从阴道壁拭去。

（三）辅助检查

1. 氨试验阳性 取少许阴道分泌物放在玻片上，加入10%氢氧化钾1~2滴，产生一种烂鱼肉样腥臭气味，这是由于胺遇碱释放氨所致。

2. 线索细胞阳性 取少许分泌物放在玻片上，加入1滴生理盐水混合，在高倍显微镜下寻找线索细胞，严重病历中，线索细胞可达20%以上。线索细胞即阴道脱落的表层细胞，于细胞边缘贴附颗粒状物即各种厌氧菌，尤其是加德纳菌，细胞边缘不清。

【鉴别诊断】

本病主要与其他阴道炎相鉴别。

【治疗】

（一）治疗原则

选用抗厌氧菌药物，主要有甲硝唑、克林霉素。

（二）具体治疗

1. 口服药物 首选甲硝唑400mg，每日2次，连服7日；或克林霉素300mg，每日2次，连服7日。

2. 局部药物治疗 甲硝唑栓剂或2%克林霉素软膏阴道涂布。

3. 性伴侣的治疗 本病虽与多个性伴侣有关，但对性伴侣给予治疗并未改善治疗效果及降低其复发率。因此，性伴侣不需常规治疗。

4. 妊娠期细菌性阴道病的治疗 由于本病与不良妊娠结局有关，应在妊娠中期进行细菌性阴道病的筛查，任何有症状的细菌性阴道病孕妇及无症状的高危孕妇（有胎膜早破、早产史）均需治疗。妊娠期应用甲硝唑需采用知情选择原则。

5. 随访 治疗后若症状消失，无需随访。对症状持续或重复出现者，应告知患者复诊，接受治疗。对妊娠期细菌性阴道病患者需要随访治疗效果。

（三）中医治疗

1. 辨证论治

（1）湿热证　止带方加减。清热利湿止带。

（2）湿毒证　五味消毒饮加减。清热解毒除湿。

2. 其他疗法　五味消毒饮加红藤、半枝莲、蛇床子、苦参各 30g，煎汤，熏洗外阴，每日 1～2 次。

【预防保健】

1. 消除易感因素，保持外阴清洁干燥，避免搔抓。

2. 注意公共场所卫生，尽量不用公共浴盆、马桶等，外出旅游尽量使用自带浴巾。

3. 做好个人卫生，养成良好的生活习惯，勤换内裤，并用温水单独洗涤。

4. 夫妻同治，治愈前应避免性交。

5. 忌食辛辣、刺激性食物，多食含有丰富的活性嗜酸乳杆菌的酸奶。

四、老年性阴道炎

老年性阴道炎见于自然绝经及卵巢去势后妇女，由于雌激素缺乏，导致局部抵抗力降低，致病菌入侵、繁殖而引起的炎症。

【病因病理】

绝经期妇女、卵巢去势或盆腔放射治疗者，由于雌激素水平低下，阴道壁萎缩，黏膜变薄，上皮细胞内糖原含量减少，阴道内 pH 值升高，多为 5.0～7.0。

【诊断】

（一）病史特点

本病多发生于绝经期后或卵巢切除术后、肿瘤患者放疗后，或其他原因引起的雌激素水平下降等。

（二）临床表现

1. 症状　主要症状为外阴灼热不适、瘙痒及阴道分泌物增多。阴道分泌物稀薄，呈淡黄色，感染严重者呈脓血性白带。由于阴道黏膜萎缩，可伴有性交痛。

2. 体征　外阴、阴道潮红，萎缩变薄，呈老年性改变，阴道皱襞消失，上皮菲薄，常有散在出血点或点状出血斑，宫颈充血，有时见浅表溃疡。

（三）辅助检查

取阴道分泌物检查，显微镜下见大量基底层细胞及白细胞而无滴虫及假丝酵母菌。

【鉴别诊断】

对有血性白带者，应与子宫恶性肿瘤相鉴别；对阴道壁肉芽组织及溃疡，需与阴道癌相鉴别。

【治疗】

（一）治疗原则

选用抑制病原微生物生长及增强阴道抵抗力的药物，补充雌激素。

（二）具体治疗

1. 抑制细菌生长 阴道局部应用抗生素如甲硝唑200mg或诺氟沙星100mg，放于阴道深部，每日1次，7～10日为1个疗程。阴道局部干涩明显者，可选用润滑剂。

2. 增强阴道抵抗力 给予雌激素制剂，可以局部给药，也可全身给药。局部给药可选用0.5%己烯雌酚软膏，或结合雌激素软膏局部涂抹。全身用药可口服尼尔雌醇。对同时需要性激素替代治疗的患者，可给予结合雌激素和醋酸甲羟孕酮，也可以选用其他雌激素制剂。乳腺癌或子宫内膜癌患者，慎用雌激素制剂。

（三）中医治疗

1. 肾阴亏损证 知柏地黄丸加减。滋阴降火，固涩止带。

2. 湿热下注证 易黄汤合知柏地黄丸加减。清热利湿，滋阴补肾。

【预防保健】

1. 增强机体抵抗力，尤其在月经期间、人流术后等失血过多时，禁止性生活，禁止游泳、盆浴等，防止致病菌乘虚而入，造成感染。

2. 注意公共场所卫生，杜绝各种感染途径，保持会阴部清洁、干燥，每晚用清水清洗外阴，不可用热水、肥皂水等清洗。

3. 做好个人卫生，养成良好的生活习惯，勤换内裤，并用温水单独洗涤。

五、婴幼儿阴道炎

婴幼儿阴道炎常见于5岁以下幼女，多与外阴炎并存。

【病因病理】

1. 婴幼儿阴道环境易致感染。新生儿出生数小时后，阴道内即可检测出细菌，由于受母亲及胎盘雌激素的影响，阴道上皮内富含糖原，阴道pH值低，为4～4.5。此时，阴道内优势菌群为乳酸杆菌。出生后2～3周，雌激素水平下降，阴道上皮逐渐变薄，糖原减少，pH值上升至6～8，乳杆菌不再为优势菌，易受其他细菌感染。

2. 幼女外阴发育差，不能遮盖尿道口及阴道前庭，细菌也容易侵入。

3. 婴幼儿卫生习惯不良，如外阴不洁、大便污染、外阴损伤或蛲虫感染均可引起炎症。

4. 阴道误放异物。婴幼儿好奇，在阴道内放置橡皮、纽扣、果核、发夹等异物，造成继发感染。

本病常见病原体主要有大肠埃希菌及葡萄球菌、链球菌等，其他有淋病奈瑟菌、滴虫、假丝酵母菌等。病原体常通过患病母亲或保育员的手、衣物、毛巾、浴盆等间接传播。

【诊断】

（一）临床表现

1. 症状 主要症状为阴道分泌物增多，呈脓性。临床上多由母亲发现婴幼儿内裤上有脓性分泌物而就诊。由于大量分泌物刺激引起外阴瘙痒，患儿哭闹、烦躁不安或用手抓挠外阴。部分患儿伴有泌尿系统感染，出现尿频、尿急、尿痛。若有小阴唇粘连，排尿时尿流变细、分道或尿不成线。

2. 体征 外阴、阴蒂、尿道口、阴道口黏膜充血和水肿，有脓性分泌物自阴道口流出。病变严重者，外阴表面可见溃疡，小阴唇可发生粘连，粘连的小阴唇有时遮盖阴道口及尿道口。

【鉴别诊断】

对于小阴唇粘连患儿，要与外生殖器畸形相鉴别。

【治疗】

1. 保持外阴清洁、干燥，减少摩擦。

2. 对于病原体选择相应口服抗生素治疗，或用吸管将抗生素溶液滴入阴道。

3. 对症处理：对于蛲虫者，给予驱虫治疗；若阴道有异物，应及时取出；小阴唇粘连者外涂雌激素软膏后多可松懈，严重者应分离粘连，并涂以抗生素软膏。

【预防保健】

1. 父母及保育员应注意婴幼儿外阴清洁，内裤应用棉织品，较宽松为宜。

2. 家属中或幼儿园中有患生殖系统感染者，应注意所用器皿的隔离。

3. 婴幼儿患急性传染病时，应注意外阴卫生。

第二节 子宫颈炎

子宫颈炎是子宫颈的急慢性炎症病变，包括宫颈阴道部炎症及宫颈管黏膜炎，为育龄期妇女的常见病之一。正常情况下，宫颈具有多种防御功能，是阻止病原菌进入上生殖道的重要防线，但宫颈易受分娩、性交及宫腔操作的损伤，且宫颈管单层柱状上皮抗感染能力较差，易发生感染。因宫颈阴道部鳞状上皮与阴道鳞状上皮相延续，阴道炎症均可引起宫颈阴道部炎症，临床常见的宫颈炎为黏液脓性宫颈炎。

【病因病理】

（一）病因及病原体

1. **性传播疾病病原体** 淋病奈瑟菌及沙眼衣原体，主要见于性传播疾病的高危人群。

2. **内源性病原体** 部分宫颈炎的病原体与细菌性阴道病、生殖支原体感染有关。但部分患者的病原体不清楚。沙眼衣原体及淋病奈瑟菌均感染宫颈管柱状上皮，沿黏膜面扩散引起浅层感染，病变以宫颈管明显。除宫颈管柱状上皮外，淋病奈瑟菌还常侵袭尿道移行上皮、尿道旁腺及前庭大腺。葡萄球菌、链球菌更易累及宫颈淋巴管，侵入宫颈间质深部。

（二）病理

1. **急性宫颈炎** 肉眼见宫颈红肿，宫颈管黏膜充血、水肿，脓性分泌物可经宫颈外口流出。

2. **慢性宫颈炎** 包括宫颈糜烂、宫颈肥大、宫颈息肉、宫颈腺囊肿及宫颈管炎。

【诊断】

（一）病史特点

本病常有分娩、流产、手术或经期不卫生、不洁性生活史，或有宫颈损伤、化学物质刺激、病原体感染等病史。慢性宫颈炎常伴阴道炎病史。

（二）临床表现

1. **症状** 大部分患者无明显症状。有症状者主要表现为阴道分泌物增多，呈黏液脓性，阴道分泌物刺激可引起外阴瘙痒及灼热感。

2. **伴随症状** 可伴见经间期出血、性交后出血等症状。若合并尿路感染，可出现尿频、尿急、尿痛。

3. **体征** 妇科检查可见宫颈充血、水肿、黏膜外翻，有黏液脓性分泌物附着甚至从宫颈管流出，宫颈管黏膜质脆，容易诱发出血。若为淋病奈瑟菌感染，因尿道旁腺、前庭大腺受累，可见尿道口、阴道口黏膜充血、水肿及多量脓性分泌物。

（三）辅助检查

1. **白细胞检测** 可检测宫颈管分泌物或阴道分泌物中的白细胞，后者需排除引起白细胞增高的阴道炎症。

（1）宫颈管脓性分泌物涂片做革兰染色，中性粒细胞 >30 个/高倍视野。

（2）阴道分泌物湿片检查，白细胞 >10 个/高倍视野。

2. 病原体检测 应做衣原体及淋病奈瑟菌的检测，以及确诊有无细菌性阴道炎及滴虫性阴道炎。常用的检测方法除宫颈分泌物涂片行革兰染色外，还有分泌物培养、核酸检测及酶联免疫吸附法（ELISA）等。

【鉴别诊断】

宫颈糜烂与宫颈上皮内瘤样病变、早期宫颈癌从外观上很难区别，宫颈息肉与宫颈湿疣临床仅以肉眼有时亦难以鉴别，故应常规做宫颈刮片查癌细胞，必要时行阴道镜检查及宫颈活检以明确诊断。

【治疗】

（一）治疗原则

急性宫颈炎主要针对病原体进行抗生素治疗，以免转为慢性。慢性宫颈炎以局部治疗为主，根据病理类型不同采用不同的治疗方法。有性传播疾病高危因素的患者，尤其是年轻女性，未获得病原体检测结果即可给予治疗。

（二）具体治疗

1. 急性宫颈炎 ①抗生素治疗：针对单纯性急性淋病奈瑟菌性宫颈炎，常用药物有第三代头孢菌素或氨基糖苷类的大观霉素；针对沙眼衣原体感染所致宫颈炎，治疗药物主要有四环素类、红霉素类、喹诺酮类。②局部治疗：用 1% 乳酸或醋酸做低压阴道冲洗，局部用磺胺粉涂撒在阴道内。

2. 慢性宫颈炎

（1）**宫颈糜烂** 包括药物疗法和物理疗法。药物疗法适用于糜烂面较小或炎症浸润较浅的患者，常用 10% ~20% 硝酸银或重铬酸钾溶液局部涂药。物理疗法为目前治疗宫颈糜烂疗效最好、疗程最短的方法，一般只需治疗一次即可痊愈，适用于糜烂面较大、炎症浸润较深的患者。具体方法包括电熨法、冷冻疗法及激光治疗。

（2）**宫颈息肉** 行息肉摘除术。

（3）**宫颈管黏膜炎** 需全身治疗，根据宫颈管分泌物培养及药敏试验结果选用相应抗感染药物。

（三）中医治疗

1. 湿热内蕴证 龙胆泻肝汤加减。疏肝清热，利湿止带。

2. 湿毒内侵证 止带方合五味消毒饮加减。清热解毒，燥湿止带。

3. 脾虚证 完带汤加减。健脾利湿。

4. **肾虚证**　内补丸加减。补肾固涩。

【预防保健】

1. 积极治疗急性宫颈炎，预防其转为慢性宫颈炎。
2. 加强卫生宣教，注意经期、产褥期及性生活卫生，避免多孕多产。
3. 注意公共场所卫生，避免公共场所交叉感染，包括公共浴池、游泳池、旅店及公厕等。
4. 避免分娩及妇科手术操作时宫颈损伤。

第三节　盆　腔　炎

女性内生殖器及其周围的结缔组织、盆腔腹膜发生炎症时，称为"盆腔炎"。主要包括子宫内膜炎、输卵管炎、输卵管卵巢囊肿、盆腔腹膜炎。炎症可以局限于一个部位，也可以同时累及几个部位。临床可分为急性与慢性两种：急性盆腔炎可能引起弥漫性腹膜炎、败血症、脓毒血症，甚至感染性休克而危及生命；慢性盆腔炎由于顽固难愈，反复发作，影响女性的健康和工作。

一、急性盆腔炎

【病因病理】

（一）病因及病原体

病因主要有：①产后、流产后感染。②宫腔内手术操作感染。③经期及产褥期卫生不良。④周围器官的炎症蔓延。

病原体主要为葡萄球菌、链球菌、大肠杆菌等，部分患者可由淋病奈瑟菌、衣原体、支原体引起，厌氧菌如脆弱类杆菌、消化球菌、消化链球菌。

（二）病理

急性盆腔炎的主要病理变化是受累的局部组织充血水肿，有浆液性或脓性渗出物，常使子宫、输卵管、卵巢及大网膜、肠管、盆腔壁发生粘连，形成盆腔炎性包块。病原体侵入宫腔或输卵管、卵巢则可导致子宫内膜炎等。若伞端粘连闭锁，则形成输卵管脓肿。若脓肿与卵巢贯通则发展为输卵管卵巢脓肿。病原体沿淋巴扩散至子宫旁结缔组织，则发生急性子宫周围炎和盆腔结缔组织炎，并可导致血栓静脉炎，化脓者可形成阔韧带脓肿，炎症蔓延至盆腔腹膜时，可致急性盆腔腹膜炎或盆腔脓肿，脓肿如穿破排出或破入腹腔可造成急性弥漫性腹膜炎。病情严重时，可发展为败血症、脓毒血症，甚至导致感染性休克而死亡。

【诊断】

（一）病史特点

本病常有经期不卫生，产褥期感染，宫腔、宫颈、盆腔手术创伤史或盆腔炎症反复发作史。

（二）临床表现

1. 症状　由于炎症累及的范围及程度不同，临床表现亦不同。常见症状为下腹痛、发热及阴道分泌物增多。

（1）腹痛为持续性，活动或性交后加重。

（2）病情严重，可有寒战、高热、头痛、食欲不振。

（3）若有腹膜炎，则可出现消化道症状，如恶心、呕吐，腹胀、腹泻等。

（4）月经期发病可出现经量增多、经期延长。

（5）若有脓肿形成，可有下腹包块及局部压迫刺激症状：包块位于子宫前方可出现膀胱刺激症状，如排尿困难、尿频，若引起膀胱肌炎还可有尿痛等；包块位于子宫后方可有直肠刺激症状；若在腹膜外，可致腹泻、里急后重。

2. 体征　患者呈急性病容，体温达39℃以上，心率增快，下腹部有压痛、反跳痛及肌紧张，肠鸣音减弱或消失。盆腔检查可见：

（1）阴道充血，有大量脓性分泌物。

（2）宫颈充血、水肿，将宫颈表面分泌物拭净，若见脓性分泌物从宫颈口流出，说明宫颈管黏膜或宫腔有急性炎症。

（3）穹隆触痛明显，须注意是否饱满；宫颈举痛，宫体稍大，有压痛，活动受限；子宫两侧压痛明显，若为单纯输卵管炎，可触及增粗的输卵管，压痛明显；若为输卵管积脓或输卵管卵巢脓肿，则可触及包块且压痛明显，不活动；宫旁结缔组织炎时，可扪及宫旁一侧或两侧片状增厚，或两侧宫骶韧带高度水肿、增粗，压痛明显；若有盆腔脓肿形成且位置较低时，后穹隆或侧穹隆有肿块且有波动感，三合诊常能协助进一步了解盆腔情况。

（三）辅助检查

1. 实验室检查　血常规显示白细胞计数及中性粒细胞数升高，血沉加快。

2. 宫腔分泌物或血培养　可找到致病菌。

3. 超声检查　提示盆腔内有炎性渗出或炎性包块。

【鉴别诊断】

1. 急性阑尾炎　一般无妇科感染病史，腹痛多由脐周开始，然后转移局限于右下腹，麦氏点压痛、反跳痛明显，妇科检查盆腔正常。

2. 输卵管妊娠流产或破裂 有停经史，少量不规则阴道流血，体温一般不高，腹痛为突感下腹一侧撕裂样剧痛，内出血多时可致休克，后穹隆穿刺可抽到不凝血，血白细胞计数及中性粒细胞数不高，妊娠试验多为阳性。

3. 卵巢囊肿蒂扭转或破裂 突发一侧下部剧痛，伴恶心呕吐，在子宫旁扪及张力较大的肿块，同侧子宫外触痛明显，或原有肿块消失或缩小。

【治疗】

（一）治疗原则

联合、足量应用敏感抗生素彻底治疗，避免转为慢性。急性盆腔炎可配合中药治疗。

（二）具体治疗

1. 一般治疗 卧床休息，并取半卧位以利炎症及脓液局限于盆腔部位。给予充分营养，纠正水及电解质紊乱。体质虚弱者可多次少量输血，高热时采用物理降温。避免不必要的妇科检查以免炎症扩散。

2. 抗生素治疗 根据药物敏感试验选用抗生素，在细菌培养结果不明或无培养条件时，则根据临床症状加以选用。由于急性盆腔炎的病原体多为需氧菌、厌氧菌及衣原体混合感染，故抗生素多采用联合用药，常用药有青霉素、第二代头孢菌素、第三代头孢菌素、庆大霉素、红霉素、磺胺类、甲硝唑、肾上腺皮质激素等。症状消失后继续给药两周以巩固疗效，力求彻底治愈，以免形成慢性盆腔炎。

3. 手术治疗 对于以下情况可考虑手术治疗：经药物治疗无效，输卵管积脓或输卵管卵巢脓肿及脓肿破裂。

（三）中医治疗

1. 辨证论治

（1）**热毒壅盛证** 五味消毒饮合大黄牡丹汤加减。清热解毒，化瘀止痛。

（2）**湿热瘀结证** 仙方活命饮加减。清热利湿，活血消肿。

2. 其他疗法

（1）**中药保留灌肠** 紫花地丁、蒲公英、败酱草、白花蛇舌草、苦参各30g，浓煎100mL，保留灌肠，每日1次，10日为1个疗程。

（2）**针灸疗法** 取中极、关元、归来、三阴交、足三里、肾俞穴，每次任选2～3穴，中等刺激，隔日1次。

二、慢性盆腔炎

【病因病理】

慢性盆腔炎常由急性盆腔炎治疗不当或病程迁延发展而来，一般有下列几种病理表现形式：

1. 慢性子宫内膜炎 产后、流产后、剖宫产后或绝经后老年女性，受细菌感染，子宫内膜充血、水肿。

2. 慢性输卵管炎与输卵管积水 炎症大都为双侧。输卵管管腔因黏膜粘连而阻塞，管壁增厚变硬，常与周围组织粘连。如伞及狭部粘连闭塞，则渗出液或脓肿被吸收后，浆液性液体积聚于管腔内，从而形成输卵管积水。

3. 输卵管卵巢炎与输卵管卵巢囊肿 输卵管炎常可累及卵巢并发生粘连，形成炎性肿块，若输卵管积液穿通卵巢，则可形成输卵管卵巢囊肿。

4. 慢性盆腔结缔组织炎 炎症蔓延至子宫骶骨韧带处，使纤维组织增生变硬，使子宫固定，宫颈旁组织也增厚变硬，向外呈扇形扩散，直达盆壁，形成所谓的"冰冻骨盆"。

【诊断】

（一）病史特点

本病常有急性盆腔炎或盆腔炎反复发作史，有生产、流产、妇科手术、经期不洁等病史，或邻近器官的炎症病变。

（二）临床表现

1. 症状

（1）全身症状 多不明显，有时可有低热，易感疲乏。若病程较长，部分患者可有神经衰弱症状，如精神不振、失眠等。当抵抗力下降时，易有急性或亚急性发作。

（2）下腹痛及腰痛 由于慢性炎症形成的瘢痕粘连及盆腔充血，可引起下腹部坠胀、疼痛及腰骶部酸痛，有时伴肛门下坠感，常在劳累、性交后、排便时及月经前后加重。

（3）其他 由于盆腔瘀血，患者可有月经过多或紊乱、痛经、带下增多。输卵管粘连阻塞时可致不孕。

2. 体征

（1）子宫内膜炎 可触及子宫增大，有压痛。

（2）输卵管炎 在子宫一侧或两侧触及增粗的输卵管，呈条索状，有轻压痛。

（3）输卵管积水或输卵管卵巢囊肿 可于盆腔的一侧或两侧扪及囊性肿块。

（4）盆腔结缔组织炎 子宫常呈后位，活动受限或粘连固定，子宫一侧或两侧有片状增厚、压痛，子宫骶骨韧带增粗、变硬，有压痛。

（三）辅助检查

1. 超声检查 显示盆腔有炎性包块。

2. 子宫碘油造影 显示输卵管部分或完全堵塞，或呈油滴状集聚。

3. 腹腔镜 提示有明显炎症、粘连。

【鉴别诊断】

1. 子宫内膜异位症 子宫内膜异位症有继发性、进行性加重的痛经，体征与慢性盆腔炎相似，妇科检查可在宫体后壁、宫骶韧带处扪及触痛性结节，超声及腹腔镜检查可相鉴别。

2. 盆腔瘀血综合征 有长期慢性下腹疼痛，与盆腔炎表现相似，但体征及妇科检查无异常表现，有时宫颈色紫或有举痛，宫旁附件有压痛，但无明显病灶，腹腔镜检查可相鉴别。

【治疗】

（一）治疗原则

慢性盆腔炎中西医结合疗效显著，抗生素多于经期给药，其他时间可口服中药，配合中药外敷、灌肠等，可提高疗效。

（二）具体治疗

1. 药物治疗 对局部压痛明显、急性或亚急性发作者，可采用与治疗急性盆腔炎相同的抗生素药物。同时，加用 α - 糜蛋白酶或玻璃酸酶。

2. 物理疗法 温热的良性刺激可促进盆腔局部血液循环，改善组织的营养状态，提高新陈代谢，以利炎症的吸收和消退。常用的有短波、超短波、离子透入（可加入各种药物如青霉素、链霉素等）、蜡疗等。

3. 手术治疗 经过长期非手术治疗无效而症状明显或反复急性发作者，或已形成较大炎性包块者，可选择手术治疗。

（三）中医治疗

1. 辨证论治
（1）湿热壅阻证 银甲丸加减。清热利湿，祛瘀散结。
（2）寒湿凝滞证 少腹逐瘀汤加减。温经散寒，活血化瘀。
（3）气滞血瘀证 膈下逐瘀汤加减。理气活血，消癥散结。
（4）气虚血瘀证 理冲汤加减。益气健脾，化瘀散结。

2. 其他疗法
（1）中药保留灌肠 紫花地丁、野菊花、鸭跖草、鱼腥草、蒲公英，浓煎至100mL，保留灌肠，每日1次，10日为1个疗程。

（2）中药热敷 乌头、艾叶、鸡血藤、防风、五加皮、红花、白芷、川椒、羌活、独活、皂角刺、透骨草、千年健，研细末，布包隔水煮，热敷少腹，每日1~2次。

（3）针灸疗法
①体针 主穴取中极、关元，配穴取八髎、三阴交、阴陵泉、子宫。

②耳针 取子宫、卵巢、内分泌、肾上腺、盆腔、交感穴，可用王不留行籽贴压。

③隔姜艾灸法 主穴取气海、中极、归来，配穴取大肠俞、次髎。用艾绒做成直径1.5cm、高1.8cm、重约800mg的圆柱，置于0.4cm厚的鲜生姜片上，点燃，每穴3壮，每壮6~7分钟。

此外，还可选用妇乐冲剂、妇炎康或康妇消炎栓等药物进行治疗。

【预防保健】

1. 加强卫生宣教，注意经期、孕期及产褥期卫生。

2. 提高妇科生殖道手术操作技术，严格遵守无菌操作规程，术后做好护理，预防感染。

3. 增强个人体质，提高机体抗病能力。

4. 积极彻底治愈急性盆腔炎，防止转为慢性。

附：外阴炎及前庭大腺炎

一、外阴炎

【病因病理】

1. 外阴与尿道、肛门邻近，经常受到经血、阴道分泌物、尿液及粪便的刺激，若不注意皮肤清洁易引起外阴炎。

2. 糖尿病患者的糖尿刺激、粪瘘患者粪便刺激及尿瘘患者尿液长期浸渍。

3. 穿紧身化纤内裤、经期使用卫生巾导致局部通透性差，局部潮湿。

【临床表现】

本病临床表现主要有：①外阴皮肤黏膜瘙痒、疼痛、烧灼感，于活动、性交、排尿及排便时加重。②检查见外阴充血、肿胀、糜烂，常有抓痕，严重者形成溃疡或湿疹。③慢性炎症可使皮肤增厚、粗糙、皲裂，甚至苔藓样变。

【治疗】

1. 保持局部清洁干燥。

2. 局部应用抗生素。

3. 重视消除病因。

二、前庭大腺炎

【病因病理】

1. 主要病原体为葡萄球菌、大肠埃希菌、链球菌、肠球菌。

2. 急性炎症发作时，病原体首先侵犯腺管，导致前庭大腺导管炎，腺管开口往往因肿胀或渗出物凝聚而阻塞，脓液不能外流、积存而形成脓肿，称为前庭大腺脓肿。

【临床表现】

本病主要临床表现：①炎症多为一侧。②初起时局部肿胀、疼痛、灼热感，行走不便，有时会致大小便困难。③妇科检查：局部皮肤红肿、发热、压痛明显；脓肿形成时，疼痛加剧，局部可触及波动感；当脓肿内压力增大时，表面皮肤变薄，脓肿自行破溃。若破孔大，可自行引流，炎症较快消退或痊愈；若破孔小，引流不畅，则炎症持续不消退，并可反复急性发作。

【治疗】

1. 急性炎症发作时，需卧床休息，局部保持清洁。
2. 取前庭大腺开口处分泌物进行细菌培养，确定病原体。
3. 根据病原体选用口服或肌注抗生素。
4. 选用清热解毒中药局部热敷或坐浴。
5. 脓肿形成后需行切开引流及造口术，并放置引流条。

 病案讨论

李某，女，28 岁。患者不洁性交后，近两天外阴瘙痒，带下量多，色黄如脓，伴尿频、尿急、尿痛，口干口苦，心烦难寐，小便黄短。舌质红，苔黄腻，脉弦滑。检查：外阴、阴道潮红，阴道分泌物多、色黄质稀薄如脓，有腥臭味。

1. 该患者最可能的诊断是什么？
2. 治疗原则和首选治疗药物是什么？

复习思考题

1. 试述阴道炎的分类及各种阴道炎的鉴别。
2. 如何进行滴虫性阴道炎和假丝酵母菌病的防治？
3. 试述宫颈炎的病理变化及其临床表现。
4. 试述急慢性盆腔炎的临床表现。
5. 慢性盆腔炎有哪些病理表现及鉴别诊断？
6. 中医如何进行慢性盆腔炎的治疗？

第十四章　常见生殖器官肿瘤

第一节　子宫肌瘤

子宫肌瘤是女性生殖器官最常见的良性肿瘤，由子宫平滑肌组织增生而成，其间有少量纤维结缔组织。本病好发于 30~50 岁妇女，20 岁以下少见。因很多患者无症状，或因肌瘤较小，故临床报道的发病率远低于真实的发病率。根据尸检资料统计，30 岁以上妇女约 20% 有子宫肌瘤。

【病因病理】

（一）病因

本病的确切病因尚未明了，根据其好发于生育年龄妇女，青春期前少见，绝经后肌瘤停止生长，甚至萎缩、消失等，提示子宫肌瘤的发生可能与女性性激素关系密切。雌激素能使子宫肌细胞增生肥大，肌层变厚，子宫增大。研究证实，肌瘤中雌激素受体浓度明显高于周边肌组织，故认为肌瘤对雌激素的高敏感性是其发生的重要因素之一。孕激素在促进肌瘤细胞有丝分裂、刺激肌瘤生长方面亦发挥重要作用。此外，细胞遗传学研究证实，部分子宫肌瘤存在细胞遗传学异常，如 7 号染色体长臂部分缺失、12 号染色体长臂重排等。

（二）病理

1. 大体观　肌瘤为实质性球形结节，表面光滑，质地较硬，与周围肌组织界限清楚。肌瘤压迫周围的子宫肌细胞形成假包膜，手术切开包膜后肌瘤容易剥出。肌瘤剖面呈灰白色，漩涡状结构，其颜色与硬度因纤维组织多少而不同。肌瘤的血供由血管穿入假包膜供给。假包膜中的血管呈放射状，受压后易引起循环障碍使肌瘤发生各种退行性变。

2. 镜下观　肌瘤由皱纹状排列的平滑肌细胞相互交叉构成，漩涡状，其间含有不等量的纤维结缔组织。细胞大小均匀，呈卵圆形或杆状，胞核染色较深。

（三）肌瘤分类（图14-1）

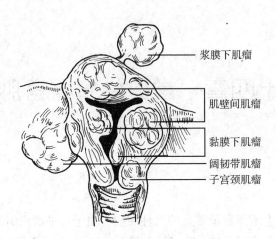

浆膜下肌瘤

肌壁间肌瘤

黏膜下肌瘤

阔韧带肌瘤

子宫颈肌瘤

图14-1　子宫肌瘤分类示意图

按肌瘤所在部位分为宫体肌瘤（占90%）和宫颈肌瘤（占10%）。根据肌瘤发展过程中与子宫肌壁的关系分为3类。

1. 肌壁间肌瘤　肌瘤位于子宫肌壁内，周围均被肌层包围，占60%~70%。

2. 浆膜下肌瘤　肌瘤向子宫浆膜面生长，并突出于子宫表面，肌瘤表面仅由子宫浆膜层覆盖，约占20%。当瘤体继续向浆膜面生长，仅有一蒂与子宫肌壁相连，形成带蒂的浆膜下肌瘤，由蒂部血管供应营养，常因血供不足易变性、坏死。若蒂部扭转而断裂，肌瘤脱落至腹腔或盆腔，形成游离性肌瘤。若肌瘤位于宫体侧壁向宫旁生长，突入阔韧带两叶之间，称"阔韧带肌瘤"。

3. 黏膜下肌瘤　肌瘤向子宫黏膜面生长，突出于宫腔，表面仅由黏膜层覆盖，占10%~15%。肌瘤可使宫腔变形增大，子宫外形无明显变化。黏膜下肌瘤易形成蒂，在宫腔内生长犹如异物引起子宫收缩，而被挤出宫颈口外。

子宫肌瘤可以单发，亦可为多发，各种类型的肌瘤可发生在同一子宫，称"多发性子宫肌瘤"。

（四）肌瘤变性

肌瘤失去其原有典型结构时称"肌瘤变性"。常见的变性有：

1. 玻璃样变　最多见。肌瘤剖面漩涡状结构消失，被均匀的透明样物质取代。镜下见病变区域肌细胞消失，为均匀透明无结构区，与无变性区边界明显。

2. 囊性变　继发于玻璃样变，组织坏死、液化形成多个囊腔，其间可有结缔组织相隔，也可融合成一个大囊腔，囊内含清澈无色液体或凝固成胶冻状。镜下见囊腔壁由玻璃样变的肌瘤组织构成，内壁无上皮。

3. 红色样变　为一种特殊类型的坏死，多见于妊娠期或产褥期。其发生原因尚不清楚。患者出现急性腹痛伴发热、呕吐，检查发现肌瘤迅速增大等表现。肌瘤剖面呈暗红色，如半熟的烤牛肉，腥臭，质软，漩涡状结构消失。镜下见假包膜内大静脉及瘤体内小静脉有栓塞，并有溶血，肌细胞减少，有较多脂肪小球沉积。

4. 肉瘤变　即肌瘤恶变，少见，国内资料显示发病率为 0.4%～0.8%，多见于绝经后妇女。绝经后肌瘤在短期内迅速增大或伴不规则阴道流血者，应考虑肉瘤变可能。肉瘤变后组织软脆，剖面灰黄色，似生鱼肉状，界限不清。镜下见平滑肌细胞增生，排列紊乱，细胞存在异型性。

5. 钙化　多见于蒂部狭小、血供不足的浆膜下肌瘤及绝经后妇女的肌瘤。常有钙盐沉积，从而形成营养不良性钙化。镜下见钙化区为层状沉积，呈圆形或不规则形，苏木素染色有深蓝色微细颗粒浸润。

【诊断】

（一）病史特点

育龄期妇女，年龄在 30～50 岁之间，常在体检时偶然发现。

（二）临床表现

1. 症状　与肌瘤的生长部位、大小、数目及有无变性有关，尤其是与肌瘤的生长部位密切相关。

（1）月经改变　子宫肌瘤最常见的症状，主要表现为经量增多、经期延长或不规则的阴道流血。黏膜下肌瘤出现月经改变较早，而较小的肌壁间肌瘤和浆膜下肌瘤则常无明显症状，与黏膜下肌瘤及大的肌壁间肌瘤造成宫腔增大，内膜面积增加并影响子宫收缩有关。黏膜下肌瘤伴有坏死感染时，可有不规则的阴道流血或脓血性排液。

（2）下腹部包块　当肌瘤增大超出盆腔时，患者可在下腹部扪及质硬的包块，膀胱充盈时更易扪及。

（3）压迫症状　因肌瘤生长部位及大小不同而出现相应的压迫症状。子宫前壁下段肌瘤可出现尿频、尿急，宫颈肌瘤可出现排尿困难、尿潴留，而后壁肌瘤则可引起排便困难、下腹坠胀等压迫症状。

（4）疼痛　肌瘤本身不引起疼痛，当出现下列情况可引起疼痛：浆膜下肌瘤蒂扭转时，呈急性腹痛；肌瘤红色样变时，表现为急性剧烈腹痛伴恶心、呕吐、发热等；黏膜下肌瘤经宫颈口排出宫腔时，表现为下腹痉挛性疼痛伴腰骶部坠胀、酸痛；肌瘤较大压迫盆腔组织及神经，引起下腹部及腰背部疼痛。

（5）白带增多　因肌瘤使宫腔面积增大，内膜腺体分泌增多，伴盆腔充血而致，如黏膜下肌瘤表面易感染，可出现脓性或脓血性分泌物。

（6）继发性贫血　因长期月经量过多所致，严重者出现全身乏力、面色苍白、头晕、心悸、气短等症状。

（7）不孕与流产　因肌瘤压迫输卵管或宫腔变形不利于受精卵着床，易致不孕。黏膜下肌瘤及引起宫腔变形的肌壁间肌瘤可引起流产。

2. 体征 肌瘤大于妊娠 3 个月子宫大小时，可在下腹部正中扪及质硬、无压痛的结节状包块。妇科检查：子宫呈不规则增大，表面可触及单个或多个结节状突起。浆膜下肌瘤可触及质硬、球状包块，其蒂与子宫相连。黏膜下肌瘤子宫多呈均匀增大，若肌瘤脱出于宫颈口或阴道内，可见粉红色、表现光滑的实质性肿块，伴感染者则可有渗出物或溃疡形成。

（三）辅助检查

B 型超声检查为最主要的辅助诊断方法。MRI 可准确地判断肌瘤的大小、数目和位置，但费用较高。必要时还可借助于探针探测宫腔、宫腔镜、腹腔镜、子宫输卵管碘油造影等协助诊断。

【鉴别诊断】

1. 妊娠子宫 有停经史、早孕反应、子宫随停经月份增大变软等。利用尿或血HCG 测定、B 型超声检查可确诊。

2. 卵巢肿瘤 多为偏于子宫一侧的囊性肿块，月经改变不明显。实质性卵巢肿瘤可误认为是带蒂浆膜下肌瘤；肌瘤囊性变可被误诊为卵巢囊肿。应详细询问病史，仔细行三合诊检查，注意肿块与子宫的关系。对鉴别有困难者，应用 B 型超声、腹腔镜检查可确诊。

3. 子宫腺肌病 可有月经量增多，多数患者有继发性、进行性加重的痛经。子宫呈均匀性增大，但很少大于孕 3 个月子宫，且有经期子宫增大、经后缩小的特征。两者有时可以并存。

4. 盆腔炎性块物 常有盆腔感染病史。包块边界不清，与子宫粘连或不粘连，有压痛，抗炎治疗后症状、体征好转。B 型超声检查可协助鉴别。

5. 子宫畸形 双子宫或残角子宫易误诊为子宫肌瘤。子宫畸形自幼即有，无月经改变。B 型超声检查、腹腔镜检查、子宫输卵管造影可协助诊断。

【治疗】

（一）治疗原则

本病治疗分为随访观察、药物治疗、手术治疗和介入治疗四大类。治疗必须根据患者年龄、生育要求、症状、肌瘤大小等情况全面考虑。

（二）具体治疗

1. 随访观察 肌瘤小且无症状，通常不需治疗，尤其近绝经年龄患者。绝经后雌激素水平低落，肌瘤可自然萎缩或消失。每 3 ~ 6 个月随访一次，随访期间若发现肌瘤增大或症状加重时，再考虑进一步治疗。

2. 药物治疗 症状不明显或较轻，近绝经年龄及全身情况不能手术者，均可给予药物对症治疗。

（1）雄激素　可对抗雌激素，使子宫内膜萎缩，直接作用于平滑肌，使其收缩而减少出血，并使近绝经期患者提早绝经。常用药物：丙酸睾酮 25mg 肌注，每 5 日 1 次，月经来潮时 25mg 肌注，每日 1 次，共 3 次，每月总量不超过 300mg，以免引起男性化。

（2）促性腺激素释放激素类似物（GnRH – a）　可抑制垂体、卵巢功能，降低雌激素水平，但停药后肌瘤又逐渐增大，恢复其原来大小。长期使用可产生围绝经期综合征症状、雌激素缺乏导致骨质疏松。适用于：①缩小肌瘤促进妊娠。②术前控制症状、纠正贫血。③术前应用缩小肌瘤，降低手术难度。④促进近绝经妇女提前过渡到自然绝经。常用药物亮丙瑞林 3.75mg 或戈舍瑞林 3.6mg，每 4 周皮下注射 1 次。

（3）米非司酮　每日 12.5～25mg，每日 1 次，口服，连续服 3 个月。不宜长期服用，以防其拮抗糖皮质激素的副作用。

3. 手术治疗　适用于子宫大于 2.5 个月妊娠子宫或症状明显者，常需手术治疗，手术方式有：

（1）肌瘤切除术　适用于未婚或已婚未生育、希望保留生育功能的患者。多经腹或经腹腔镜下切除肌瘤。突出宫口或阴道内的黏膜下肌瘤经阴道或经宫腔镜切除。术后存在复发风险。

（2）子宫切除术　不需保留生育功能或疑有恶变者，可行子宫次全切除术或子宫全切除术。50 岁以下、卵巢外观正常者可保留卵巢。术前应进行宫颈细胞学筛查，排除宫颈病变。

4. 介入治疗　采用子宫动脉栓塞术，通过阻断子宫动脉及其分支，减少肌瘤血供，从而达到限制肌瘤生长、缓解症状的目的。该术创伤较小，可保留子宫，但存在卵巢功能减退并增加潜在妊娠并发症的风险。

（三）中医治疗

1. 辨证论治
（1）气滞血瘀证　膈下逐瘀汤加减。活血化瘀，软坚散结。
（2）寒凝血瘀证　少腹逐瘀汤加减。温经散寒，活血化瘀。
（3）痰湿瘀结证　开郁二陈汤加减。化痰理气，活血化瘀。
（4）湿热瘀阻证　清宫消癥汤加减。清热利湿，化瘀消癥。
（5）阴虚内热证　清海丸加减。养阴清热，凉血止血。

2. 中成药　香棱丸、大黄䗪虫丸、桂枝茯苓胶囊等。

【预防保健】

1. 年龄在 30～50 岁的妇女应注意定期进行妇科检查。
2. 肌瘤患者应慎用性激素类药物。
3. 绝经后肌瘤继续增大者应注意恶变的可能。

第二节 卵巢肿瘤

卵巢肿瘤是女性生殖器官的常见肿瘤，任何年龄均可发生，青少年或老年人患病多为恶性肿瘤。卵巢肿瘤组织学类型繁多，是全身各脏器肿瘤病理类型最多的器官。卵巢恶性肿瘤是女性生殖器官三大恶性肿瘤之一，由于卵巢深居盆腔，缺乏早期诊断方法，发现时多为晚期肿瘤，五年生存率仅为 25% ~ 30%，死亡率居妇科恶性肿瘤的首位，已成为严重威胁妇女生命和健康的肿瘤。

【病因病理】

（一）病因

本病的确切病因尚不清楚，可能与以下高危因素有关：

1. 遗传和家族因素 20% ~25% 卵巢恶性肿瘤患者有家族史。

2. 内分泌因素 未生育、不孕、初潮早、绝经迟等是卵巢癌的危险因素。多次哺乳和口服避孕药是保护因素，可能与抑制卵巢排卵减少卵巢上皮损伤有关。

3. 环境因素 工业发达国家卵巢癌发病率高，与饮食中胆固醇含量高可能有关。

（二）组织学分类

采用世界卫生组织（WHO）2003 年制定的组织学分类法，按卵巢肿瘤的组织发生来源分类，常见类型如下：

1. 上皮性肿瘤 包括浆液性肿瘤、黏液性肿瘤、子宫内膜样肿瘤、透明细胞肿瘤、异性细胞肿瘤、鳞状细胞肿瘤、混合性上皮性肿瘤、未分化和未分类肿瘤。各种类型上皮性肿瘤根据组织学及细胞学的特点又分为良性、交界性和恶性 3 种。

2. 性索 - 间质肿瘤 包括颗粒细胞 - 间质细胞肿瘤（颗粒细胞瘤、卵泡膜细胞瘤、纤维瘤）、支持细胞 - 间质细胞肿瘤（睾丸母细胞瘤）、混合性或未分类的性索 - 间质肿瘤、类固醇细胞肿瘤。

3. 生殖细胞肿瘤 包括无性细胞瘤、卵黄囊瘤、胚胎性癌、多胎瘤、非妊娠性绒毛膜癌、畸胎瘤（未成熟性型、成熟型、单胚性和高度特异性、混合型）。

4. 其他 转移性肿瘤。

（三）病理

常见病理类型有：

1. 卵巢上皮性肿瘤 卵巢肿瘤中最为常见，起源于卵巢表面的生发上皮。

（1）浆液性囊腺瘤 常见，占卵巢良性肿瘤的 25%，多发生于生育年龄。多为单侧，圆形或卵圆形，大小不等，外表光滑，壁薄，单房，囊内有稀薄无色或草黄色的清澈液体。镜下见囊壁为纤维结缔组织，内衬单层立方形或柱状上皮。

（2）浆液性囊腺癌　最常见的卵巢恶性肿瘤，占上皮性卵巢癌的75%。多为双侧，囊实性，结节状或分叶状，切面多房，腔内充满乳头，质脆，易出血坏死。镜下见囊壁上皮明显增生，复层排列，癌细胞为立方形或柱形，向间质浸润。预后不良。

（3）交界性浆液性囊腺癌　多为双侧，中等大小，乳头状生长在囊内，较少。镜下见乳头分支纤细而密，上皮复层不超过3层，细胞核轻度异型，核分裂相 <1/HP，无间质浸润。预后较好。

（4）黏液性囊腺瘤　占卵巢良性肿瘤的20%。肿瘤多为单侧，体积较大，表面光滑，灰白色，多房，囊壁厚，囊内充满胶冻状黏液。镜下见囊壁被覆单层高柱状上皮，可产生黏液；有时可见杯状细胞及嗜银细胞。若囊壁破裂，可继发腹膜黏液瘤。

（5）黏液性囊腺癌　占卵巢上皮恶性肿瘤的20%。单侧多见，瘤体较大，囊壁可见乳头或实质区，切面呈囊实性，囊液浑浊或血性。镜下见腺体密集，间质较少，腺上皮细胞超过3层，细胞明显异型，并有间质浸润。

（6）交界性黏液性囊腺瘤　单侧多见，表面光滑，体积大，切面多房，囊壁厚，有实质区和乳头形成。镜下见上皮不超过3层，细胞轻度异型，细胞核大、深染，有少量核分裂，增生上皮向腔内突出形成短而粗的乳头，但无间质浸润。

2. 卵巢生殖细胞肿瘤　是来源于原始生殖细胞的一组卵巢肿瘤，好发于儿童和青少年，占卵巢肿瘤的20%~40%。

（1）成熟畸胎瘤　又称"皮样囊肿"，约占畸胎瘤的95%，好发于任何年龄的女性，属良性卵巢肿瘤。肿瘤可含外、中、内胚层结构。单侧多见，中等大小，圆形或卵圆形，表面光滑，囊壁质韧，单房，腔内充满油脂和毛发，有时可有牙齿或骨质。囊壁内层为复层鳞状上皮，常见小丘样隆起向腔内突出，称"头节"。成熟畸胎瘤恶变率为2%~4%，易发生于绝经后妇女。"头节"上皮易恶变，形成鳞状细胞癌，预后较差。

（2）未成熟畸胎瘤　多发生于年轻患者，属恶性肿瘤，肿瘤由未成熟胚胎组织构成。肿瘤多实性，体积较大，单侧，结节状。该肿瘤复发和转移率较高，但复发后可有恶性程度逆转现象。

（3）无性细胞瘤　占卵巢恶性肿瘤的5%，好发于青春期及生育期妇女。多为单侧，圆形或卵圆形，实性，中等大小，表面光滑呈分叶状，切面淡棕色。对放疗敏感。

3. 卵巢性索 - 间质肿瘤　起源于原始性腺中的性索及间质组织，该类肿瘤常有内分泌功能，又称"功能性肿瘤"。

（1）颗粒细胞瘤　属于低度恶性肿瘤，好发于45~55岁的女性，肿瘤能分泌雌激素，故有女性化作用。多为单侧，呈圆形、卵圆形或分叶，表面光滑，包膜完整，可为囊性或实性，肿瘤切面组织脆而软。镜下见颗粒细胞环绕成小圆形囊腔，菊花样排列。胞浆液呈嗜伊红或中性。瘤细胞呈小多边形，边界不清楚，核圆，预后良好。

（2）卵泡膜细胞瘤　多为良性肿瘤，常与颗粒细胞瘤同时存在，也可单独存在。肿瘤为单侧，中等大小，表面光滑，切面实性，灰白色。该瘤可分泌雌激素，故存在女性化作用。常合并子宫内膜增生过长甚至子宫内膜癌。

（3）**纤维瘤** 为常见的良性卵巢性索－间质肿瘤，多见于中年妇女。肿瘤单侧，中等大小，实性，质坚硬，表面光滑，包膜完整，切面灰白色。患者伴有腹腔积液或胸腔积液，称"梅格斯综合征（Meig's syndrome）"，手术切除肿瘤以后，胸腔积液或腹腔积液消失。

4. 卵巢转移瘤 体内任何部位的原发肿瘤转移至卵巢，形成与原发病类同的肿瘤，但两者没有解剖关系。其中库肯勃瘤是一种特殊的卵巢转移性腺癌，原发于胃肠道，肿瘤为双侧，肾形，中等大小，多伴有腹水。镜下见典型的印戒细胞。

（四）恶性肿瘤转移途径

恶性肿瘤主要以直接蔓延、腹腔种植及淋巴转移为主。恶性肿瘤直接侵犯包膜，累及邻近器官，并广泛种植于腹膜及大网膜表面，形成多个结节和肿块。淋巴转移常经卵巢淋巴管向上达腹主动脉旁淋巴结；或沿卵巢门淋巴管达髂内、髂外淋巴结，经髂总淋巴致腹主动脉旁淋巴结；或沿圆韧带进入髂外及腹股沟淋巴结。右膈下淋巴丛密集，故横膈为易受侵犯部位。血行转移少见，晚期可转移至肝及肺。

【诊断】

（一）病史特点

本病任何年龄女性均可发生，多见于初潮年龄早、绝经年龄较晚或终身未生育者，有性激素治疗用药史、家族性肿瘤病史、消化道肿瘤病史及高胆固醇饮食习惯者等。

（二）临床表现

1. 良性肿瘤 肿瘤生长缓慢，早期肿瘤小，多无症状，常于妇科检查时发现。肿瘤增大到一定程度，可致相应压迫症状。当肿瘤增大超出盆腔，患者可在下腹部扪及肿块。当肿瘤发生蒂扭转、破裂、感染时，可有急性下腹疼痛。妇科检查于子宫一侧或两侧可扪及圆形或类圆形囊性或实性包块，边界清楚，表面光滑，活动，与子宫无粘连（图14－2）。

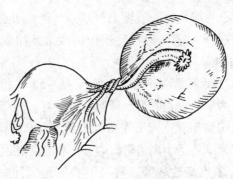

图14－2 卵巢肿瘤蒂扭转

2. 恶性肿瘤　早期多无症状。晚期常表现为腹胀、腹部肿块及腹水等，部分晚期患者出现发热、消瘦、严重贫血等恶病质征象。症状轻重取决于肿瘤大小、位置、侵犯邻近器官的程度及组织学类型、有无并发症等。肿瘤浸润周围组织或压迫神经，引起腹痛、下肢疼痛；若压迫盆腔静脉，可出现下肢浮肿；若为功能性肿瘤，则表现为月经失调、不规则阴道出血。妇科检查，肿瘤多为双侧，实性或囊实性，表面凸凹不平，活动差，子宫直肠陷凹触及散在硬性结节，腹股沟、腋下、锁骨上可能扪及肿大的淋巴结。

（三）并发症

1. 蒂扭转　是最常见的并发症，也是妇科常见的急腹症。好发于瘤蒂长、活动好、中等大小、重心偏于一侧的肿瘤如畸胎瘤。扭转的瘤蒂由骨盆漏斗韧带、卵巢固有韧带和输卵管组成。其主要症状是体位改变时，突然发生下腹剧痛，呈绞痛，伴恶心、呕吐。妇科检查可触及肿物，肿物张力大，瘤蒂处有明显压痛并有肌紧张。一经诊断须立即手术治疗。术时应在蒂根下方钳夹将肿瘤和扭转的瘤蒂一并切除，钳夹前切不可回复扭转，以防栓脱落的危险。

2. 破裂　包括自发性和外伤性破裂两种情况。囊肿破裂，囊液流入腹腔，致不同程度的腹痛及腹膜刺激征，严重时可出现休克。凡疑有破裂，应立即手术剖腹探查。

3. 感染　少见。多因蒂扭转或肿瘤破裂所致，也可由邻近器官感染灶扩散而致。患者可出现发热、腹痛、腹部压痛、腹肌紧张等征象。应先适当应用抗生素控制感染后，再行手术切除肿瘤，但若感染严重应及时行手术治疗。

4. 恶变　多见于年龄较大妇女。若发现肿瘤生长迅速，尤其双侧性，应考虑恶变可能。

（四）辅助检查

根据病史、症状、体征可初步诊断，如诊断困难时，需借助于辅助检查。

1. B 型超声检查　可了解盆腔肿块的位置、大小、形态及性质，有无腹水，明确肿物与子宫的关系，又可提示肿瘤性质。B 型超声检查的临床诊断符合率 > 90%，但直径 < 1cm 的实性肿瘤不易测出。

2. 细胞学检查　抽取腹水或腹腔冲洗液进行细胞学检查。

3. 肿瘤标志物检查　卵巢上皮性癌 80% 患者血清中 CA_{125} 水平升高，90% 患者 CA_{125} 水平与病情进展一致，可监测病情。卵巢内胚窦瘤 AFP 升高，原发性卵巢绒癌 HCG 升高，颗粒细胞瘤、卵泡膜细胞瘤雌激素水平升高。

4. 腹腔镜检查　在可疑部位进行多点活检，抽取腹腔液行细胞学检查。

5. 放射学检查　CT、MRI 检查可显示肿瘤侵犯及转移情况，区别良、恶性肿瘤。

（五）恶性卵巢肿瘤临床分期

采用国际妇产科联盟（FIGO，2006 年）手术病理分期，见表 14 - 1。

表 14-1　卵巢恶性肿瘤的手术病理分期（FIGO，2006 年）

分期	肿瘤范围
Ⅰ期	肿瘤局限于卵巢
ⅠA	肿瘤局限于一侧卵巢，包膜完整，表面无肿瘤，腹水或腹腔冲洗液中不含恶性细胞
ⅠB	肿瘤局限于两侧卵巢，包膜完整，表面无肿瘤，腹水或腹腔冲洗液中不含恶性细胞
ⅠC	ⅠA 或ⅠB 肿瘤，伴以下任何一种情况：包膜破裂，卵巢表面有肿瘤，腹水或腹腔冲洗液中含恶性细胞
Ⅱ期	一侧或双侧卵巢肿瘤，伴盆腔内扩散
ⅡA	蔓延和（或）转移到子宫和（或）输卵管
ⅡB	蔓延到其他盆腔组织
ⅡC	ⅡA 或ⅡB 肿瘤，伴卵巢表面有肿瘤，或包膜破裂，或腹水或腹腔冲洗液中含恶性细胞
Ⅲ期	一侧或双侧卵巢肿瘤，并有组织学证实的盆腔外腹膜种植和（或）区域淋巴结转移；肝表面转移；肿瘤局限于真骨盆，但组织学证实肿瘤细胞已扩散至小肠或大网膜
ⅢA	肉眼见肿瘤局限于真骨盆，淋巴结阴性，但组织学证实腹腔腹膜表面存在镜下转移，或组织学证实肿瘤细胞已扩散至小肠或大网膜
ⅢB	组织学证实腹腔腹膜表面肿瘤种植，但直径≤2cm，淋巴结阴性
ⅢC	盆腔外腹膜转移灶直径>2cm 和（或）区域淋巴结转移
Ⅳ期	远处转移。有胸腔积液且胸腔肿瘤细胞阳性；肝实质转移

【鉴别诊断】

1. 卵巢良性肿瘤与恶性肿瘤的鉴别　见表 14-2。

表 14-2　卵巢良性肿瘤与恶性肿瘤的鉴别

鉴别内容	良性肿瘤	恶性肿瘤
病史	病程长，肿瘤生长缓慢	病程短，肿瘤生长迅速
体征	多单侧，活动，囊性，表面光滑，一般无腹水	多双侧，固定，实性或囊实性，表面结节状不平，常伴腹水且多血性
一般情况	良好	逐渐出现恶病质
超声检查	液性暗区，可有间隔光带，边缘清晰	液性暗区内有杂乱光团、光点，肿块界限不清

2. 子宫肌瘤　浆膜下子宫肌瘤或肌瘤囊性变者易与卵巢肿瘤相混淆。但肌瘤常为多发，与子宫相连，多伴有月经改变。B 型超声检查可协助诊断。

3. 盆腔炎性包块　有盆腔感染史，表现为发热、下腹痛。妇科检查附件区组织增厚、压痛。经抗生素治疗后症状缓解，包块缩小。B 型超声检查有助于鉴别。

4. 子宫内膜异位症　患者常有继发性、进行性加重的痛经、不规则阴道流血等。妇科检查子宫直肠陷凹处于子宫骶骨韧带处可扪及结节，触痛明显。B 型超声检查、腹腔镜检查是有效的诊断方法。

5. 卵巢瘤样病变　滤泡囊肿和黄体囊肿最常见。多为单侧，直径<5cm，壁薄，暂行观察或口服避孕药，一般 2~3 个月内自行消失。若持续存在或长大，考虑为卵巢肿瘤。

6. 生殖道以外的肿瘤　需与直肠癌、乙状结肠癌、腹膜后肿瘤等相鉴别。肠道肿瘤多有消化道症状，腹膜后肿瘤多固定不动，超声、钡剂灌肠、乙状结肠镜等有助于鉴别。

【治疗】

（一）治疗原则

卵巢肿瘤一经发现，应行手术治疗。术中应剖检肿瘤，必要时做冰冻切片组织学检查以明确诊断。良性肿瘤手术范围根据患者的年龄、生育要求及对侧卵巢情况决定。卵巢恶性肿瘤患者以手术治疗为主，辅以化疗、放疗等其他综合疗法。

（二）具体治疗

1. 良性卵巢肿瘤 首选手术治疗。应根据患者年龄、生育要求及对侧卵巢情况决定手术范围。年轻、单侧良性肿瘤应行患侧附件或卵巢切除术或卵巢肿瘤剥除术，保留对侧卵巢；即使双侧肿瘤，也应争取行卵巢肿瘤剥除术，保留正常卵巢组织。绝经后期妇女应行全子宫及双侧附件切除术。

2. 恶性卵巢肿瘤

（1）**手术治疗** 是治疗卵巢恶性肿瘤的主要手段，尤其是首次手术更重要，与预后密切相关。疑为恶性肿瘤，应尽早剖腹探查，根据探查结果，决定肿瘤分期及手术范围。早期（FIGO Ⅰ期、Ⅱ期）卵巢癌应行全面分期手术，包括留取腹腔积液或腹腔冲洗液行细胞学检查；全面探查腹膜及腹腔脏器表面，活检和（或）切除可疑病灶并进行正常腹膜随机盲检；全子宫加双附件切除；结肠下网膜切除；选择性盆腔淋巴结节及腹主动脉旁淋巴结切除；黏液肿瘤阑尾切除。晚期卵巢癌（Ⅱ期及以上）应行肿瘤细胞减灭术，手术目的是尽量切除原发病灶及转移灶，使肿瘤残余灶直径达最小，必要时切除部分肠管、胆囊、脾脏等。年轻要求保留生育功能的患者需签署知情同意书，并且肿瘤局限于单侧卵巢为Ⅰ期患者。但生殖细胞肿瘤患者无论期别早晚，只要对侧卵巢和子宫未侵及，均可保留生育功能。

（2）**化学药物治疗** 为主要的辅助治疗。卵巢恶性肿瘤对化疗较敏感，即使期别较晚，也能取得一定疗效。已无法施行手术的晚期患者，化疗可使肿瘤缩小，为以后手术创造条件。常用药物有顺铂、卡铂、环磷酰胺、紫杉醇、依托泊苷等。近年来多联合应用，以铂类药物为主药。一般患者常采用静脉化疗，也可采用静脉腹腔联合化疗。早期患者化疗 3~6 个疗程，晚期患者 6~8 个疗程，疗程间隔一般为 3 周。

（3）**放射治疗** 为手术和化疗的辅助治疗。无性细胞瘤对放疗最敏感，但放疗影响患者卵巢功能，现已少用。放疗主要应用^{60}Co 或直线加速器体外照射。

（4）**其他治疗** 目前，细胞因子治疗和分子靶向治疗已经作为卵巢癌的辅助治疗手段呈现出一定的临床疗效，代表药物如胸腺素、干扰素、贝伐珠单抗等。

（三）中医治疗

1. 辨证论治

（1）**气滞血瘀证** 血府逐瘀汤合失笑散加减。理气行滞，活血化瘀。

（2）痰湿瘀阻证　苍附导痰汤加减。化痰理气，软坚散结。

（3）湿热郁毒证　解毒四物汤加减。清热利湿，解毒散结。

2. 针灸治疗　取中极、关元、天枢、三阴交穴，平补平泻。

3. 中药局部外敷　败酱散药液温服，药渣外敷患处。也可用独角莲敷剂外敷肿瘤部位。

（四）预后及随访

恶性卵巢肿瘤的预后与临床分期、组织学分类、患者年龄及治疗方案有关，尤以临床分期最重要。恶性卵巢肿瘤易复发，故应长期随访和监测。术后 1 年内每 3 个月 1 次；术后第 2 年后，每 4～6 个月 1 次；术后 5 年后，每年 1 次。随访内容：临床症状、体征、全身及盆腔检查，B 型超声检查，必要时做 CT 或 MRI 检查，肿瘤标志物如 CA_{125}、AFP、HCG 测定等。

【预防保健】

卵巢恶性肿瘤的病因尚不清楚，难以预防，应积极采取措施加强对高危人群的监测随访。

1. 大力开展宣教，加强高蛋白、富含维生素 A 的饮食，避免高胆固醇饮食。高危妇女宜用口服避孕药预防。

2. 30 岁以上妇女每年应行妇科检查，高危人群最好每半年检查一次。

3. 卵巢实性肿瘤或囊肿直径 >5cm 者，应及时手术切除。青春期前、绝经后或生育年龄口服避孕药的妇女，若发现卵巢肿大，应考虑为卵巢肿瘤。

4. 凡乳癌、胃肠癌等患者，治疗后应严密随访，定期做妇科检查。

5. 对于遗传性卵巢癌综合征家族成员可预防性切除卵巢，以预防卵巢癌的发生。

第三节　子宫颈癌

子宫颈癌是女性生殖系统最常见的恶性肿瘤，好发于 50～55 岁的女性。由于宫颈癌有较长癌前病变阶段，因此，宫颈细胞学检查可使宫颈癌得到早期诊断与早期治疗。自 20 世纪 50 年代以来，国内外均已普遍开展宫颈细胞学筛查，宫颈癌发病率明显下降，死亡率也随之不断下降。

【病因病理】

（一）病因

流行病学调查发现，子宫颈癌与高危型人乳头瘤病毒（HPV）感染、早婚、性生活紊乱、过早性生活、早年分娩、密产、多产、经济状况和种族等因素有关。

1. HPV 感染　高危型 HPV 持续感染是子宫颈癌发生的必要条件。以 HPV16、18 型感染最普遍，HPV16 与宫颈鳞癌关系密切，HPV18 与宫颈腺癌关系密切。高危型 HPV 产生病毒癌蛋白，其中 E6 和 E7 分别作用于人体细胞的抑癌基因 P53 和 Rb 使之失活或降解，继而导致子宫颈癌的发生。

2. 性行为及分娩 16 岁前已有性生活，早婚指 20 岁前已结婚，此时其下生殖道发育尚未成熟，对致癌因素的刺激比较敏感，又在多个男子性关系刺激下发展而导致子宫颈癌。早年分娩、多产、密产，子宫颈创伤几率增加，妊娠期免疫力较低，患子宫颈癌的风险增加。高危男子是指患有阴茎癌、前列腺癌或其前妻曾患子宫颈癌的男子，与高危男子有性接触的妇女，易患宫颈癌。

3. 其他 吸烟可增加 HPV 的易感性，屏障避孕则是一种保护性因素。

（二）病理

1. 宫颈上皮内瘤样病变（CIN） 是宫颈癌的癌前病变，具有癌变潜能，可能发展为浸润癌，也有可能病变自然消退。CIN 分为 3 级：

Ⅰ级：即轻度异型。上皮下 1/3 层细胞核增大，核质比例略增大，核染色稍加深，核分裂相少，细胞极性正常。

Ⅱ级：即中度异型。上皮下 1/3 ~2/3 层细胞核明显增大，核质比例增大，核深染，核分裂相较多，细胞数量明显增多，细胞极性尚存。

Ⅲ级：即重度异型和原位癌。病变细胞几乎或全部占据上皮全层，细胞核异常增大，核质比例显著增大，核形不规则，染色深，核分裂相多，细胞拥挤，排列紊乱，无极性。

2. 宫颈浸润癌

（1）鳞状细胞癌 占宫颈癌的 75% ~80%。

1）巨检 微小浸润癌肉眼观察无明显异常，或类似宫颈柱状上皮异位。随着病变逐步发展，有以下 4 种类型：

①外生型 最常见。病灶向外生长，状如菜花样或乳头样，组织脆，触之易出血。常累及阴道。

②内生型 癌灶向宫颈深部组织浸润，宫颈肥大而硬，表面光滑或仅见柱状上皮异位，整个宫颈膨大如桶状。常累及宫旁组织。

③溃疡型 上述两型癌灶继续发展，癌组织坏死脱落形成溃疡或空洞，如火山口状。

④颈管型 癌灶发生在宫颈管内，常侵入宫颈管及子宫峡部供血层及转移到盆壁的淋巴结。

2）显微镜检

①微小浸润癌 原位癌基础上镜下发现癌细胞小团突破基底膜，似泪滴状、锯齿状浸润间质。诊断标准参见临床分期。

②浸润癌 指癌灶浸润间质的范围已超出微小浸润癌，呈网状或团块状间质浸润。根据细胞分化程度分为：Ⅰ级，高分化鳞癌（角化性大细胞型）；Ⅱ级，中分化鳞癌（非角化性大细胞型）；Ⅲ级，低分化鳞癌即（小细胞型）。

（2）腺癌　占宫颈癌的 20% ~ 25% 。

1）巨检　来自宫颈管，并浸润宫颈管壁，常侵犯宫旁组织。病灶向宫颈管内生长，宫颈外观可正常，但宫颈管膨大如桶状。

2）显微镜检

①黏液腺癌　最常见，来源于宫颈柱状黏液细胞。

②恶性腺瘤　又称微偏腺癌，属高分化宫颈管黏膜腺癌。

（3）鳞腺癌　占宫颈癌的 3% ~ 5% 。癌组织中含有腺癌和鳞癌两种成分。

（三）转移途径

本病主要为直接蔓延及淋巴转移，血行转移极少见。

1. 直接蔓延　最常见。癌组织局部浸润，并向邻近器官及组织扩张。外生型常向阴道壁蔓延，宫颈管内的病灶扩张宫颈管并向上累及宫腔。癌灶向两侧蔓延至主韧带、阴道旁组织，甚至延伸到骨盆壁，晚期可引起输尿管阻塞。癌灶向前后蔓延侵犯膀胱或直肠，甚至造成生殖道瘘。

2. 淋巴转移　当宫颈癌局部浸润后，即侵入淋巴管，形成瘤栓，随淋巴液引流到达局部淋巴结，在淋巴管内扩散。宫颈癌淋巴结转移分为一级组（包括宫旁、宫颈旁或输尿管旁、闭孔、髂内、髂外淋巴结）及二级组（包括髂总，腹股沟深、浅及腹主动脉旁淋巴结）。

3. 血行转移　很少见，可转移至肺、肾或脊柱等。

【诊断】

（一）病史特点

本病多见于 50 ~ 55 岁的女性，有早婚、早育、多产、性生活紊乱及高危男子性接触史等。

（二）临床表现

1. 症状　早期子宫颈癌常无明显症状和体征。有时甚至见宫颈光滑，尤其老年妇女宫颈已萎缩者。子宫颈癌颈管型患者，宫颈阴道部外观正常，易被忽略而漏诊或误诊。患者一旦出现症状，主要表现为：

（1）阴道流血　年轻患者常表现为接触性出血，发生在性生活后或妇科检查后出血，也可表现为经期延长、周期缩短、经量增多等。老年患者则表现为绝经后不规则阴道流血，出血量可多可少，根据病灶大小、侵及间质内血管的情况而定。早期流血量少，晚期一旦侵蚀较大血管可能引起致命性大出血。一般外生型癌出血较早，血量也多；内生型癌出血较晚。

（2）阴道排液　多数患者表现为阴道排液增多，白色或血性，稀薄如水样或米泔状，有腥臭。晚期因癌组织破溃，组织坏死，继发感染有大量脓性或米汤样恶臭白带。

（3）**晚期症状** 根据病灶侵犯范围出现不同继发性症状。病灶波及邻近器官及神经时，患者可出现尿频、尿急、肛门坠胀、大便秘结、里急后重、下肢肿痛等；严重时可导致输尿管梗阻、肾盂积水，最后引起尿毒症。晚期患者出现贫血、恶病质等全身衰竭症状。

2. 体征 早期子宫颈癌局部无明显病灶，宫颈光滑或轻度糜烂。随着病变进一步发展，局部体征表现不同。外生型子宫颈癌可见宫颈赘生物呈息肉状、乳头状或菜花状，表面易合并感染，质脆易出血；内生型则见子宫颈肥大、质硬，子宫颈膨大如桶状，宫颈表面光滑或有浅表溃疡。晚期由于癌组织坏死脱落，形成凹陷性溃疡或空洞，伴恶臭。癌灶浸润阴道壁可见赘生物生长或阴道壁变硬；宫旁组织受侵犯时，双合诊、三合诊可扪及宫旁组织增厚，结节状，质地较硬，浸润达盆壁，形成冰冻骨盆。

（三）辅助检查

早期子宫颈癌的诊断目前采用的是"三阶梯"程序，即子宫颈细胞学检查和（或）高危型 HPV DNA 检测、阴道镜检查、子宫颈活组织检查，确诊依据为组织学诊断。

1. 子宫颈细胞学检查 是子宫颈癌筛检的主要方法，可发现癌前病变及早期宫颈癌。必须在宫颈外口鳞–柱状上皮交接处取材。宫颈刮片细胞学检查报告过去采用巴氏5级分类法，现在普遍采用 TBS 分类法。

2. 高危型 HPV DNA 检测 与细胞学检查联合应用于子宫颈癌的筛查。可用于细胞学检查异常分流，当细胞学检查为无明确诊断意义的不典型鳞状细胞（ASCUS）时应进行高危型 HPV DNA 检测，阳性者行阴道镜检查，阴性者12个月后复查细胞学。高危型 HPV DNA 检测也可作为医疗欠发达地区子宫颈癌初筛的方法，检测结果阳性者进一步行细胞学检查。

3. 阴道镜检查 宫颈细胞学检查巴氏Ⅲ级或Ⅲ级以上，TBS 分类 ASCUS 并高危型 HPV DNA 检测阳性，或低度鳞状上皮内病变（LSIL）及以上者，应进行阴道镜检查。观察宫颈表面有无异型上皮或早期病变，并选择病变部位进行活组织检查，以提高诊断的准确性。

4. 宫颈和宫颈管活组织检查 是确诊宫颈癌及宫颈上皮内瘤变最可靠的方法。若无明显病变，可选择宫颈鳞–柱交接部的3、6、9、12点处取活检，或在碘试验不染色区或醋酸白试验白色上皮区取材，或在阴道镜观察到的可疑部位取活组织做病理检查。若宫颈有明显病灶，可直接在癌灶取材。若宫颈细胞学阳性、宫颈活检阴性，应用小刮匙搔刮宫颈管，刮出物送病理检查。

5. 子宫颈锥形切除术 宫颈刮片细胞学检查多次阳性，而分段诊刮、宫颈活检阴性，或活检为原位癌，不能排除浸润癌者，可行子宫颈锥形切除术，送病理切片检查。

6. 其他检查 确诊子宫颈癌后，根据具体情况，进行胸部 X 线摄片、静脉肾盂造影、膀胱镜、直肠镜检查、超声及 CT、MRI、PET–CT 等影像学检查，以确定其临床分期。

（四）临床分期

采用国际妇产科联盟（FIGO，2009 年）修订的临床分期（表14–3）。临床分期在治疗前进行，治疗后不再更改。

表 14 - 3　宫颈癌的临床分期（FIGO，2009 年）

期别	肿瘤范围
Ⅰ 期	癌灶局限在宫颈
ⅠA	镜下浸润癌，间质浸润深度 <5mm，宽度≤7mm
ⅠA1	间质浸润深度≤3mm，宽度≤7mm
ⅠA2	间质浸润深度 >3mm 且 <5mm，宽度≤7mm
ⅠB	临床癌灶局限于宫颈，或镜下病灶超过 ⅠA 期
ⅠB1	临床癌灶直径≤4cm
ⅠB2	临床癌灶直径 >4cm
Ⅱ 期	癌灶已超出宫颈，但未达盆壁或未达阴道下 1/3
Ⅱ A	癌侵犯阴道上 2/3，无宫旁浸润
Ⅱ A1	临床癌灶直径≤4cm
Ⅱ A2	临床癌灶直径 >4cm
Ⅱ B	癌有宫旁浸润，但未达盆壁
Ⅲ期	癌灶超越宫颈，阴道浸润已达下 1/3，宫旁浸润已达盆壁，有肾盂积水或肾无功能者（非癌所致的肾盂积水或肾无功能者除外）
Ⅲ A	癌累及阴道下 1/3，但未达盆壁
Ⅲ B	癌浸润宫旁已达盆壁，或引起肾盂积水或肾无功能
Ⅳ 期	癌播散超出真骨盆或癌浸润膀胱和（或）直肠黏膜
Ⅳ A	癌浸润邻近的盆腔器官
Ⅳ B	癌浸润超出真骨盆，有远处转移

【鉴别诊断】

子宫颈癌必须注意与以下疾病相鉴别：

1. 子宫颈柱状上皮异位或宫颈息肉　均可发生接触性出血，外观与原位癌、早期浸润癌难以区别，应做宫颈刮片细胞学检查，必要时行活组织检查。

2. 宫颈结核　表现为不规则出血和白带增多，宫颈局部可有多个溃疡、结节，或菜花样赘生物，外观难以与宫颈癌区别，宫颈活检是唯一可靠的确诊方法。

3. 子宫内膜异位症　有时宫颈可有多个息肉样变，甚至累及阴道穹隆，需行活组织检查方可确诊。

4. 宫颈乳头状瘤　表现为接触性出血、白带增多，外观呈乳头状、菜花状，需经活组织检查确诊。

5. 子宫颈恶性肿瘤　原发性恶性黑色素瘤、肉瘤、淋巴瘤、转移性癌等，需经活组织检查确诊。

【治疗】

（一）治疗原则

应根据临床分期、患者年龄、生育要求、全身情况、设备条件和医疗技术水平决定治疗措施，制定个体化治疗方案。总原则为采用手术和放疗为主、化疗为辅的综合治疗方案。

（二）具体治疗

1. 宫颈上皮内瘤病变　60%～85%的CIN Ⅰ级会自然消退，故确诊为CIN Ⅰ级者，暂时按炎症处理，每3～6个月随访刮片，必要时再次活检。病变持续2年或继续发展者，应积极治疗。约20% CIN Ⅱ级会发展为CIN Ⅲ级，5%发展为浸润癌，故所有的CIN Ⅱ级和CIN Ⅲ级均需要治疗。目前常用的方法是子宫颈锥切术，包括子宫颈环形电切术和冷刀锥切术，术后定期随访。CIN Ⅲ级、年龄较大且无生育要求者可行全子宫切除术。

2. 宫颈浸润癌

（1）手术治疗　主要用于ⅠA～ⅡA期患者，无严重内外科合并症，无手术禁忌证，年龄不限，需根据全身情况能否耐受手术而定。①ⅠA1期：行筋膜外全子宫切除术。②ⅠA2期：选用改良广泛性子宫切除术及盆腔淋巴结清扫术。③ⅠB1期和ⅡA1期：行广泛性子宫切除术及盆腔淋巴结清扫术，髂总淋巴结有转移者，做腹主动脉旁淋巴结取样。④ⅠB2期和ⅡA2期：行广泛性子宫切除术、盆腔淋巴结清扫术和腹主动脉旁淋巴结取样，或同期放、化疗后行全子宫切除术。年轻的子宫颈鳞癌患者卵巢正常者应予保留。要求保留生育功能的年轻患者，ⅠA1期可行子宫颈锥形切除术；ⅠA2期和肿瘤直径小于2cm的ⅠB1期，可行广泛性子宫颈切除术及盆腔淋巴结清扫术。

（2）放射治疗　适用于ⅠB2期、ⅡA2～ⅣA期患者，或不能耐受手术患者。包括腔内及体外照射两方面：腔内照射多用后装治疗机，放射源为^{137}铯（^{137}Cs）、^{192}铱（^{192}Ir）等。体外照射多用直线加速器、^{60}钴（^{60}Co）。早期病历以腔内放疗为主、体外照射为辅，用于控制局部病灶。晚期则以体外照射为主、腔内放疗为辅，用以治疗盆腔淋巴结及宫旁组织等处的病灶。

（3）手术及放射综合治疗　适用于较大病灶，术前先放疗，待癌灶缩小后再行手术。或术后证实淋巴结或宫旁组织有转移或切除残端有癌细胞残留，放疗作为手术后的补充治疗。

（4）化疗　主要用于晚期或复发转移的患者。近年也采用化疗作为手术或放疗的辅助治疗，用以治疗局部巨大肿瘤。常用的有效药物有顺铂、卡铂、环磷酰胺、氟尿嘧啶、紫杉醇等。一般采用以铂类为基础的联合化疗，如PVB方案（顺铂、长春新碱与博来霉素），TP方案（顺铂与紫杉醇）。化疗途径可采用静脉或介入化疗。

（三）中医治疗

1. 辨证论治

（1）湿热瘀毒证　黄连解毒汤加减。清热解毒，活血化瘀。

（2）肝肾阴虚证　六味地黄丸加减。滋补肝肾，清热解毒。

（3）脾肾阳虚证　真武汤合完带汤加减。健脾温肾，化湿止带。

2. 中成药　掌叶半夏片、65 方粉剂等。

3. 中药局部用药　三品方、麝胆栓宫颈局部外用。

（四）预后及随访

1. 预后　宫颈癌的预后与临床分期、病理类型及治疗有关。早期宫颈癌得到有效治疗，预后较好。晚期宫颈癌患者主要死于尿毒症、出血、感染及恶病质。

2. 随访　子宫颈癌治疗后 75%～80% 在 2 年内复发，故治疗后 2 年内每 3～4 个月复诊 1 次，第 3～5 年每半年复诊 1 次；第 6 年每年复诊 1 次。除进行全面体检外，应定期行盆腔检查、阴道脱落细胞学检查、胸透和血常规检查等。

【并发症】

宫颈癌合并妊娠较少见。早期妊娠或妊娠期出现阴道流血均需常规做阴道窥器检查，若宫颈有可疑病变应做宫颈刮片细胞学检查、阴道镜检查、宫颈活检，以免漏诊和误诊。妊娠时宫颈锥切术可导致出血、流产和早产，故仅应用于阴道镜检查异常和宫颈细胞学检查高度怀疑宫颈癌者，且手术时间应选择在妊娠中期。

治疗方法应依据患者的期别、孕周、患者及家属对维持妊娠的意愿，个体化治疗。对于不维持妊娠者按非妊娠期子宫颈癌处理。有妊娠要求者：①妊娠 20 周前锥切确诊的 IA1 期可延迟治疗。②妊娠 20 周前确诊的 IA2 期及以上患者应终止妊娠接受治疗。③妊娠 28 周后诊断的各期患者均可延迟至胎儿成熟再治疗。④妊娠 20～28 周之间应根据家属意愿决定，延迟治疗对 IA2 期及 IB1 期影响不大，IB2 期以上者建议新辅助化疗阻止病情发展。

延迟治疗期间，应密切观察病情变化，如肿瘤进展应及时终止妊娠。除 IA1 期外，延迟治疗患者应在孕 34 周前终止妊娠。

【预防保健】

1. 普及防癌知识，提倡晚婚、少育，开展性卫生教育。凡已婚妇女，特别是围绝经期妇女有月经异常或性交后出血者，应警惕生殖道癌的可能，及时就医。

2. 发挥妇女防癌保健网作用，定期开展宫颈癌的普查普治，做到早发现、早诊断和早治疗。凡性生活史 3 年以上，或 21 岁以上已婚妇女至妇科门诊就诊者，应常规做宫颈细胞学检查，有异常者应进一步处理。

3. 及时诊断和治疗 CIN，以阻断宫颈癌的发生。

第四节 子宫内膜癌

子宫内膜癌是指子宫内膜发生的上皮性恶性肿瘤，绝大多数为腺癌。本病为女性生殖道常见三大恶性肿瘤之一，高发年龄为 58～61 岁，约占女性恶性肿瘤总数的 7%，占女性生殖道恶性肿瘤的 20%～30%，近年发病率有上升趋势。

【病因病理】

（一）病因

本病确切病因不清楚，目前认为子宫内膜癌有两种发病机制。

Ⅰ型是雌激素依赖型，其发生可能是子宫内膜长期受雌激素的影响，而无孕酮拮抗，可发生不同程度增生，最后癌变。临床常见于长期服用雌激素的绝经后妇女、长期服用他莫西芬的妇女及内源性雌激素增高疾病妇女，如无排卵性功血、多囊卵巢综合征、功能性卵巢肿瘤（颗粒细胞瘤、卵泡膜细胞瘤）等。患者较年轻，多有肥胖、高血压、糖尿病、不孕、不育、绝经延迟及其他心血管疾病。Ⅱ型是非雌激素依赖型，发病与雌激素无明显关系。临床多见于老年体瘦妇女，肿瘤恶性程度高，雌孕激素受体多呈阴性，预后差。

另有约 10% 的子宫内膜癌患者有家族史，其中关系最密切的是遗传性非息肉结－直肠癌综合征，多见于年轻女性的子宫内膜癌患者。

（二）病理

1. 巨检 病变多见于宫底部内膜，以子宫两角附近居多。依病变形态和范围，分为弥漫型和局限型。

（1）弥漫型 子宫内膜大部或全部为癌组织侵犯，癌灶常呈菜花样，从内膜表层长出并突向宫腔内，充满宫腔甚至脱出于宫口外，表面常有出血、坏死。虽广泛累及内膜，但较少浸润肌层，晚期侵犯肌壁全层并扩展至宫颈管，一旦癌灶阻塞宫颈管则可导致宫腔积脓。

（2）局限型 癌灶局限于宫腔，多见于宫底部或宫角部，呈息肉样或小菜花状，表面有溃疡，易出血。局限型癌灶病变虽小，但却易浸润肌层。

2. 镜检 细胞组织学分类有 5 种类型，即内膜样腺癌（占 80%～90%）、腺癌伴鳞状上皮分化、浆液性腺癌、黏液性腺癌和透明细胞癌。

（三）转移途径

子宫内膜癌生长缓慢，局限在内膜时间较长，也有极少特殊病理类型发展较快。转移途径主要为直接蔓延、淋巴转移，晚期有血行转移。

1. 直接蔓延 癌灶初期沿子宫内膜蔓延生长，向上经宫角至输卵管，向下至宫颈管，并继续蔓延至阴道。也可经肌层浸润至子宫浆膜面而延至输卵管、卵巢，并可广泛种植在盆腔腹膜、直肠子宫陷凹及大网膜。

2. 淋巴转移 为内膜癌的主要转移途径。当癌肿浸润至深肌层，或扩散到宫颈管，或癌组织分化不良时，易发生淋巴转移，其转移途径与癌灶生长部位有关。宫底部病灶沿阔韧带上部淋巴管网，经骨盆漏斗韧带至卵巢；向上至腹主动脉旁淋巴结；宫角部癌灶沿圆韧带至腹股沟淋巴结；子宫下段及宫颈管癌灶与宫颈癌淋巴转移途径相同，可至宫旁、髂内、髂外、髂总淋巴结；子宫后壁癌灶可沿宫骶韧带扩散到直肠淋巴结。

3. 血行转移 少见，晚期经血行转移至肺、肝、骨等处。

【诊断】

（一）病史特点

本病多见于绝经后妇女，年龄多在 55～65 岁之间，高发于 58～61 岁。多有肥胖、高血压、糖尿病、不孕、不育、绝经延迟、功能失调性子宫出血、绝经后接受雌激素补充治疗或乳腺癌、子宫内膜癌家族史等。

（二）临床表现

1. 症状 早期无明显症状，仅在普查或因其他原因检查时偶然发现，一旦出现症状则多有以下表现。

（1）阴道流血 主要表现为绝经后阴道流血，量一般不多，大量出血者少见，或为持续性或间歇性流血；尚未绝经者则表现为经量增多、经期延长或不规则阴道出血。

（2）阴道排液 少数患者表现为阴道排液增多，早期多为浆液性或血性排液，晚期合并感染则有脓血性分泌物，并伴有恶臭。

（3）疼痛 通常不引起疼痛，晚期癌浸润周围组织或压迫神经引起下腹及腰骶部疼痛，并向下肢及足部放射。若癌灶侵犯宫颈，堵塞宫颈管可导致宫腔积脓，出现下腹胀痛及痉挛样疼痛。

（4）全身症状 晚期患者常伴全身症状，如贫血、消瘦、恶病质等。

2. 体征 早期患者妇科检查无明显异常。当病情逐渐发展，子宫增大、稍软；晚期时偶见癌组织自宫口脱出，质脆，触之易出血。若合并宫腔积脓，子宫明显增大，极软。癌灶向周围浸润，子宫固定或在宫旁或盆腔内扪及不规则结节状块物。

（三）辅助检查

1. 分段诊断性刮宫 是确诊子宫内膜癌最常用、最可靠的方法。先用小刮匙环刮宫颈管，再进宫腔搔刮内膜，取得的刮出物分瓶标记送病理检查。分段刮宫操作要小心，以免穿孔，尤其当刮出多量豆腐渣样组织疑为内膜癌时，只要刮出物已足够送病理检查，即应停止操作。

2. 宫腔细胞学检查 用宫腔刷或吸取器放入宫腔获取标本，查找癌细胞。该检查可作为筛查方法，但最后确诊仍需做内膜活体组织病理学检查。

3. 宫腔镜检查 能直视宫腔，直接观察子宫内膜癌病灶大小、生长部位、形态，并可直视下取材活检，提高诊断准确率。

4. 超声检查 早期见子宫正常大，仅宫腔线紊乱、中断。随病情发展见子宫增大或绝经后子宫相对增大，宫腔内见实质不均回声区，形态不规则，宫腔线消失，甚至见肌层内不规则回声区，边界不清，可作为肌层浸润程度的诊断。

5. 其他 MRI、CT、淋巴结造影、血清 CA_{125} 检测可协助诊断。

（四）临床分期

子宫内膜癌的分期，现广泛采用国际妇产科联盟（FIGO，2009 年）手术 – 病理分期（表 14 – 4）。不进行手术者，可采用国际妇产科联盟（FIGO，1971 年）临床分期法（表 14 – 5）。

表 14 – 4 子宫内膜癌手术病理分期（FIGO，2009 年）

期别	肿瘤部位
Ⅰ 期	肿瘤局限于子宫体
Ⅰ A	肿瘤浸润深度 <1/2 子宫肌层
Ⅰ B	肿瘤浸润深度 ≥1/2 子宫肌层
Ⅱ 期	肿瘤侵犯宫颈间质，但无宫体外蔓延
Ⅲ 期	肿瘤局部和（或）区域扩散
Ⅲ A	肿瘤累及浆膜层和（或）附件或腹水（腹腔冲洗液）癌细胞检查为阳性
Ⅲ B	阴道和（或）宫旁受累
Ⅲ C	盆腔淋巴结和（或）腹主动脉旁淋巴结转移
Ⅲ C1	盆腔淋巴结阳性
Ⅲ C2	腹主动脉旁淋巴结阳性伴（或不伴）盆腔淋巴结阳性
Ⅳ 期	肿瘤侵及膀胱和（或）直肠黏膜，和（或）远处转移
Ⅳ A	肿瘤侵及膀胱和（或）直肠黏膜
Ⅳ B	远处转移，包括腹腔内和（或）腹股沟淋巴结转移

表 14 – 5 子宫内膜癌临床分期（FIGO，1971 年）

期别	肿瘤部位
0 期	复杂性增生或原位癌
Ⅰ 期	癌局限在子宫体
Ⅰ a	宫腔长度 ≤8cm
Ⅰ b	宫腔长度 >8cm
Ⅱ 期	癌已侵犯宫颈
Ⅲ 期	癌扩散至子宫以外，但未超出真骨盆
Ⅳ 期	癌超出真骨盆或侵犯膀胱黏膜或直肠黏膜，或有盆腔以外播散
Ⅳ a	癌侵犯附近器官，如膀胱、直肠
Ⅳ b	癌有远处转移

【鉴别诊断】

绝经后及绝经过渡期异常阴道流血是子宫内膜癌的主要表现，故子宫内膜癌需与引起阴道流血的下列疾病作鉴别。

1. 功能失调性子宫出血　主要表现为月经紊乱，如经量增多、经期延长、经间期出血或不规则流血等。妇科检查无异常发现，与内膜癌的症状和体征相似。临床上难以鉴别，应先行分段刮宫，确诊后再对症处理。

2. 老年性阴道炎　主要表现为血性白带，需与内膜癌相鉴别。前者见阴道壁充血或黏膜下散在出血点，后者见阴道壁正常，阴道排液来自宫颈管内。超声检查宫腔内无异常发现，治疗后好转。老年妇女还须注意两种情况并存的可能，必要时抗感染治疗后诊断性刮宫排除子宫内膜癌。

3. 子宫黏膜下肌瘤或内膜息内　多表现为月经过多及经期延长，需与内膜癌相鉴别。及时行分段刮宫、宫腔镜检查及 B 型超声检查等，确诊并不困难。

4. 原发性输卵管癌　主要表现为阴道排液、阴道流血和下腹疼痛。分段刮宫阴性，宫旁扪及块状物，而内膜癌刮宫阳性，宫旁无块状物扪及。B 型超声检查有助于鉴别。

5. 老年性子宫内膜炎合并宫腔积脓　常表现为阴道排液增多，浆液性、脓性或脓血性。子宫正常大或增大变软，扩张宫颈管及诊刮即可明确诊断。但要警惕与内膜癌并存的可能。

6. 宫颈管癌、子宫肉瘤　均表现为不规则阴道流血及排液增多。宫颈管癌病灶位于宫颈管内，宫颈管膨大形成桶状宫颈。子宫肉瘤一般多在宫腔内以致子宫增大。分段刮宫及宫颈活检即能鉴别。

【治疗】

（一）治疗原则

治疗应根据子宫肌层是否被癌浸润、宫颈管是否累及、癌细胞分化程度及患者全身情况等而定。其主要的治疗为手术、放疗及药物治疗，可单用或联合应用。

（二）具体治疗

1. 手术治疗　为首选的治疗方法。当进入腹腔后应立即取腹腔积液，若无腹腔积液则注入生理盐水冲洗腹腔，取腹腔积液或腹腔冲洗液离心沉淀后找癌细胞，然后全面探查腹腔脏器，对可疑病变取样送病理检查。Ⅰ期患者应行筋膜外全子宫、双侧附件切除术，具有以下情况之一者，应行盆腔及腹主动脉旁淋巴结取样和（或）清扫术：①病理类型为透明细胞癌，浆液性腺癌、鳞状细胞癌或未分化癌。②侵犯肌层深度≥1/2。③癌灶累及宫腔面积超过 50%。④可疑的盆腔和（或）腹主动脉旁淋巴结转移。⑤子宫内膜样腺癌低分化。Ⅱ期应行改良根治性子宫切除术及双侧附件切除术，同时行盆腔淋巴结及腹主动脉旁淋巴结清扫术。Ⅲ期和Ⅳ期的手术应个体化，尽可能切除肉眼所见病灶，范围与卵巢癌相同，进行肿瘤细胞的减灭术。

2. 放射治疗　为治疗子宫内膜癌的有效方法，有单纯放射治疗和手术联合放射治疗，单纯放射治疗包括腔内照射和腔外照射两种。

单纯放射治疗仅适用于Ⅲ、Ⅳ期不宜手术或全身情况不能耐受手术的患者。腔内照射多用后装治疗机，放射源为^{137}铯（^{137}Cs）、^{60}钴（^{60}Co）等。腔外照射多用直线加速器、^{60}钴（^{60}Co）。手术联合放疗适用于：①Ⅰ期患者若腹水中找到癌细胞或深肌层已有浸润，淋巴结可疑或已有转移，术后需加用放射治疗。②Ⅱ、Ⅲ期患者可在术前加用腔内或腔外照射，腔内照射后 1～2 周内行手术治疗，腔外照射后 4 周内行手术治疗。

3. 化疗　晚期不能手术、复发癌患者及术后有复发高危因素的患者可考虑行化疗。常用药物有顺铂、紫杉醇、氟尿嘧啶、环磷酰胺等。可单独应用或联合应用，也可与孕激素联合应用。

4. 孕激素治疗　治疗对晚期或复发癌患者、不能手术切除或年轻、早期、要求保留生育功能者，均可考虑孕激素治疗。常用孕激素制剂如甲羟孕酮、己酸孕酮等。用药剂量要大，甲羟孕酮 200～400mg/d，或己酸孕酮 500mg，每周 2 次，至少用 12 周才能评价效果。其作用机制可能是直接作用于癌细胞，延缓 DNA 和 RNA 的复制，从而抑制癌细胞的生长。对分化好、生长缓慢、雌孕激素受体含量高的内膜癌，孕酮治疗效果较好。副反应较轻，可引起水钠潴留、水肿、药物性肝炎等，停药后逐渐好转。

（三）中医治疗

1. 辨证论治

（1）湿热瘀毒证　黄连解毒汤加减。清热解毒，活血化瘀。
（2）痰湿结聚证　苍附导痰丸加减。化湿涤痰，软坚散结。
（3）肝肾阴虚证　知柏地黄丸加减。滋阴降火，清热解毒。
（4）脾肾阳虚证　固冲汤合肾气丸加减。温肾健脾，益气化瘀。
2. 局部药物治疗　三品方、麝胆栓阴道内局部外用。

（四）随访

完成治疗后，75%～90% 的患者在 2～3 年内复发，故应定期随访，及时确定有无复发。随访时间：术后 2 年内，每 3 个月 1 次；术后 3～5 年，每 6 个月 1 次。术后 5 年后，每年 1 次。随访检查内容包括：①盆腔检查（三合诊）。②阴道细胞学涂片检查。③胸片（6 个月至 1 年），根据不同情况，亦可选用 CT、MRI 等。④进行血清 CA_{125} 检查。

【预防保健】

预防及早期发现内膜癌的措施有：
1. 普及防癌知识，定期行防癌检查。
2. 正确掌握使用雌激素的指征。
3. 重视围绝经期妇女月经紊乱或不规则阴道流血者的诊治。

4. 绝经后妇女出现阴道流血需警惕内膜癌的可能。

5. 注意高危因素，重视高危患者。

 病案讨论

1. 张某，女，46岁，因月经周期缩短，经期延长及经量增多1年就诊。患者既往月经正常，3～4/30天，经量中等，无痛经。近一年来月经周期缩短，经期延长8/24天，经量明显增多，不伴痛经。G2P2，均为足月顺产。带环已14年。妇科检查：外阴（-），阴道（-），宫颈光滑，子宫如孕12周大小，表面凸凹不平，质硬，无压痛，双侧附件（-）。

实验室检查：白细胞计数 5.8×10^9/L，血红蛋白 69g/L，血小板计数 170×10^9/L。

（1）该患者可能的诊断及诊断依据是什么？

（2）该疾病应与哪些疾病相鉴别？

（3）为明确诊断还需进行哪些检查？

（4）该患者应如何治疗？

2. 李某，女，38岁，接触性出血半年，加重3个月就诊。患者月经正常，近半年偶有性交出血，自认为与宫内节育环有关。近3个月同房后出血频繁，G1P1，男孩已18岁，足月顺产。5年前放置节育环时妇科检查正常，此后未再进行过妇科检查。妇科检查：外阴（-），阴道少许血迹，宫颈前唇有一菜花样赘生物，直径3cm，质脆易出血，子宫前位，正常大小，双侧宫旁组织未及增厚（双合诊及三合诊检查）。

（1）该患者可能的诊断及诊断依据是什么？

（2）该疾病应与哪些疾病相鉴别？

（3）为明确诊断还需进行哪些检查？

（4）该患者应如何治疗？

3. 余某，女，56岁，自觉腹胀3个月，由内科转来会诊。患者自觉腹胀，腹部逐渐增大，纳差3个月。5年前断经，已无阴道流血或排液。G3P3。既往体健，否认妇科病史。否认心、肝、肾、结核及消化系统疾病史。查体：消瘦病容，表浅淋巴结不大，腹部膨隆，移动性浊音（+）。妇科检查：外阴（-），阴道（-），宫颈及子宫均萎缩。左则附件区可及直径8cm大小的包块，囊实性，形状不规则，与周围组织粘连，无压痛。右侧附件区包块略小，性质同左。三合诊检查：宫骶韧带有散在结节状物，无触痛。

（1）该患者可能的诊断及诊断依据是什么？

（2）该疾病应与哪些疾病相鉴别？

（3）为明确诊断还需进行哪些检查？

（4）该患者应如何治疗？

4. 夏某，女，60 岁。患者 1 年前出现不规则阴道出血，量极少，血丝样，时有时无，无不适。近 1 个月症状加重，阴道流血，淋沥不净，色鲜红，较月经量少，无纳差、腹胀，无腹痛、下腹坠胀等不适。妇科检查：外阴、阴道（－）。宫颈：常大，光滑。子宫：后位，略增大，质中，活动，无压痛。双附件：未及明显异常。12 岁月经初潮，6 年前断经，育有 1 子 1 女。糖尿病史半年，腰痛诊断腰椎管狭窄半年。无恶性肿瘤家族史。辅助检查：彩超提示子宫内膜厚。

（1）该患者可能的诊断及诊断依据是什么？
（2）该疾病应与哪些疾病相鉴别？
（3）为明确诊断还需进行哪些检查？
（4）该患者应如何治疗？

复习思考题

1. 子宫肌瘤按组织学分类可分为哪几类？
2. 如何诊断和治疗子宫肌瘤？
3. 卵巢肿瘤的并发症有哪些？发生蒂扭转后如何处理？
4. 卵巢良性肿瘤与恶性肿瘤的区别？
5. 简述宫颈癌的诊断和治疗要点。
6. 子宫内膜癌的发病与哪些因素有关？如何诊断？

第十五章　子宫内膜异位症和子宫腺肌病

当具有生长功能的子宫内膜组织出现在子宫腔被覆黏膜以外的身体其他部位时称为"子宫内膜异位症"。当子宫内膜出现和生长在子宫肌层时则称为"子宫腺肌病"，以往曾称之为"内在性子宫内膜异位症"，而将非子宫肌层的内膜异位症称"外在性子宫内膜异位症"，以示区别。子宫内膜异位症和子宫腺肌病同为异位内膜引起的疾病，且可合并存在，但由于其组织发生学方面和临床表现均有差异，故分别介绍。

第一节　子宫内膜异位症

子宫内膜异位症好发于生育年龄妇女，是目前常见妇科疾病之一。以痛经、月经不调、不孕、局部结节性包块为其主要临床特征，发病年龄以 25 ~ 45 岁居多，与卵巢的周期性变化有关，属雌激素依赖性疾病。异位子宫内膜可出现在身体不同部位，但绝大多数出现在盆腔内生殖器官和其邻近器官的腹膜面，故临床常称为"盆腔子宫内膜异位症"。

【病因病理】

本病的确切病因尚未明了，目前有下列几种说法：

1. **子宫内膜种植学说**　经期时经血中的内膜腺上皮和间质细胞可随经血逆流，经输卵管进入腹腔，种植于卵巢和邻近腹膜，并在该处继续生长、侵袭，以致形成子宫内膜异位症。

2. **淋巴静脉播散学说**　很多观察表明，在盆腔淋巴管、淋巴结和盆腔静脉中发现内膜组织，因而提出子宫内膜细胞可通过淋巴或静脉播散的学说，并认为远离盆腔部位的器官如肺、手或大腿的皮肤和肌肉发生内膜异位症可能是淋巴或静脉播散的结果。

3. **体腔上皮化生学说**　卵巢表面上皮、盆腔腹膜都是由胚胎期具有高度化生潜能的体腔上皮分化而来，在反复受到经血、慢性炎症或持续卵巢激素刺激后，均可被激活而衍化为子宫内膜样组织，从而形成病灶。

4. **免疫学说**　大多数妇女在月经来潮时，均有经血逆流现象，但只有少数妇女发生了本病，因而认为子宫内膜异位症的发生与患者免疫功能异常有关。当免疫功能紊乱时，残留或逆流至腹腔的子宫内膜细胞不能被杀灭或清除，即可发生子宫内膜异位症。

5. **医源播散学说**　医源播散即直接种植，多见于人流术时血液逆流或其他妇科手术时将子宫内膜带至切口处，继而种植生长，形成病灶。

子宫内膜异位症的主要病理变化为异位内膜随卵巢的周期性变化而发生周期性出血，伴有周围纤维组织增生和粘连，在病区出现紫褐色斑点或小泡，最后发展成为大小不等的紫蓝色实质结节或包块。

【诊断】

（一）病史特点

本病多见于育龄期妇女，年龄在 20～45 岁之间，有妇科人流术或其他手术史，或曾患过妇科炎症等。

（二）临床表现

1. 症状 约 20% 的患者无明显不适，可因病变部位不同出现不同症状。

（1）继发性、进行性加重的痛经 是本病的典型症状，子宫内膜异位症患者的半数以上以痛经为主要症状。疼痛部位多在腹部及腰骶部，呈剧烈胀痛。一般出现在月经来潮前 1～2 天，至月经第 1～2 天最剧，月经过后逐渐缓解，至经净后消失。

（2）月经失调 有 15%～20% 的患者表现为经量少、经期延长或经前点滴出血。

（3）不孕 正常妇女不孕率为 15%，内膜异位症患者不孕率可高达 40%。其原因可能与子宫内膜异位症造成的卵巢功能失调、附件粘连、自身免疫反应等多种因素有关。

（4）性交痛 子宫内膜异位症患者性交痛的发生率可高达 30%～40%，表现为性交时阴道深部钝痛，经前尤为明显。

2. 其他伴随症状 病灶侵犯子宫直肠陷凹或宫骶韧带时可出现腹痛、腹泻、便秘，甚至周期性少量便血；侵犯膀胱肌壁可引起经期尿痛或尿频；侵犯输尿管可出现一侧腰痛、血尿。此外，身体其他部位有内膜异位种植生长时，均可在病变部位出现周期性疼痛、出血或块物增大。卵巢内膜囊肿自发破裂时，可引起突发性剧烈腹痛，伴恶心、呕吐、肛门坠痛，时间多在月经后半期。

3. 体征 本病病变多局限于盆腔。盆腔检查可见子宫多后倾固定，活动受限，于子宫一侧或两侧可触及囊性偏实不活动包块，有轻度压痛；在子宫颈上方、子宫后壁，宫骶韧带或子宫直肠陷凹处可扪及一个或数个豆粒或米粒大小的触痛性结节，经前尤为明显。

病变在宫颈及阴道者，可见宫颈表面有稍突出的紫蓝色小点或出血点，或阴道后穹隆有紫蓝色结节，质硬光滑有触痛。

病变在其他部位如腹壁切口及脐部，可在相应部位触到硬韧、不活动、边界不清的触痛性结节，其大小可随月经期而改变。

（三）辅助检查

1. 超声检查 可确定卵巢子宫内膜异位囊肿的位置、大小和形状，偶能发现盆腔检查时未能扪及的包块。

2. 腹腔镜检查 是目前诊断子宫内膜异位症的最佳方法，特别是对盆腔检查和超声检查均无阳性发现的不育或腹痛患者更是唯一手段，往往在腹腔镜下对可疑病变进行活检即可确诊为子宫内膜异位症。

【鉴别诊断】

1. 卵巢恶性肿瘤 患者一般情况差、病情发展迅速，表现为持续性腹痛、腹胀，并逐渐消瘦。检查除在子宫旁扪及固定的包块外，还可在盆腔内发现散在转移包块，并常有腹水。凡诊断不明者，应尽早剖腹探查。

2. 慢性盆腔炎性包块 当有急性盆腔炎病史或反复感染发作史，腹痛为持续性，可伴有发热，抗炎治疗有效。

3. 子宫腺肌病 痛经症状与子宫内膜异位相似，甚至更剧烈。检查可见子宫多呈对称性增大，质地较硬有压痛，经期尤为显著。应注意此病亦可与子宫内膜异位症合并存在。

【治疗】

（一）治疗原则

本病治疗分为期待疗法、药物疗法、手术疗法三大类。原则上症状轻微者采用期待疗法；有生育要求的轻度患者先行药物治疗；症状和病变均严重的无生育要求的患者，可考虑根治性手术。

（二）具体治疗

1. 期待疗法 是指不用特殊药物、不手术，而随访观察的一种方法。适用于病变轻微、无症状或症状轻微者，体征不明显患者。一般可数月随访一次。若经期有轻微疼痛时，可应用抗前列腺素药物，如氟灭酸、芬必得、引哚美辛等对症治疗，以抑制前列腺素合成酶，使前列腺素分泌减少，缓解疼痛。

2. 药物治疗 主要指内分泌治疗。目的是控制症状和解决生育问题，适用于病情较轻无明显卵巢子宫内膜异位囊肿的患者。疗程一般为 6 ~ 9 个月，作为手术前后的辅助治疗时，疗程为 3 ~ 6 个月。内分泌治疗成为临床治疗本病的常用方法。

（1）高效孕激素 高效孕激素可抑制垂体促性腺激素的释放和直接作用于子宫内膜和异位内膜，导致内膜萎缩和闭经。因其造成类似妊娠的人工闭经状态，故又称"假孕疗法"。常用药物有：①甲羟孕酮，每日 20 ~ 50mg，口服，连续 6 个月。②醋酸炔诺酮，每日 5mg，口服，连续 6 个月。③醋酸甲羟孕酮避孕针 150mg，肌内注射，每月 1 次，连续 6 个月。④羟孕酮 250mg，肌注，每 2 周 1 次，共 6 个月。以上药物的副反应有不规则出血、乳房胀、体重增加等。若有出血，可每日加服妊马雌酮 0.625mg 或己烯雌酚 0.5mg。一般停药数月后，月经恢复正常，痛经缓解，受孕率增加。

（2）丹那唑　可使体内雌激素水平下降，子宫内膜萎缩导致短暂闭经，又称为"假绝经疗法"。常用量为每日 600mg，分 3 次口服，从月经第 2 天开始使用，连续服 6～9 个月。用药期间可抑制排卵。治疗后痛经症状迅速消失，停药后 4～6 周恢复排卵和月经。此药大部分在肝脏代谢，用药期间应定期复查肝功，肝功能有损害者不宜服用。

（3）孕三烯酮　可抑制垂体促性腺激素的分泌，抑制排卵，使体内雌激素水平下降，异位内膜萎缩吸收。用法：每次 2.5mg，每周 2 次，从月经第 1 天开始服用，口服 6 个月为 1 个疗程。

（4）促性腺激素释放激素激动剂（GnRH－α）　若长期连续使用，体内雌激素水平显著下降，使子宫内膜萎缩，而出现暂时性绝经。故此疗法又称"药物性卵巢切除"。临床常用的有：①亮丙瑞林 3.75mg，月经第 1 天皮下注射，4 周 1 次，共 3～6 次。②戈舍瑞林 3.6mg，用法同上。副反应为出现围绝经期综合征症状。如用药达 3 个月以上，主张"反加疗法"，即同时给予妊马雌酮 0.625mg 加甲羟孕酮 2mg，每日 1 次，以防止骨钙丢失。

3. 手术治疗　手术治疗是治疗子宫内膜异位症的主要措施，它可以在直视下，根据病灶的基本性质和范围，采取相应的措施，还可缩短疗程。

（1）腹腔镜手术　对要求生育的子宫内膜异位症患者，可作为首选术式。

适应证：①怀疑有子宫内膜异位症的不孕妇女。②不孕症经筛选检查未发现异常。③异常子宫输卵管造影图像。④盆腔症状明显。其优点在于创伤小、恢复快和术后盆腔粘连少等。术后症状缓解率亦达到开腹手术的治疗效果。因此，随着设备的不断改进，腹腔镜手术有着广泛的前景。

（2）保守性手术　是指保留生殖能力的手术。切除病灶，保留子宫和附件，至少保留一侧附件。

适应证：①卵巢子宫内膜异位囊肿。②不孕由于盆腔粘连、生殖器官解剖位置改变或输卵管阻塞引起。③难以忍受的盆腔疼痛。因保留子宫及卵巢、输卵管后仍有生育能力，卵巢仍有内分泌功能，故复发率较高。

（3）半保守性手术　是指保留卵巢功能的手术。适用于 40 岁左右的妇女，症状和病变严重，已完成生育，但要求避免过早出现绝经期症状及保守治疗、药物治疗失败者，则可切除子宫异位病灶，保留卵巢或部分卵巢。在保留卵巢手术时，不仅要注意保留卵巢组织，同时还要注意尽可能保留卵巢的血供，以避免日后卵巢的慢性营养不良，因切除了子宫，故复发率较保守性手术为低。

（4）根治性手术　是指切除子宫、双侧卵巢及所有病灶的手术，是彻底解决内膜异位症的方法。

适应证：①内膜异位症第Ⅳ期，膀胱、直肠及输卵管均有深部浸润。②手术或药物治疗后，病情有严重复发。③伴有其他病情。需要行此手术者。术后几乎无复发，但出现围绝经期综合征者甚多。

（三）中医治疗

1. 辨证论治

（1）气滞血瘀证　膈下逐瘀汤加减。理气行滞，活血化瘀。。

（2）寒凝血瘀证　少腹逐瘀汤加减。温经散寒，活血化瘀。

（3）热郁血瘀证　小柴胡汤合桃核承气汤加减。清热凉血，活血化瘀。

（4）气虚血瘀证　举元煎合桃红四物汤加减。温阳益气，活血化瘀。

（5）肾虚血瘀证　归肾丸合桃红四物汤加减。补肾益气，活血化瘀。

2. 中成药　丹参注射液、参三七片、复方丹参片、延胡索片、七厘散、女金丹、乌金丸、桂枝茯苓丸、血府逐瘀胶囊等。

3. 中药灌肠及局部上药　组方以活血化瘀、止痛软坚的中药为主。

【预防保健】

1. 月经期禁忌剧烈运动，避免性交。

2. 对高发家族史者及容易带器妊娠者，进行药物避孕，可减少子宫内膜异位症发生的机会。

3. 消除易引起经血逆流的因素，如宫颈管狭窄或闭锁、宫颈粘连、阴道横隔、子宫极度前后曲等。经期避免不必要的盆腔检查，避免重力挤压子宫，预防经血逆流。

4. 避免手术操作引起的子宫内膜种植。常见易引发内异症的手术有：经前各种输卵管通畅试验，宫颈冷冻，电灼；人工流产吸宫术、刮宫术；手术切口缝合等。

5. 注意情绪变化，忌食生冷食物。

第二节　子宫腺肌病

当子宫内膜侵入子宫肌层时，称为"子宫腺肌病"，以前称为"内在性子宫内膜异位症"。其发病年龄迟于子宫内膜异位症，多发于 30~50 岁经产妇，约有半数患者合并子宫肌瘤，约 10% 的患者合并子宫内膜异位症。以继发性、进行性加重的痛经、月经量增多或经前延长、子宫增大为主要临床特征。

【病因病理】

一般认为，多次妊娠和分娩时子宫壁的创伤和慢性子宫内膜炎可能是导致此病的主要原因。病理可见病灶多为弥漫性浸润性生长，子宫均匀增大，肌层增厚，并以后壁居多，不超过 12 周妊娠子宫大小，质地较硬，剖面见肌壁中有粗厚的肌纤维带和微囊腔，腔中偶可见到陈旧血液。镜下可见子宫肌层内有散在的内膜腺体和间质。

【诊断】

（一）病史特点

本病多发于 30~50 岁经产妇，有子宫肌瘤或子宫内膜异位症病史。

（二）临床表现

1. 症状　典型症状为继发性、进行性加重的痛经，以经前、经期居多；其次是月经失调，表现为经量增多、经前延长。

2. 伴随症状　伴发不孕。

3. 体征　妇科检查可见子宫均匀增大、饱满、呈球形，可达孕 8 周大小，质地坚硬，有压痛，如为腺肌瘤时子宫表面有不规则突起。

（三）辅助检查

1. 超声检查　见子宫增大，圆球状，肌壁回声不匀，见到种植内膜所引起的不规则回声增强。

2. 子宫碘油造影　子宫腔增大，碘油溢入肌层，形成憩室样球形隆起，有助于诊断。

3. 核磁共振检查　是术前诊断子宫腺肌病的非损伤方法，对明显者术前诊断率几乎为 100%。

4. 病理检查　近年来，国内外已开展在宫腔镜下取内膜肌层活检，或在腹腔镜下行多点穿刺肌层活检，提高了诊断率。

【鉴别诊断】

1. 子宫肌瘤　临床症状以月经量增多、月经周期短、月经延长为主，多无痛经；妇科检查见子宫增大或有不规则突出；超声检查，肌瘤结节为边界清晰的局限性低回声区。但应注意子宫腺肌病可与子宫肌瘤并存。

2. 子宫肥大症　也可表现月经量过多，但无痛经；妇科检查子宫均匀增大；超声检查子宫增大，肌壁回声均匀。

【治疗】

1. 治疗原则　应视患者症状、年龄生育要求具体实施。

2. 具体治疗

（1）**药物保守治疗**　适用于年轻、有生育要求或近绝经期患者可考虑 GnRH – a 治疗，或给予萘普生、布洛芬等对症治疗，使症状缓解。

（2）**手术治疗**　对于症状严重、年龄偏大无生育要求或保守治疗无效者，可采用全子宫切除术，卵巢是否保留取决于患者年龄及卵巢有无病变。

3. 中医治疗 参考子宫内膜异位症。

【预防保健】

做好计划生育的宣传及指导，减少人流、刮宫等可使子宫壁有创伤的手术。

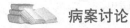 病案讨论

1. 患者，女，32岁，剖宫产术后5年，腹痛伴腹壁包块3年入院。患者既往月经尚规则，7/23～28天，量中，痛经（－）。5年前患者因足月臀位于当地医院行剖宫产术，手术过程顺利，术后恢复好。3年前出现腹壁伤口处周期性疼痛，于经期出现，经后缓解。自扪及切口处包块直径约2cm，近3年包块逐渐增大至3cm。精神、食欲可，二便正常，体重无明显变化。否认慢性疾病史、传染病史、外伤输血史及食物、药物过敏史。查体：耻骨联合上2横指可见横切口长约13cm，愈合好，切口左侧瘢痕皮下可及直径3cm质硬结节，边界不规则，轻压痛。妇科检查（－）。腹部超声：子宫大小形态正常，内部结构清楚，右卵巢大小形态正常，内部结构清楚。盆腔未见游离液性暗区，于左侧下腹部皮下组织可见3.2cm×3.1cm×1.1cm低回声块影，边界欠清，内部回声欠均匀。CA_{125}：16.8U/mL。

（1）本病案初步诊断是什么？诊断依据有哪些？

（2）试述鉴别诊断。

（3）本案有哪些治疗方法？

2. 某女，20岁，未婚。逐渐加重的痛经5年。该患13岁月经初潮，月经5/30天，每于月经第一天腹痛剧烈明显，5年来渐进性加重。严重影响学习、生活。伴有恶心、呕吐、头痛等，服止痛药略减，月经结束后缓解。超声检查：右卵巢肿物，直径7cm，妇检：子宫后方可触及7cm×6cm×5cm囊性肿物，与子宫后壁粘连，活动差，无压痛。余（－）。无其可参考病史。

（1）本病案初步诊断是什么？诊断依据有哪些？

（2）本案该如何治疗？

复习思考题

1. 试述子宫内膜异位症的定义和发病学说。

2. 子宫内膜异位症有哪些临床表现？

3. 如何运用"假绝经疗法"治疗子宫内膜异位症？

4. 中医如何论治子宫内膜异位症？

5. 怎样预防子宫内膜异位症的发生？

第十六章 滋养细胞疾病

妊娠滋养细胞疾病是一组来源于胎盘绒毛膜滋养细胞的疾病。根据组织学将其分为葡萄胎、侵蚀性葡萄胎、绒毛膜癌（简称"绒癌"）及胎盘部位滋养细胞肿瘤，后三者又统称为"妊娠滋养细胞肿瘤"。

第一节 葡 萄 胎

葡萄胎又称"水泡状胎块"，是指妊娠后胎盘绒毛滋养细胞增生，绒毛间质水肿，形成大小不一的水泡，水泡间借蒂相连成串，形如葡萄而得名。葡萄胎分为完全性葡萄胎和部分性葡萄胎。其中多数为完全性葡萄胎，有较高恶变率；少数为部分性葡萄胎，很少癌变。

【病因病理】

（一）病因

葡萄胎发生的确切病因不明。其发生与营养状况、年龄及细胞遗传学有关。

1. 饮食中缺乏维生素 A 及前体胡萝卜素和动物脂肪者发生葡萄胎的几率显著增高。

2. 年龄大于 35 岁或小于 20 岁是该病发生的高危因素，其原因可能与这两个年龄阶段容易发生异常受精有关。

3. 细胞遗传学表明，完全性葡萄胎是由父源单倍体精子复制而来，为空卵受精。部分性葡萄胎以三倍体为主，主要来自正常卵子的双精子受精或是受精于一个双倍体精子。

（二）病理

1. **完全性葡萄胎** 大体检查水泡状物，似葡萄串，大小自直径数毫米至数厘米不等，其间有纤细的纤维素相连，常混有血块、蜕膜碎片。子宫膨大，整个宫腔被水泡状物占满，无胎儿及其附属物或胎儿痕迹。镜下见绒毛体积增大，轮廓规则，滋养细胞增生，间质水肿和间质内胎源性血管消失。

2. **部分性葡萄胎** 仅部分绒毛变为水泡，常合并胚胎或胎儿，胎儿多死亡，合并足月儿极少，且常发育迟缓或多发性畸形。镜下见绒毛大小不等，常呈扇形，轮廓不规则，有明显的滋养层基质内陷，部分间质水肿，滋养细胞增生程度较轻，间质内可见胎源性血管及其中的有核红细胞。此外，还可见胚胎或胎儿。

【诊断】

（一）病史特点

97%的患者有停经史，停经时间多为 8~12 周。

（二）临床表现

1. 症状

（1）完全性葡萄胎

①停经后阴道流血　为最常见症状。多数表现为不规则阴道流血，量时多时少，时断时续，或出现反复大出血，有时可伴见葡萄样水泡状组织排出。葡萄胎反复阴道流血若不及时治疗，可导致贫血和继发感染。

②腹痛　表现为阵发性下腹痛，不剧烈，能耐受，常发生于阴道流血之前。因葡萄胎增长迅速和子宫过度扩张所致。若发生卵巢黄素囊肿扭转或破裂，可出现急腹痛。

③子宫异常增大、变软　由于绒毛水肿至宫腔积血，约2/3葡萄胎患者的子宫大于相应停经月份，质地变软，并伴有血清 HCG 水平异常升高。约1/3 患者的子宫大小与停经月份相符，少数子宫小于停经月份，其原因可能与水泡退行性病变、停止发展有关。

④妊娠呕吐和妊娠期高血压疾病征象　子宫异常增大，葡萄胎时呕吐出现的时间一般较正常妊娠早，症状重、持续时间长。少数患者可在孕 24 周前出现高血压、蛋白尿、水肿等妊娠期高血压疾病征象，容易发展成先兆子痫，但子痫罕见。

⑤卵巢黄素化囊肿　由于大量 HCG 刺激，卵巢卵泡内膜细胞发生黄素化而形成囊肿，称为"黄素化囊肿"。常双侧发生，也可单侧，大小不等，最小仅在光镜下见，最大直径可达20cm 以上。一般无症状由于子宫异常增大，在葡萄胎排空前一般较难通过妇科检查被发现，多由超声作出诊断。黄素化囊肿在水平状胎块被清除后自行消退。

⑥甲状腺功能亢进征象　约7%的患者出现轻度的甲状腺功能亢进表现，如心动过速、皮肤潮湿和震颤，但很少见突眼。

⑦贫血与感染　多因反复出血或突然大出血而导致不同程度的贫血，并且可因急性大出血而发生休克。患者可因阴道出血、宫颈口开放、贫血等导致抵抗力下降，细菌从阴道上行侵袭，造成内生殖器官感染，甚至全身感染。

（2）部分性葡萄胎　可有完全性葡萄胎的大多数症状，但程度轻，一般无腹痛，无妊娠期高血压疾病征象及卵巢黄素囊肿。由于部分性葡萄胎的临床表现与不全流产或过期流产相似，容易被误诊，仅在对流产组织进行病理检查时才发现。有时部分性葡萄胎和完全性葡萄胎较难鉴别，需刮宫后经组织学甚至遗传学检查方能确诊。

2. 体征

（1）子宫大小与停经月份不相符，多数大于停经月份，质软，听不到胎心或胎动，也摸不到胎体。

（2）在双侧附件处，多数可摸到大小不等、活动的囊性肿物，即卵巢黄素化囊肿。注意检查时不要用力挤压子宫，特别是对子宫增长速度快的患者，避免将水泡挤入血液循环，引起广泛性肺栓塞，甚至可导致即刻死亡。部分性葡萄胎的患者子宫大小与停经月份多数相符或小于停经月份。

（三）辅助检查

1. 人绒毛膜促性腺激素（HCG）测定 葡萄胎时因滋养细胞高度增生，产生大量的 HCG，血清中 HCG 浓度通常大大高于正常妊娠月份的相应值。葡萄胎时血 β-HCG 超过 100kIU/L，常高达 1500～2000 kIU/L，且持续不降。若葡萄胎因绒毛退化，HCG 水平也可能低下，多见于部分性葡萄胎。难于鉴别时，可连续测定 HCG 或结合超声检查。

（1）宫颈管脓性分泌物涂片做革兰染色，中性粒细胞＞30 个/高倍视野。

（2）阴道分泌物湿片检查，白细胞＞10 个/高倍视野。

2. 超声检查 为目前最常用而又比较准确的方法，应用最多的有以下两种：

（1）B 型超声检查 子宫内呈"落雪状"影像，是完全性的典型表现。部分性葡萄胎在上述影像中还可见胎囊或胎儿。

（2）超声多普勒探测胎心 只能探测到子宫血流杂音，无胎心音。

3. 流式细胞仪测定 完全性葡萄胎的染色体核型为二倍体，部分性葡萄胎为三倍体。

【鉴别诊断】

1. 流产 流产有停经、阴道流血及腹痛的症状，妊娠试验阳性，超声见胎囊及胎心搏动。而葡萄胎患者子宫多大于相应孕周的正常妊娠，HCG 水平持续高值，超声可显示葡萄胎的特征。

2. 双胎妊娠 子宫较同期单胎妊娠大，早孕反应较重，HCG 水平也略高于正常。但双胎妊娠无阴道流血，超声检查可确诊。

3. 羊水过多 多发生在妊娠晚期，但也有发生于妊娠中期者，需与葡萄胎相鉴别。羊水过多时不伴阴道流血，HCG 水平无异常升高，超声检查可确诊。

【治疗】

（一）治疗原则

本病的治疗包括葡萄胎组织的清除、并发症的处理、恶性变的预防及术后处理、随访等。

（二）具体治疗

1. 清除宫腔内异常组织 葡萄胎一经确诊，应及时清宫。清宫前应仔细进行全身检查，注意有无休克、先兆子痫、甲状腺功能亢进、水电解质紊乱及贫血等。目前均采用吸刮宫的方法，先吸后刮，其优点为手术时间短、出血量少、较少手术穿孔等，比较安全。由于组织学诊断是葡萄胎最重要和最终的诊断，所以葡萄胎患者每次刮宫的刮出物必须送组织学检查。取材应注意选择近宫壁种植部位新鲜无坏死的组织送检。

2. 卵巢黄素化囊肿的处理 因囊肿在葡萄胎清宫后会自行消除，一般不需处理。若发生急性扭转，可在超声或腹腔镜下做穿刺吸液，囊肿也多能自然复位。如果扭转时间较长发生坏死，需做患侧附件切除术。

3. 合并妊娠高血压病的处理 既不能急于清宫，又不能等症状好转再处理，需具体对待。如症状较重时，需先按妊娠期高血压疾病处理，并积极做好手术准备，待患者症状稍有好转时，再行清宫手术。

4. 子宫切除术 单纯切除子宫只能去除葡萄胎侵入子宫肌层局部的危险，不能预防子宫外转移的发生，故不作为常规处理。年龄较大、无生育要求者可行全子宫切除术，应保留两侧卵巢。子宫小于妊娠 14 周大小者可直接切除子宫。

5. 随访 定期随访，可早期发现妊娠滋养细胞肿瘤并及时处理。包括：①HCG 定量测定，清宫后每周 1 次，直至连续 3 次正常，然后每个月 1 次持续至少半年以上。此后每半年 1 次，共随访 2 年。②注意月经是否规则，有无异常阴道流血、咳嗽、咯血及其转移灶症状，并做妇科检查，定期或必要时做超声、胸片或 CT 等。③随访期间应避孕 1 年，避孕方法推荐避孕套和口服避孕药，一般不选用宫内节育器，以免穿孔或混淆子宫出血的原因。

（三）中医治疗

1. 气血虚弱证 救母丹加减。益气养血，活血下胎。
2. 气滞血瘀证 荡鬼汤加减。理气活血，祛瘀下胎。
3. 寒湿郁结证 脱花煎加减。散寒除湿，逐水下胎。
4. 痰浊凝滞证 平胃散加减。化痰除湿，行气下血。

【预防保健】

1. 调畅情志，消除紧张、忧虑与暴怒。
2. 定期随访，早期发现并及时治疗。
3. 注意个人卫生，保持外阴清洁。

第二节 绒毛膜癌

绒毛膜癌是一种继发于正常或异常妊娠后，高度恶性的滋养细胞肿瘤，简称"绒癌"。其可通过血行转移至全身，破坏组织及器官，引起出血坏死，预后较差，属于恶性滋养细胞肿瘤的一种。

【病因病理】

（一）病因

本病病因不明，可能与以下因素有关：①母体免疫力降低。即排斥异体细胞的能力降低，如年龄较大者多考虑与此因素有关。②葡萄胎滋养细胞的侵蚀能力增强。表现为子宫快速增大、HCG 水平较高、滋养细胞高度增生等。

（二）病理

1. 大体观察 绝大多数绒毛膜癌原发于子宫，最常见于胎盘着床部位，极少数原发于输卵管、子宫颈、阔韧带等部位。肿瘤常位于子宫肌层内，也可突向宫腔或穿破浆膜，单个或多个，0.5~5cm 大小，但无固定形态，与周围组织分界清，质地软而脆，海绵样，暗红色，伴出血坏死。

2. 镜下特点 肿瘤实质细胞由郎格罕细胞、中间型细胞和合体细胞所构成，其特点有三：①3 种滋养细胞恶性增生，可见原有细胞层次及器官样序列，但排列紊乱，异型明显，均有核分裂。②瘤细胞缺乏伴生间质，也没有固有的血管。③连续切片也找不到绒毛及其蜕变的"鬼影"结构。

【诊断】

（一）病史特点

有葡萄胎、流产、足月产或异位妊娠病史。有葡萄胎排空史者，排出在 1 年以上发生恶变者，多为绒癌。

（二）临床表现

1. 症状

（1）不规则阴道流血 在葡萄胎排空、流产或足月产后，有持续不规则阴道流血，量多少不定。也可表现为月经正常一段时间后发生闭经，然后又出现阴道流血。

（2）失血性贫血 因阴道长期出血而致贫血，出现面色苍白、心慌、气短、乏力等症状，有时因大出血而致休克。

（3）腹痛 癌组织侵及子宫壁或子宫腔积血引起下腹胀痛，也可因癌组织穿破子宫或脏器转移灶破裂而致急性腹痛。

（4）感染 因贫血导致患者抵抗力下降，或宫内肿瘤出血、坏死，极易发生宫内感染。可出现体温升高、蛋白尿及血白细胞计数上升等现象。

（5）转移症状 因转移部位不同而症状各异。①阴道转移：转移灶常位于阴道前壁，呈紫蓝色结节，破溃时引起不规则阴道流血，甚至大出血。②肺转移：表现为胸痛、咳嗽、咯血及呼吸困难。这些症状常呈急性发作，但也可呈慢性持续状态，达数月之久。少数可引起急性肺梗死，出现肺动脉高压和急性肺功能衰竭。③肝转移：预后不良，多同时伴有肺转移，表现上腹部或肝区疼痛，若病灶穿破肝包膜可出现腹腔内出血，导致死亡。④脑转移：预后凶险，为主要的致死原因。一般同时伴有肺转移和（或）阴道转移。脑转移的形成分为 3 期：首先为瘤栓期，表现为一过性脑缺血症状，如突然跌倒、暂时性失语或失明等。继而发展为脑瘤期，瘤组织增生侵入脑组织形成脑瘤，出现头痛、喷射样呕吐、偏瘫、抽搐直至昏迷。最后进入脑疝期，因脑瘤增大及周围组织出血、水肿，造成颅内压升高，脑疝形成，压迫生命中枢而死亡。

（6）其他转移　包括脾、肾、膀胱、消化道、骨等，其症状视转移部位而异。

2. 体征　子宫增大，柔软，形状不规则；阴道内见到紫蓝色结节，有酱油色和特臭的分泌物。有时可在盆腔两侧触及肿大的卵巢黄素化囊肿。如癌组织穿破子宫壁进入阔韧带内，则在盆腔一侧可摸到肿物。

（三）辅助检查

1. β－HCG 测定　是诊断绒癌的最重要的手段。通常在葡萄胎排空后 9 周以上或流产、足月产、异位妊娠 4 周以上，血 β－HCG 仍持续较高水平，或曾经下降后又上升，已排出妊娠物残留，结合临床表现即可诊断为绒癌。当血 β－HCG：脑脊液 β－HCG 小于 20：1 时，有可能出现脑转移。

2. 彩色超声多普勒　显示丰富的血流信号和低阻力型血流频谱。

3. 胸部 X 线摄片　诊断肺转移的重要方法。肺转移的最初 X 线征象为肺纹理增粗，以后发展为片状或小结节阴影，典型表现为棉球状或团块状阴影。转移灶以右侧肺及中下部较多见。

4. CT 和核磁共振成像　CT 对发现肺部较小病灶和脑等部位的转移灶有较高的诊断价值。核磁共振成像主要用于脑、肝和盆腔病灶的诊断。

【鉴别诊断】

1. 妊娠物残留　不全流产或残存葡萄胎也可有阴道持续性不规则出血，血或尿HCG 测定亦可不正常，但含量不会太高。通过刮宫术和病理检查可区别。

2. 侵蚀性葡萄胎　两者均可有葡萄胎排空史，症状、体征和血及尿 HCG 含量升高等基本相同，主要区别在于标本中是否有绒毛结构。有绒毛结构者诊断为侵蚀性葡萄胎，反之为绒癌。侵蚀性葡萄胎的潜伏期多在 6 个月以内，绒癌常超过 6 个月，多在 1年以上。侵蚀性葡萄胎完全继发于葡萄胎，绒癌可继发于各种妊娠。

【治疗】

（一）治疗原则

本病以化疗为主，手术和放疗为辅。在明确诊断的基础上，根据病史、体征及各项辅助检查结果，做出正确的临床分期和预后评分。同时配合中医辨证论治，可增强疗效、减轻化疗副作用等。

（二）具体治疗

1. 化疗

（1）**药物及方案** 目前国内常用的一线化疗药物为甲氨蝶呤（MTX）、放线菌素D（Act-D）、5-氟尿嘧啶（5-FU）、环磷酰胺（CTX）、长春新碱（VCR）、依托泊苷（VP-16）、顺铂（DDP）、更生霉素（KSM）等。可以采用单药化疗或联合化疗的方案。

（2）**疗效判定** 在每个疗程结束后，应每周测定一次血 β-HCG，同时结合其他辅助检查。在每次疗程化疗结束至18日内，血 β-HCG 下降至少一个对数称为有效。

（3）**毒副反应防治** 化疗主要的毒副反应为骨髓抑制，其次为消化道反应、肝肾功能损害及脱发等。所以化疗前要先做血常规、肝肾功等了解骨髓及肝肾功能，用药期间密切观察相应指标变化。

（4）**停药指征** 症状体征消失，原发灶和转移灶消失（个别患者转移灶消失需要较长时间），每周测定1次HCG，连续3次正常，在巩固2~3个疗程方可停药。随访5年无复发者为治愈。

2. 手术治疗 病变位于子宫，化疗无效或病灶穿孔出血者可切除子宫。手术范围主张行全子宫或次广泛子宫切除术。有生育要求者尽可能不切子宫，育龄期妇女必须切除子宫时，应考虑保留卵巢。

3. 放疗 目前应用较少，主要用于脑转移和肺部耐药病灶的治疗。

（三）中医治疗

1. 瘀毒蕴结证 解毒散结汤加减。清热解毒，活血化瘀。
2. 邪毒蕴肺证 清肺解毒散结汤加减。清热解毒，凉血散结，润肺止咳。
3. 气血两亏证 圣愈汤加减。益气养血，扶正祛邪。
4. 肝肾亏虚证 六味地黄丸加减。滋肾养肝，清热解毒。

（四）随访

治疗结束后应严密随访5年。第1年每月随访1次，第2~3年每3个月随访1次，第4~5年每年随访1次。随访期间严格避孕。

【预防保健】

1. 葡萄胎排空后，加强随访，定期检测血 β-HCG 等相关检查，以便极早发现病情并及时处理。

2. 做好计划生育工作，尽量减少计划外妊娠。

3. 治疗期间加强营养，积极防治并发症。

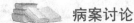 病案讨论

王某，女，38 岁。停经 60 天，阴道不规则出血伴下腹隐痛 7 天。既往体健，平素月经规律，工具避孕。1 年半前足月顺产一活女婴。查体发现下腹轻压痛，无反跳痛及肌紧张。妇科检查：阴道少量陈旧性出血，宫颈光滑，子宫如孕 10 周，质地软。超声检查：宫体大小为 10.5cm×7.0cm×5.0cm，肌层回声均匀，宫腔内充满小的低回声和无回声，未见妊娠囊。血常规检查：血红蛋白 115g/L，白细胞计数 4.5×10^9/L，血小板 250×10^9/L。血 HCG/β – HCG 为 80000/359800（mIU/mL）。予清宫治疗，刮出大量葡萄状组织，送病理。

1. 该患者最可能的诊断是什么？
2. 予以清宫治疗时应注意什么？

复习思考题

1. 何为滋养细胞疾病及包含哪些疾病？
2. 如何区分完全性葡萄胎和部分性葡萄胎？
3. 葡萄胎需要和哪些疾病进行鉴别及如何鉴别？
4. 绒毛膜癌及侵蚀性葡萄胎如何鉴别？
5. 绒毛膜癌的治疗原则与治疗方法有哪些？

第十七章　不孕症与辅助生殖技术

第一节　不　孕　症

女性未避孕规律性生活至少 1 年而未孕者，称为"不孕症"，在男方则称为"不育症"。不孕症分为原发性不孕和继发性不孕两类，既往无妊娠史，无避孕而从未妊娠者称"原发性不孕"；既往有过妊娠史，而后无避孕连续 1 年未孕者称"继发性不孕"。

【病因】

不孕的原因有女方因素、男方因素或男女双方因素。

1. 女性不孕因素

（1）输卵管因素　是最常见的原因。如输卵管发育不全（过度细长扭曲、纤毛运动及管壁蠕动功能丧失等），输卵管炎症（淋菌、结核菌等）引起伞端闭锁或输卵管黏膜破坏及输卵管闭塞，导致不孕。此外，阑尾炎或产后、术后所引起的继发感染，也可导致输卵管阻塞造成不孕。

（2）排卵障碍　各种原因引起卵巢功能紊乱而导致持续无排卵，主要有持续性无排卵、多囊卵巢综合征、卵巢功能减退或卵巢功能早衰、先天性性腺发育不良、低促性腺激素性性腺功能不良、高催乳素血症、黄素化卵泡不破裂综合征等。

（3）子宫因素　子宫先天畸形、子宫黏膜下肌瘤可造成不孕或孕后流产；子宫内膜炎、内膜结核、内膜息肉、宫腔粘连或子宫内膜分泌反应不良等均可影响受精卵着床。

2. 男性不育因素　主要是生精障碍与输精障碍。

（1）精液异常　表现为无精、少精、弱精、畸精症、精子发育停滞等。

（2）性功能异常　外生殖器发育不良或勃起障碍、不射精、逆行射精等使精子不能正常进入阴道。

（3）免疫因素　男性生殖道免疫屏障被破坏的条件下，精子、精浆在体内产生对抗自身精子的抗体，使射出的精子发生自身凝集而不能穿过宫颈黏液。

3. 男女双方因素

（1）因双方因素不能正常性生活。

（2）免疫因素：某些抗体产生，阻止精卵结合或影响受精卵着床。

（3）不明原因：可能的病因包括隐性输卵管因素、免疫因素、部分遗传缺陷、卵子质量异常、受精障碍等因素，但应用目前的检测手段无法确诊。

【诊断】

（一）病史特点

符合定义即可初步诊断。

（二）检查步骤

通过男女双方全面检查找出不孕症原因，是诊治不孕症的关键。

1. 男方检查

（1）*询问病史*　重点询问既往有无慢性疾病，如结核、腮腺炎等；性生活情况，包括性生活史、性交频率和时间、有无勃起或射精障碍等；近期不育相关检查和治疗过程。

（2）*全身检查及生殖器检查*　男方进行全面体格检查，判断发育状况。

（3）*精液常规检查*　是不孕症夫妇初诊的首选检查项目。正常精液指标：射精量≥ 2.0mL，精液浓度$\geq 20 \times 10^9$/L，总精子数$\geq 40 \times 10^9$个。向前运动精子$(a+b$级$)\geq 50\%$，正常形态$\geq 30\%$，活精$\geq 75\%$。低于以上指标为异常。

2. 女方检查

（1）*询问病史*　应详细询问与不孕有关的病史，特别是不孕年限、下腹痛、畏寒、低热、白带异常、盆腔炎、附件炎、盆腔包块和（或）腹盆腔手术史；近期心理、情绪、饮食、泌乳、多毛、痤疮、运动、体重改变等情况及月经史。

（2）*体格检查*　包括体格发育及营养状况；第二性征发育情况，内外生殖器的发育情况，有无畸形、炎症、包块及乳房泌乳，子宫大小、形状、位置和活动度，附件包块、压痛等；子宫直肠陷凹有无包块、触痛、结节；盆腹腔压痛、反跳痛；盆腔包块；还应注意有无雄激素过多体征。

（3）*女性不孕特殊检查*

1）卵巢功能检查　①基础体温测定：可以大致反映排卵和卵巢功能，但不能作为独立的诊断依据。②B型超声：监测卵泡发育程度，推荐使用阴道超声。③基础激素水平测定：测定的激素包括 FSH、LH、E_2、TSH、PRL、T。月经周期的第 $2\sim4$ 天测定 FSH、LH、E_2，可反映卵巢的储备功能和基础状态；TSH 反映甲状腺功能；PRL 反映是否存在高催乳素血症；T 反映是否存在高雄激素血症，等等。可判断内分泌紊乱导致的排卵障碍。

2）输卵管通畅度检查　常用方法有输卵管通液术、子宫输卵管 X 线造影及子宫输卵管超声造影。

3）宫腔镜检查　了解子宫腔形态、内膜情况，宫腔是否有粘连、畸形、息肉、黏膜下肌瘤等。

4）腹腔镜检查　用于上述检查均未见异常，但仍未受孕者。腹腔镜检查可在直视下观察子宫、输卵管、卵巢有无病变或粘连。可结合输卵管通液术，确定输卵管是否通畅。必要时在病变处取活检。另外，对卵巢表面、盆腔腹膜等处的子宫内膜异位结节可以做电凝破坏，锐性分离附件周围粘连。

【治疗】

在此仅介绍女性不孕症的治疗。

（一）治疗原则

改善生活方式，纠正营养不良和贫血，积极治疗内科疾病，掌握性知识，了解自己的排卵规律，性交频率适中，以增加受孕机会。

（二）具体治疗

1. 生殖道局部疾病的治疗

（1）输卵管阻塞的治疗　①输卵管内注射药物：当输卵管轻度粘连或闭塞时，可由宫颈向子宫腔、输卵管内注射药物（方法同输卵管通液术）。药物常用庆大霉素 4 万 U、地塞米松磷酸钠注射液 5mg，溶于 20mL 生理盐水中。自月经干净 3～5 日起，隔日 1 次或每周 2 次，直至排卵期前。可用 2～3 个周期。②输卵管成形术：粘连或阻塞严重时可行输卵管造口术、整形术、吻合术及输卵管子宫移植术等，以达到输卵管再通的目的。

（2）子宫病变　宫颈息肉、子宫肌瘤、子宫内膜息肉可做相应的切除，子宫粘连可在宫腔镜下行粘连分离术，子宫中膈患者可在宫腔镜下切除中膈。复发性子宫内膜异位症、卵巢功能明显减退的患者慎重手术，对中重度病历术后辅以孕激素或 GnRH－a 治疗 3～6 个周期，重症和复发者可考虑辅助生殖技术。

（3）卵巢肿瘤　影响排卵的肿瘤应予切除，性质不明的肿瘤必要时手术探查。

（4）生殖系统结核　活动期行抗结核治疗，用药期间应避孕。盆腔结核患者多数需借助辅助生殖技术实现妊娠。

2. 诱发排卵　用于无排卵者。

（1）氯米芬　为首选促排卵药，适用于体内有一定雌激素水平者和下丘脑－垂体轴反馈机制健全的患者。月经周期第 3～5 日起，每日口服 50mg（最大剂量达 150mg/d,），连用 5 日。排卵率可达 70%～80%，每周期的妊娠率为 20%～30%。用药期间应做阴道超声监测卵泡生长，卵泡成熟后用 HCG 5000U 肌内注射，排卵后黄体功能不全者，加用黄体酮 20～40mg/d 肌内注射或地屈孕酮片 20mg/d 口服，共 12～14 天进行黄体功能支持。

（2）人绒毛膜促性腺激素（HCG）　具有类似 LH 作用，常与氯米芬合用，卵泡成熟后一次性肌内注射 5000U，模拟 LH 峰值作用。

（3）尿促性素（HMG）　含有 FSH 和 LH 各 75U，可促使卵泡生长发育成熟。于月经周期第 2～3 日起每日或隔日肌内注射 50～150U，直至卵泡成熟。卵泡发育成熟后用 HCG 5000U 一次肌内注射，促进排卵及黄体形成，排卵后黄体功能不全者，黄体功能支持治疗同前。

3. 辅助生殖技术 包括人工授精、体外受精 - 胚胎移植及其衍生技术等。体外受精与胚胎移植技术适用于其他常规治疗无法妊娠者，体外受精衍生技术适用于常规体外受精与胚胎移植失败的患者、有严重遗传性疾病患者或特殊种类的不孕（育）患者。

（三）中医治疗

1. 辨证论治

（1）肾气虚证　毓麟珠。补肾益气，调补冲任。
（2）肾阳虚证　温胞饮，补肾暖宫，调补冲任。
（3）肾阴虚证　养精种玉汤。滋肾养血，调补冲任。
（4）肝郁证　开郁种玉汤。疏肝解郁，理血调经。
（5）寒湿凝滞证　少腹逐瘀汤。活血化瘀，温经通络。
（6）痰湿内阻证　苍附导痰丸。燥湿化痰，行滞调经。

2. 中成药 定坤丹、五子补肾丸、香砂六君子丸、逍遥丸、艾附暖宫丸、乌鸡白凤丸等。

第二节　辅助生殖技术

辅助生殖技术（assisted reproductive techniques，ART）是指在体外对配子和胚胎采用显微镜操作技术，帮助不孕夫妇受孕的一组方法，包括人工授精、体外受精 - 胚胎移植及其衍生技术等。

一、人工授精

人工授精（artificial insemination，AI）是将精子通过非性交方式注入女性生殖道内，使其受孕的一种技术。

【适应证】

人工授精适用于具备正常发育的卵泡、一定数量的活性精子、子宫具备接收胚胎的能力、至少一条通畅输卵管的不孕（育）症夫妇。

【分类】

根据将精液植入女性生殖道部位的不同，人工授精可分为宫颈管内人工授精、宫腔内人工授精、输卵管内人工授精，其中宫腔内人工授精最常用，输卵管内人工授精少用。根据精液来源又分为丈夫精液人工授精（AIH）和供精者精液人工授精（AID）。按国家法规律规定，目前 AID 精子来源一律由国家卫生和计划生育委员会认定的人类精子库提供和管理。

二、体外受精与胚胎移植

体外受精与胚胎移植（in vitro fertilization and embryo transfer IVF – ET），也称为"试管婴儿"，是指从女性卵巢内取出卵子，在体外和精子受精并培育 3~5 日，再将发育的胚胎移植到宫腔内使其着床发育成胎儿的全过程。1978 年世界第一例"试管婴儿"在英国诞生。1988 年我国大陆第一例试管婴儿在北京大学第三医院诞生。

【适应证】

不可逆性输卵管疾病、原因不明的不孕症、男性因素的不育症、子宫内膜异位症、排卵异常、宫颈因素等不孕的患者，通过其他常规治疗无法妊娠者。

【主要步骤】

促进与监测卵泡发育、取卵、体外受精、胚胎移植、移植后处理。常见并发症有卵巢过度刺激综合征、多胎妊娠。

IVF – ET 技术在全世界迅速发展推动下，根据不孕症种类的治疗需要，相继衍生出一系列相关的辅助生殖技术，包括诱导排卵药物和方案的进展、配子和胚胎冷冻、卵母细胞捐赠和代孕、囊胚培养，卵细胞质内单精子注射（ICSI）、胚胎植入前遗传学诊断/筛查（PGD/PGS）、卵母细胞体外成熟（IVM）等技术。

三、卵细胞质内单精子注射

卵细胞质内单精子注射主要用于治疗重度少、弱、畸形精子症的男性不育患者，IVF – ET 周期受精失败也是 ICSI 的适应证。ICSI 的主要步骤：刺激排卵和卵泡监测同 IVF 过程，经阴道超声介导下取卵，去除卵丘颗粒细胞，在高倍倒置显微镜下行卵母细胞质内单精子显微注射受精，继后胚胎体外培养、胚胎移植及黄体支持治疗同 IVF 技术。

四、胚胎植入前遗传学诊断

胚胎植入前遗传学诊断主要解决有严重遗传性疾病风险和染色体异常夫妇的生育问题。技术步骤是从体外受精第 3 日的胚胎或第 5 日的囊胚取 1~2 个卵裂球或部分滋养细胞，进行细胞和分子遗传学检测，检出带致病基因和异常核型的胚胎，将正常基因和核型的胚胎移植，得到健康后代。1990 年，该技术首先应用于 X – 性连锁疾病的胚胎性别选择。目前因细胞和分子生物学技术发展，微阵列高通量的芯片检测技术已经应用于临床，许多类型单基因疾病和染色体异常核型均能在胚胎期得到诊断。

辅助生殖技术因涉及伦理、法规和法律问题，需要严格管理和规范。同时新技术蓬勃发展，例如核移植、卵浆置换、治疗性克隆和胚胎干细胞体外分化等胚胎工程技术的进步，必将面临许多伦理和法律的约束和挑战。

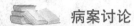 **病案讨论**

1. 李某，女，32岁，人流术后6年未孕。通过对丈夫检查未发现异常。妇科检查：宫颈光滑，宫体前倾，偏右，正常大小，附件（－）。阴道分泌物检查未发现异常。阴道B型超声监测卵泡发育正常。性激素水平正常。子宫输卵管造影显示左侧输卵管间质部阻塞，右侧输卵管远端阻塞、积水。

（1）该患者的诊断是什么？有哪些依据？

（2）该如何处理？

2. 王某，女，30岁，婚后4年未孕。4年前因"左侧输卵管妊娠"行左侧输卵管开窗取胚术，次年再次"左侧输卵管妊娠"行左侧输卵管切除术，2年前又因"右侧输卵管妊娠破裂"行右侧输卵管切除术。月经规律，既往曾有阑尾炎病史。现来院就诊，经检查宫颈光滑，宫体前倾，正常大小，双侧卵巢正常，性激素水平正常，排卵功能正常，丈夫精液分析正常。

（1）该患者的诊断是什么？有哪些依据？

（2）该如何处理？为什么？

复习思考题

1. 试述不孕症的定义和分类。

2. 不孕症的原因有哪些？

3. 简述不孕症的检查程序。

4. 首选的促排卵药物是什么？如何使用？

5. 中医如何治疗不孕症？

6. 简述常用的辅助生殖技术。

第十八章 计 划 生 育

计划生育是妇女生殖健康的重要内容。搞好计划生育，做好避孕工作，可直接影响妇女的生殖健康。我国人口众多，实施计划生育可有效地控制人口增长、提高人口素质。计划生育的方法有工具避孕、药物避孕、绝育手术及避孕失败后人工终止妊娠。

一、工具避孕

（一）宫内节育器

宫内节育器（IUD）是我国育龄期妇女采用的主要避孕措施，是一种安全、有效、经济、可逆的避孕工具（图 18 –1）。

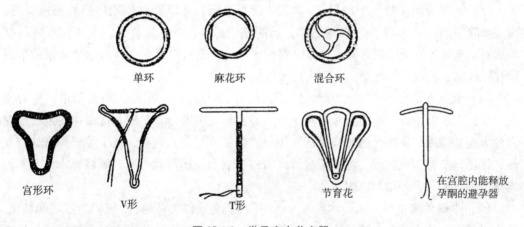

单环　　　　　　麻花环　　　　　　混合环

宫形环　　　V形　　　T形　　　节育花　　　在宫腔内能释放孕酮的避孕器

图 18 –1 常见宫内节育器

1. 种类

（1）惰性宫内节育器　由惰性原料如金属、硅胶、塑料等制成。国内主要为不锈钢单环，因带器妊娠率和脱落率高，已淘汰。

（2）活性宫内节育器　内含活性物质如铜离子、激素药物等，可提高避孕效果，减少副反应。我国妇女常用的节育器包括含铜 IUD 和含药 IUD 两大类，如 T 形带铜宫内节育器、V 形带铜宫内节育器、左炔诺孕酮 T 形节育器、含吲哚美辛 IUD 等。

2. 避孕原理

（1）对精子和胚胎的毒性作用 节育器刺激子宫内膜引起炎性反应毒害胚胎；节育器可引起子宫内膜白细胞及吞噬细胞增多，有吞噬精子的作用；带铜 IUD，可释放铜离子影响精子获能。

（2）干扰着床 异物刺激子宫内膜产生前列腺素能增强宫缩及输卵管的蠕动，使受精卵与内膜不同步发育，影响着床；子宫内膜受压缺血和吞噬细胞的作用，激活纤溶酶原，局部纤溶活性增强，可使囊胚溶解吸收；含孕激素 IUD 释放孕酮可使子宫内膜腺体萎缩和间质蜕膜化，不利于受精卵着床；带铜 IUD 可释放铜离子使子宫内膜细胞代谢受到干扰，不利于受精卵着床和囊胚发育。

（3）影响排卵和精子运行 含孕激素 IUD 释放孕酮，可使部分妇女排卵抑制，同时使宫颈黏液变稠而妨碍精子运行，并可对精子代谢产生影响。

3. 节育器放置术

（1）适应证 育龄期妇女无禁忌证，要求放置节育器者。

（2）禁忌证 生殖器官急性炎症期；生殖器官肿瘤；宫腔大于 9cm 或小于 5.5cm 者；严重的全身性疾病或各种疾病的急性期；宫颈内口过松、重度陈旧性宫颈裂伤或严重子宫脱垂者；子宫畸形，如双角子宫、双子宫双阴道等；人工流产术、中期妊娠引产术、分娩后、剖宫产术后有出血和潜在感染可能者；妊娠和妊娠可疑者；铜过敏史者；近 3 个月月经频发，阴道不规则出血者。

（3）放置时间 月经干净后 3～7 天内无性交者；哺乳期或短期停经要求放置者，应先排除早孕；产后 42 天，恶露已净，会阴伤口愈合，子宫恢复者；人工流产后可立即放置；自然流产或中期妊娠引产来月经后可放置；剖宫产后 6 个月；含孕激素的节育器在月经第 3 天放置；性交后 5 天内放置以紧急避孕。

（4）放置方法 排空膀胱后取膀胱截石位，消毒外阴、阴道，铺无菌巾，双合诊确定子宫大小及位置。窥阴器暴露宫颈，消毒宫颈及阴道穹隆，钳夹宫颈并固定，探测宫腔方向和深度，选择合适的节育器。用放置器将 IUD 送入宫腔，其上缘必须抵达宫底部，带尾丝节育器放置后，可在距宫颈口 2cm 处将过长的尾丝剪断。观察无出血和其他异常，即可取下宫颈钳和窥阴器。

（5）术后注意事项 术后休息 3 天；1 周内避免重体力劳动；2 周内禁盆浴和性交。若有少量阴道流血或轻微腰酸腹胀，不需处理，多自然消失。若出血多且有腹痛，应查明原因后处理。术后 1、3、6 个月各复查 1 次，以后每年复查 1 次，及时了解 IUD 在宫内的情况，确保避孕效果。

4. 宫内节育器取出术

（1）适应证 放置期限已满，需更换者；计划再生育者；绝经过渡期停经 1 年内者；要求改换其他避孕方法或绝育者；有不规则阴道流血或其他症状经治疗无效者；带器妊娠者。

（2）禁忌证 生殖道炎症，疾病急性期，待病情好转后再取出。

（3）取出时间 常规于月经干净后 3～7 天取出；阴道流血多或伴感染者，可随时取出；带器妊娠者，可在人工流产时取出。

（4）取出方法 术前准备同放置术，无尾丝节育器可用取环钩或取环钳取出；若为带尾丝的节育器，用血管钳牵拉留置于阴道内的尾丝即可将其取出。取器困难者，可在 B 型超声引导下或宫腔镜监视下取出。

（5）注意事项 取器前应做 B 型超声检查或 X 线检查确定节育器位置及类型；使用取环钩时，应十分小心，以避免损伤子宫壁；取器后两周内禁止性交与盆浴；取出 IUD 后应嘱咐采取其他避孕措施。

5. 宫内节育器的副作用

（1）阴道出血 表现为经量增多、经期延长或周期中点滴出血。常发生于放置节育器后 1 年内，尤其是最初 3 个月内。一般无需治疗，3~6 个月后逐渐恢复；出血量较多者，可予药物止血，如 6-氨基己酸、云南白药等；经治疗无效者，可将节育器取出；出血时间较长者，需抗感染治疗。

（2）腰酸、腹坠 可能因节育器与宫腔大小或形态不符，引起子宫收缩造成。处理时可先试用解痉药或吲哚美辛，如无效可以取出再另换其他节育器。

6. 宫内节育器的并发症

（1）感染 节育器放置前可能有生殖道感染；术中无菌操作不严或节育器尾丝过长均可导致上行性感染。一旦发生感染，应取出节育器，并给予抗感染治疗。

（2）节育器嵌顿 节育器放置时损伤子宫壁，也可因所选用的节育器过大或带器时间过长，导致部分器体嵌入子宫肌壁。一经诊断应及时取出。若取出困难，应在超声或宫腔镜直视下取出节育环。

（3）节育器异位 多由于操作不当，或节育器过大、过硬，或哺乳期子宫较柔软，使节育器在放置时超越了正常位置。通过 X 线检查、宫腔镜、超声等帮助诊断，根据其所在部位，经腹（包括腹腔镜）或经阴道将节育器取出。

（4）节育器脱落 与其大小、放入的位置、材料的质量、支撑力度、受术者宫口松紧、劳动强度过大或月经过多等有关。多发生于带器 1 年内，尤其是前 3 个月的月经期间，故在放置后第 1 年应注意随访观察。

（5）带器妊娠 IUD 没有放入宫底部，或型号偏小，或位置下移、脱落，余下的宫腔可供囊胚着床而妊娠。一旦确诊，应予人工流产的同时取出 IUD。

（二）阴茎套

阴茎套又称安全套，既可以避孕，还可防止性病的传播。射精时精液排在套内，阻止精子进入阴道，达到避孕目的，是目前最常用的男用避孕法。阴茎套由优质乳胶制成，薄筒状，顶端有小囊可储存精液。有大、中、小（直径 35、33、31mm）三种型号，使用者根据自己的情况选择合适的型号。使用前先将阴茎套前端小囊捏扁，然后套在阴茎上。射精后，在阴茎未全软缩前，捏住套口，连同阴茎一起抽出，以防精液外流或阴茎套滑脱在阴道内。

二、药物避孕

（一）药物避孕作用机制

1. 抑制排卵 通过干扰下丘脑释放 GnRH，抑制垂体分泌 FSH 和 LH，直接影响垂体对 GnRH 的反应，不出现排卵前的 LH 高峰，从而抑制排卵。

2. 改变宫颈黏液 使宫颈黏液变浓稠，不利于精子穿透，阻止精卵相遇。

3. 干扰着床 使子宫内膜提前出现分泌反应，与孕卵的发育不同步而影响孕卵着床。

4. 改变输卵管的功能 在雌、孕激素的作用下，输卵管纤毛上皮功能、肌肉节段运动及输卵管液体分泌均受到影响，从而改变受精卵在输卵管内的正常运动，不利于孕卵着床。

（二）适应证及禁忌证

1. 适应证 育龄期健康妇女要求避孕者均可使用。

2. 禁忌证 ①急、慢性肝肾疾患和内分泌疾病如糖尿病、甲状腺功能亢进症。②心脏病、高血压及有血栓性疾病史者。③恶性肿瘤、癌前病变、子宫或乳房肿块者。④哺乳期不宜服用复方口服避孕药。⑤严重偏头疼反复发作者。⑥精神病长期服药者。⑦年龄 >35 岁的吸烟妇女不宜长期服用。

（三）避孕药物的种类

1. 口服避孕药

（1）复方短效口服避孕药 由雌、孕激素配伍组成，雌激素成分为炔雌醇，孕激素成分各不相同，构成不同配方和制剂。复方短效口服避孕药的主要作用机制是抑制排卵，正确应用的有效率近 100%。

使用方法：复方炔诺酮片、复方甲地孕酮片从月经来潮的第 5 天开始服药，每晚 1 片，连服 22 日，不得间断。复方去氧孕烯片、复方孕二烯酮片及炔雌醇环丙孕酮片，从月经来潮的第 1 天开始服药，每晚 1 片，连服 21 日。如漏服，应在 12 小时内补服 1 片，以免发生不规则阴道流血或避孕失败。一般在停药后 3 天左右月经来潮。若停药 7 日尚无月经来潮，应于当天晚上开始口服下一个周期的药物。若再次无月经，宜停药检查原因。单相片在整个周期中雌、孕激素含量是固定的。三相片模仿正常月经周期中内源性雌、孕激素水平变化，将 1 个周期服药日数分成 3 个阶段，各阶段雌、孕激素剂量均不相同，顺序服用，也是每日 1 片，连服 21 日。

（2）长效口服避孕药 服药一次避孕 1 个月，有效率达 96% ~98%。由长效雌激素和合成的孕激素配伍制成，长效雌激素被胃肠道吸收后储存于脂肪组织内，缓慢释放起到长效避孕作用。主要抑制性腺的功能从而抑制排卵。在月经来潮的第 5 天服第 1 片，5 天后加服 1 片，以后按第一次服药日期每月服 1 片。

2. 注射用长效避孕药 为长效雌、孕激素复方制剂或单纯孕激素制剂，有效率达98%。复方制剂肌注 1 次可避孕 1 个月，于第 1 个月经周期第 5 天和第 12 天各肌注 1 支，以后在每次月经周期第 10~12 天肌注 1 支。因副作用较大，已较少使用。单纯孕激素制剂如醋酸甲羟孕酮避孕针，每隔 3 个月注射 1 针。长效避孕针用药后可能出现月经周期不规则、经量增多或闭经，对症处理可缓解。

3. 探亲避孕药 适用于夫妇分居两地探亲期间短期使用，不受月经限制。其制剂有炔诺酮探亲避孕片、甲地孕酮探亲避孕片和炔诺孕酮探亲避孕片等。服用方法：探亲前一天或当天中午起服用 1 片，以后每晚服 1 片，连服 10~14 日。若探亲超过半月，最好改用短效避孕药。

4. 其他类型避孕药

（1）**皮下埋植剂** 是一种缓释系统避孕剂，避孕效果达 99% 以上。国产皮下埋植剂为左炔诺孕酮硅胶棒 I 型、II 型和依托孕烯植入剂。皮下埋植剂用法：于月经周期 7 天内植入左上臂内侧皮下。副作用：个别妇女使用后有不规则阴道出血或闭经，随放置时间延长逐渐减轻或消失。症状严重者，可用止血药或雌激素止血。

（2）**缓释阴道避孕环** 缓释阴道避孕环是由医用硅胶管制成的圆形环，环内含有甲地孕酮 250mg，1 次放置，避孕 1 年，经期不需取出。避孕效果好，妊娠率 0.6%。

（3）**避孕贴片** 避孕药放在特殊贴片内，贴在皮肤上，通过皮肤吸收避孕药物达到避孕目的。每周 1 片，连用 3 周，停用 1 周，每月共用 3 片。

（四）副作用及处理

1. 类早孕反应 部分妇女服药后会出现类早孕反应，如头昏、疲倦、恶心、呕吐等。坚持服药一段时间后会减轻或消失。若反应较重，可考虑换用其他制剂或选用其他避孕措施。

2. 阴道出血 多发生在漏服药之后，或因体内雌激素不足所致。如出血量少，可每晚加服炔雌醇 0.05mg，或加倍服用避孕药，直至服至 21 天为止；若出血量多于月经，应停药，待出血第 5 天开始口服下一个周期的药物。

3. 闭经 1%~2% 的妇女服药后发生闭经，常发生于月经不规则的妇女。如用药后连续 2 个周期出现闭经，应停用避孕药，排除妊娠后改用人工周期治疗或加用促排卵药物。

4. 其他影响 部分妇女服药后出现颜面部皮肤出现淡褐色色素沉着、体重增加等，一般无需处理，停药后可恢复正常，症状明显可换用其他避孕方法。

三、其他避孕法

（一）安全期避孕法

避开排卵前后一段时间进行性生活而达到避孕目的的避孕方法。排卵前后 4~5 天为易孕期，其余时间为相对安全期。该方法不用借用任何避孕药物和工具，简便易行，但因排卵时间不能准确测到，且排卵时间易受外界多种因素的影响而提前或推后，故此法失败率较高，不宜提倡。

（二）紧急避孕

为防止非意愿性妊娠，未避孕而有性生活或避孕失败后应用药物和工具避孕的方法，称紧急避孕。

1. 放置宫内节育器 在无保护性生活后 5 天内，放置带铜节育器于子宫腔内，有效率可达 95% 以上。适用于要求长期工具避孕而又无禁忌证者。

2. 口服紧急避孕药

（1）*激素类药物* 在无保护性生活后 3 天内，口服复方左炔诺孕酮避孕片，首剂 4 片，12 小时后再服 4 片；也可在无保护性生活后 3 天内服用左炔诺孕酮片，如毓婷、惠婷等，首剂 1 片，12 小时后再服 1 片。正确使用妊娠率仅 4%。

（2）*米非司酮* 为抗孕激素制剂。服用方法：在无保护性生活后 120 小时内口服米非司酮 10mg 或 25mg，1 片即可。避孕效果可达 85% 以上。

3. 副反应 激素类药物服药后可能出现恶心、呕吐、不规则阴道流血，而米非司酮副反应少且轻。总之，紧急避孕药物的激素用量大，副作用也随之加大，不能作为常规避孕方法使用。

四、输卵管绝育术

输卵管绝育术是采用手术方法将输卵管的通道阻断，使精子和卵子不能相遇结合，从而达到永久性不孕的目的。阻断的方法有结扎、金属夹、粘堵等，目前常用方法为经腹或经腹腔镜行输卵管结扎术。

（一）经腹输卵管结扎术

1. 适应证 已婚妇女，自愿要求做绝育手术而无禁忌证者；因病不宜再妊娠者。

2. 禁忌证 各种疾病的急性期；有感染者，如腹部皮肤感染、急慢性盆腔炎等；24 小时内两次体温在 37.5℃ 或以上者；严重的神经官能症；全身状况不佳，如心力衰竭、血液病等，不能耐受受术者。

3. 手术时间 非孕妇女，选择在月经干净后 3 ~ 4 日；人工流产或分娩后，宜在 48 小时内手术；哺乳期或闭经妇女，在排除早孕后再行手术。

4. 手术步骤 受术者排空膀胱后取平卧位，常规消毒腹部皮肤，切口处做局部浸润麻醉。

（1）*切口位置* 耻骨联合上 3 ~ 4cm 做纵切口，长约 2cm。产后结扎则在宫底下 2cm 处做切口，逐层开腹。

（2）*寻找输卵管* 为手术的关键环节。术者左手食指入腹腔，沿宫底后方滑向一侧，到达卵巢或输卵管后，右手持卵圆钳将输卵管夹住，轻轻提至切口外，亦可用指板法或吊钩法提取输卵管。只有见到输卵管伞端，方可证实为输卵管无误，并需检查卵巢。

（3）结扎输卵管 目前多采用抽心包埋法。用两把组织钳钳夹输卵管峡部约3cm长的一段浆膜，在此段浆膜下注入0.5%利多卡因1mL使之膨胀，在膨胀的浆膜上做一切口，用蚊式止血钳游离输卵管，剪去1cm，再以4号细丝分别结扎输卵管两侧断端，用1号丝线连续缝合浆膜层，将输卵管近侧包埋于浆膜内，远端留置浆膜外，检查无出血后送回腹腔。同法处理对侧。

5. 术后处理 术后注意观察生命体征。局部浸润麻醉不需禁食，鼓励尽早下床活动。术后2周内禁止性生活。

6. 术后并发症 一般不发生。若发生，多系操作粗暴、未按常规进行所致。常见并发症如出血、血肿、感染、脏器损伤、输卵管再通等。

（二）经腹腔镜输卵管绝育术

1. 禁忌证 腹腔粘连、心肺功能不全、膈疝等，余同经腹输卵管结扎术。

2. 术前准备 同经腹输卵管结扎术，受术者应取头低仰卧位。

3. 手术步骤 局麻、硬膜外麻醉或静脉全身麻醉。脐孔下缘做1cm小切口，将气腹针插入腹腔，充气（二氧化碳）2~3L，然后换置腹腔镜。在腹腔镜直视下将弹簧夹或硅胶环置于输卵管峡部，以阻断输卵管通道。也可采用双极电凝烧灼输卵管峡部1~2cm长。各种方法的绝育失败率，以电凝术最低，其次是硅胶环。但机械性绝育术与电凝术相比，毁损组织少，可提供更高的复孕率。

4. 术后处理 术后静卧数小时后可下床活动，注意观察有无体温升高、腹痛、腹腔内出血或脏器损伤征象。

五、人工流产

因避孕失败所致的意外妊娠，可在妊娠早期人为地采取措施终止妊娠，作为避孕失败的补救措施。人工流产可分为药物流产与手术流产两种方法。

（一）药物流产

应用药物致使胚胎排出的方法称为药物流产。目前最常用的药物是米非司酮配伍米索前列醇，早孕完全流产率在90%以上。

1. 适应证

（1）停经49日内，本人自愿，年龄在40岁以下的健康妇女。

（2）不宜行手术流产的高危妊娠，如近期剖宫产后、子宫位置不正常、生殖道畸形、有盆腔脊柱肢体畸形等。

（3）对手术流产有恐惧心理的妇女。

（4）尿HCG阳性，B型超声确诊为宫内妊娠。

2. 禁忌证

（1）肾上腺疾病及其他内分泌疾病、血液病、血管栓塞性疾病、青光眼、哮喘、癫痫、结肠炎等。

（2）过敏体质者，妊娠期皮肤瘙痒史者。

（3）带器妊娠者，宫外孕。

（4）妊娠剧吐者。

（5）长期服用抗结核、抗癫痫、抗抑郁、抗前列腺素药物等。

3. 服用方法 常用的方法是空腹或进食2小时后口服米非司酮25mg，1日2次，连续3日，于第4日上午口服米索前列醇0.6mg，1次服完。

药物流产最大的副反应是流产后出血时间过长和出血量增多，且药物治疗效果较差。极少数人可因大量出血而需刮宫终止妊娠，故药物流产必须在有抢救条件的正规医疗机构进行。

（二）人工流产术

人工流产术是指妊娠14周以内，以手术方法终止妊娠者，包括负压吸引术和钳刮术两种方法。

1. 负压吸引术 是利用负压将宫腔内的妊娠物吸出。

（1）适应证 妊娠10周以内要求终止妊娠而无禁忌证者；因各种疾病不宜继续妊娠者。

（2）禁忌证 各种疾病的急性期或全身性疾病不能耐受手术；生殖系统炎症；妊娠剧吐酸中毒尚未纠正者；术前两次体温在37.5℃以上者。

（3）手术步骤 常规消毒外阴阴道，铺无菌巾。双合诊明确子宫大小、位置及附件有无异常。用窥器扩张阴道，消毒阴道及宫颈，用宫颈钳钳夹宫颈前唇固定子宫。子宫探针顺子宫方向轻轻探测宫腔深度。扩宫器由小到大逐号扩张宫颈管至比拟用的吸管大半号或1号止。将橡皮管一端接上吸管，一端连接到负压吸引器上，然后将吸管顺宫腔方向轻轻伸入直至宫底，注意吸管不应超过探针所测得的深度。按孕周大小适当调整负压，一般控制负压在400~500mmHg，顺时针方向吸刮宫腔1~2圈，当感宫壁粗糙，表示宫腔内组织已吸刮干净。可折叠捏紧橡皮管，从宫腔慢慢抽出吸管。为避免胚胎组织残留，最后再用小刮匙轻轻搔刮子宫双角及宫腔四壁。用探针再次探测宫腔深度，与术前比较宫腔深度缩小。棉球或纱布擦净宫颈口和阴道，取下器具，术毕。术后仔细检查吸出物有无绒毛，吸出物的多少是否与停经周数相符。

（4）术后处理 术后观察1~2小时，若无异常方可让受术者离去。术后回家休息半个月，2周内禁盆浴，1个月内禁房事。嘱术后若有腹痛、发热、阴道出血量多者，随时就诊。

2. 人工流产并发症及处理

（1）人工流产综合反应 在人工流产过程中，宫颈、子宫受到机械性刺激后，迷走神经兴奋，受术者突然感到头晕、恶心、呕吐、面色苍白、出冷汗、脉搏细弱缓慢、血压下降、心动过缓或心律失常，重者可晕厥或抽搐。停止手术后多能恢复。术前应给予精神安慰，消除紧张恐惧心理；术中操作应轻柔，扩张宫颈时不可过快和过猛，吸宫时负压要适当，吸净后不要再吸刮。症状出现后，立即停止手术，给予氧气吸入，一般可自行恢复。严重者可静脉注射阿托品 0.5~1mg，可有效缓解。

（2）术中出血　可因子宫收缩不良，也可因妊娠月份较大而发生出血。可宫颈注射缩宫素促进子宫收缩，同时迅速清除宫腔内组织，必要时应及时补液、输血等。

（3）子宫穿孔　多与操作者技术水平及子宫本身（瘢痕子宫、哺乳期妊娠子宫、子宫过度前倾等）情况有关。器械进入宫腔突然出现"无底"感觉，或其深度明显超过检查时子宫大小，即可诊断为子宫穿孔。发现子宫穿孔时，立即停止手术。若穿孔小，胚胎组织已清除又无明显内出血者，可注射缩宫素促进子宫收缩，并使用抗生素预防感染；严密观察有无腹痛、阴道流血及血压脉搏的变化；若胚胎组织尚未吸净者，可在超声或腹腔镜监护下，由有经验的医师避开穿孔部位行清宫术；尚未进行吸宫操作者，则可等待 1 周后再清除宫腔内容物；内出血增多或疑有脏器损伤者，应立即剖腹探查。

（4）术后感染　常见的有子宫内膜炎、子宫肌炎、附件炎等。给予足量抗生素控制感染，有宫腔内残留组织或积血者在给抗炎药物的同时，择机清理宫腔。

（5）吸宫不全　部分妊娠组织物残留宫腔。一般为子宫体过度屈曲或手术者技术不熟练导致。若术后无明显感染征象者，应尽早行清宫术，术后给予抗生素预防感染；若同时伴有严重感染者，应控制感染后再行清宫。

（6）漏吸　术时胚胎组织未从宫腔内吸出称漏吸。术毕应常规检查吸出物是否有绒毛或胚胎组织，否则，应查找原因，必要时再次行负压吸引术。

（7）宫颈或宫腔粘连　为术后远期并发症。多因术时负压过高、损伤宫颈、过度搔刮及感染等所造成。宫颈粘连者，用探针或小号扩宫器扩张宫颈口。宫腔粘连者，可放置节育器于宫腔，加用人工周期治疗 3 个月，促使内膜增生。

六、中期妊娠引产

目前临床应用较多的是依沙吖啶引产。

1. 适应证　妊娠 14~24 周要求终止妊娠而无禁忌证者。

2. 禁忌证　有活动性肝、肾疾病伴功能不全者，瘢痕子宫者，穿刺部位皮肤感染者，急性生殖道炎症等。

3. 操作步骤　孕妇排空膀胱，平卧，查清宫底和囊性感较强的羊水部位，困难时，借助于超声定位，或超声引导下进行则更安全。消毒腹部皮肤，铺无菌孔巾。在穿刺点局部麻醉，用 20~21 号穿刺针垂直快速刺入羊膜腔，抽出羊水后，将药液缓慢注入羊膜腔，用无菌纱布压迫穿刺点 2~3 分钟，胶布固定。术毕。

4. 注意事项　依沙吖啶每次注入量 50~100mg，用量不能过大，否则可引起药物中毒。羊膜腔注药后，孕妇应留在病房观察，注意阴道有无流血、流水及宫缩等情况，胎儿及胎盘一般在注药后 24~48 小时排出。娩出后应仔细检查胎儿胎盘是否完整，否则，应予以清宫。引产术后应常规检查宫颈与阴道壁有无撕裂伤，如有撕裂及时予以缝合。

病案讨论

1. 某妇女，30 岁，人流术后 1 周，下腹疼痛，发热，体温 38℃～40℃，寒战，脉速，食欲不振。妇检：宫颈口处有脓性分泌物流出，子宫略大，有压痛，宫颈举痛。

（1）此患者入院诊断是什么？

（2）其诊断依据是什么？

（3）该如何处理？

2. 李女士，46 岁，上环 15 年，最近阴道不规则流血，前来就诊要求取环。术前 X 线检查，有金属环显影，取环时遇到困难。

（1）最可能的原因是什么？

（2）应当如何处理？

3. 张女士，已婚，停经 50 天诊为早孕，要求行负压吸宫术。术中出现恶心呕吐、出汗，查体面色苍白，血压 70/50mmHg，心率 48 次/分。

（1）此患者可能的诊断是什么？

（2）该如何处理？

复习思考题

1. 宫内节育器的避孕原理是什么？
2. 简述宫内节育器的放置时间和禁忌证。
3. 药物避孕的原理如何？副作用如何处理？
4. 人工流产的适应证和禁忌证有哪些？
5. 人工流产的并发症有哪些？如何处理？

第十九章　妇女保健

妇女保健是以维护和促进妇女健康为目的，以群体为服务对象，以预防为主，以保健为中心，以基层为重点，防治结合，开展以生殖健康为核心的保健。做好妇女保健工作，关系到家庭幸福、民族素质的提高和计划生育基本国策的贯彻落实。

一、女性青春期保健

（一）青春期内分泌变化及心理行为特点

青春期是从儿童期发育到成年期的过渡阶段。青春期的生理特点有：①月经来潮，但此时卵巢功能并不稳定，可能无排卵周期，月经周期常不规则。②女孩进入青春期后，身体迅速生长，逐渐发展成熟。③生殖器官发育（第一性征）。由于促性腺激素作用，卵巢增大，卵泡开始发育并分泌雌激素，使内、外生殖器进一步发育，从幼稚型逐渐转变为成人型。④第二性征出现，包括音调变高，胸、肩部皮下脂肪增多，乳房发育，阴毛和腋毛生长，骨盆横径发育大于前后径，显现女性特有体态。

（二）青春期保健方法

青春期少女的身体发育和心理发育处于过渡阶段，尚不够健全，因此，不但要保证少女生殖器官和生殖生理得到正常发育，还要保障少女心理的健康发育和发展，以加强一级预防为重点。

1. 一级预防

（1）自我保健　加强健康教育，使少女了解自己的生理、心理特点，懂得自爱，学会保护自己，合理安排学习和生活，劳逸结合，适当参加运动和正常的娱乐，培养良好的个人生活习惯，远离烟酒，保证充足的睡眠。

（2）性教育　通过性教育，普及性生理和性心理卫生知识，使少女建立正确的性观念和性道德，正确对待和处理性发育过程中的各种问题，减少非意愿妊娠率，预防性传播疾病。

（3）卫生指导　注意经期卫生，月经期不宜盆浴，禁止游泳，避免剧烈运动，忌酒及过分刺激的食物，注意保暖；正确保护皮肤，防止痤疮；保护大脑，开发智力。

（4）营养指导　定时定量，三餐有度，注意营养成分的搭配，提供足够的热量。

（5）体育锻炼　体育锻炼对身体健康成长十分重要，鼓励少女积极参加各种体育活动，但要注意运动负荷，不宜过量。

2. 二级预防 包括早期发现疾病和行为偏异以及减少危险因素两个方面。通过学校保健等普及对青少年的体格检查，及早筛查出健康和行为问题。

3. 三级预防 包括对女青年疾病的治疗与康复。

二、女性围生育期保健

（一）孕前保健

孕前仔细评估既往慢性疾病史、家族和遗传病史，特别是前次有不良孕产史者，积极治疗对妊娠有影响的疾病，不宜妊娠者应及时告知。女性 <18 岁或 >35 岁为妊娠危险因素，易造成难产及其他产科并发症，以及胎儿染色体病。女性生育年龄在 25～29 岁间孕产妇和围产儿死亡率最低。戒烟酒，避免接触有毒物质和放射线。使用长效避孕药物避孕者需改为工具避孕半年后再受孕。孕前 3 个月补充叶酸或含叶酸的多种维生素可明显降低胎儿神经管畸形等风险。选择最佳的受孕时机，有计划的妊娠，以减少高危妊娠和高危儿的发生。

（二）妊娠早期保健

妊娠早期是胚胎、胎儿分化发育阶段，易受外界因素及孕妇疾病的影响，导致胎儿畸形或发生流产。做好预防流产相关知识宣教。避免接触有害化学制剂和放射线，避免密切接触宠物，避免病毒感染。避免高强度工作、高噪音环境和家庭暴力，避免精神受刺激，保持心理健康。指导妊娠早期营养和生活方式，保证充足睡眠，适当活动。患病时遵医嘱服药。应尽早确诊妊娠，建立孕期保健手册。确定基础血压、体重。进行高危妊娠初筛，不宜继续妊娠者应告知并及时终止妊娠；高危妊娠继续妊娠者，严密观察，严格执行转诊制度。

（三）妊娠中期保健

妊娠中期是胎儿生长发育较快的阶段，应仔细检查妊娠早期各种影响因素对胎儿是否有损伤，预防妊娠晚期并发症。进行妊娠中期营养、生活方式、妊娠生理知识、早产的认识与预防、妊娠期糖尿病筛查意义等宣教。适当补充铁剂和钙剂。监测胎儿生长发育的各项指标。预防和及早发现胎儿发育异常。预防和治疗生殖道感染，减少妊娠晚期、产时、产后的并发症。筛查胎儿畸形，对疑有畸形或遗传病及高龄孕妇的胎儿要进一步做产前诊断和产前治疗。

（四）妊娠晚期保健

妊娠晚期胎儿生长发育最快，体重明显增加，需进行营养及生活方式、孕妇自我监护、分娩及产褥期相关知识、母乳喂养、新生儿筛查、预防接种等宣教。定期行产前检查，监测胎儿生长发育的各项指标，及早发现并矫正异常胎位，防治妊娠并发症，必要时进行胎盘功能和胎儿宫内安危的监护，及时纠正胎儿缺氧。指导孕妇做好乳房准备，有利于产后哺乳。做好分娩前的心理准备，考虑对母儿合适的分娩方式。

（五）分娩期保健

分娩期是保证母儿安全的关键。提倡住院分娩，高危孕妇应提前入院。近年我国卫生部针对分娩期保健提出"五防、一加强"，内容是：防出血（及时纠正宫缩乏力，及时娩出胎盘，注意产后 2 小时的出血量），防感染（严格执行无菌操作规程，院外未消毒分娩者注射破伤风抗毒素，防产褥期感染），防滞产（注意胎儿大小、产道情况、产妇精神状态，密切观察宫缩，定时了解宫颈扩张和胎先露部下降情况），防产伤（尽量减少不必要干预及不适当操作或暴力，提高接产质量），防窒息（及时处理胎儿窘迫，接产时作好新生儿抢救准备）；"一加强"是加强产时监护和产程处理。

（六）产褥期保健

产褥期保健均在初级保健单位进行，产后访视应在产后 3 日内、产后 14 日、产后 28 日进行（详见第五章第四节"产褥期处理"）。

三、女性围绝经期及绝经后保健

（一）围绝经期保健

围绝经期是指妇女 40 岁左右开始出现内分泌、生物学变化与临床表现直至绝经。

1. 围绝经期的生理特点及临床表现 此期卵巢功能逐渐衰退，卵泡数明显减少且易发生卵泡发育不全，最终由于卵巢内卵泡自然衰竭或剩余的卵泡对垂体促性腺激素丧失反应，导致卵巢功能衰竭，出现月经紊乱直至绝经。围绝经期由于雌激素水平较低，可出现出汗、潮热、不安、情绪不稳定、烦躁或抑郁、失眠等血管舒张障碍和神经精神症状。

2. 围绝经期保健方法 绝经过渡期保健内容及方法有：①保持心情舒畅，注意锻炼身体，合理安排生活，重视蛋白质、维生素及微量元素的摄入。②体内支持组织及韧带松弛，容易发生子宫脱垂及压力性尿失禁，应行肛提肌锻炼，即用力做收缩肛门括约肌的动作，以加强盆底组织的支持力。③保持外阴部清洁，预防萎缩的生殖器发生感染；防治绝经过渡期月经失调，重视绝经后阴道流血。④此期是妇科肿瘤的好发年龄，应每年定期体检。⑤虽然此期生育能力下降，仍应避孕至月经停止 1 年以后。⑥在医师指导下，采用激素补充治疗、补充钙剂等方法防治绝经综合征、骨质疏松、心血管疾病等发生。

（二）绝经后保健

绝经后期指绝经后的生命时期。此期卵巢功能已完全衰退，雌激素水平低落，不足以维持女性第二性征，生殖器官进一步萎缩老化。此期是一生中生理和心理上一个重大转折点，由于生理方面的明显变化带来了心理及生活的巨大变化，使处于老年期的妇女较易患各种身心疾病，如萎缩性阴道炎、子宫脱垂和膀胱膨出、直肠膨出、妇科肿瘤、脂代谢紊乱、老年性痴呆、骨质疏松等。因此应定期体格检查，加强身体锻炼，合理应用激素类药物，以利于健康长寿。

四、遗传咨询与遗传筛查

遗传咨询就是由从事医学遗传的专业人员或咨询医师，对咨询者提出的家庭中遗传性疾病的发病原因、遗传方式、诊断、预后、复发风险率、防治等问题予以解答，并就咨询者提出的婚育问题提出建议或指导性意见，以供询问者参考。遗传咨询是预防遗传性疾病中的一个重要环节。

（一）遗传咨询的目的及意义

随着科学技术不断进展，诊断手段不断提高，新的遗传病不断被发现，遗传性疾病已成为人类常见病、多发病。不少遗传病病情严重，甚至导致终生残疾，给患者带来痛苦，给家庭、国家造成沉重的精神负担和经济负担。遗传咨询是在遗传学、细胞遗传学、分子生物学、分子遗传学迅猛发展的基础上，与临床医学紧密结合而建立起来的一门新兴学科，其目的就是及时确定遗传性疾病患者和携带者，并对其生育患病后代的发生危险率进行预测，商谈预防措施，从而减少遗传病儿的出生，降低遗传性疾病的发生率，提高人群遗传素质和人口质量。

（二）遗传咨询的步骤

1. 明确诊断　通过家系调查、家谱分析、临床表现及实验室检查等手段，明确是否有遗传性疾病。收集详细的病史资料，了解夫妻双方三代直系血亲，若咨询者为近亲结婚，应正确估计其对遗传性疾病的影响，进行必要的系统的体格检查和实验室检查来明确诊断。

2. 预测对子代的影响　预测遗传性疾病患者子代再发风险率，可以根据遗传性疾病的类型和遗传方式作出估计。宫内胚胎或胎儿接触致畸因素，则应根据致畸原的毒性、接触方式、剂量、持续时间以及胎龄等综合分析。

3. 近亲结婚对遗传性疾病影响的估计　近亲结婚因夫妇有共同祖先，故有共同的特定基因，包括治病基因。近亲结婚增加夫妻双方将相同的有害隐性基因传给下一代的几率，其子女发生常染色体隐性遗传病的可能性显著增加。故我国《婚姻法》规定"直系血亲和三代以内的旁系血亲禁止结婚"。

4. 提出医学建议

（1）**应暂缓结婚**　可以矫正的生殖器畸形。在矫正之前暂缓结婚，待畸形矫正后再结婚。

（2）**可以结婚，但禁止生育**　①男女一方患严重的常染色体显性遗传病，如强直性肌营养不良、先天性成骨不全等，目前尚无有效的治疗方法，子女发病率高，且不能作出产前诊断，故可以结婚，但不能生育。②男女双方均患严重的相同的常染色体隐性遗传病，如男女均患白化病。其子女发病率几乎是 100%。③男女一方患多基因遗传病，如原发性癫痫、精神分裂症、躁狂抑郁型精神病等，又属于该病的高发家系，后代再现风险率增高。若病情稳定，可以结婚，但不能生育。

（3）限制生育　产前能够做出准确诊断或植入前诊断的遗传病可在获确诊报告后对健康胎儿作选择性生育。产前不能作出诊断的 X 连锁隐性遗传，可在作出性别诊断后，选择性生育。

（4）不能结婚　①直系血亲和三代以内旁系血亲。②男女双方均患相同的遗传性疾病，或男女双方家系中患相同的遗传性疾病。③严重智力低下者，常有各种畸形，生活不能自理。男女双方均患病无法承担家庭义务及养育子女，加之其子女智力低下概率大，故不能结婚。

（5）领养孩子　对一些高风险的夫妇，领养不失为一种较好的选择。

（6）人工授精　夫妻双方都是常染色体隐性遗传病的携带者，或男方为常染色体显性遗传病患者，或男方为能导致高风险、可存活出生畸形的染色体平衡易位携带者等，可采用人工授精的方法预防遗传病的发生。

（7）捐卵者卵子体外受精，子宫内植入　适用于常染色体显性遗传病患者；或可导致高风险、可存活出生畸形的染色体平衡易位携带者等情况。

（三）遗传咨询的种类与对策

遗传咨询通常分为婚前咨询、孕前咨询、产前咨询和一般遗传咨询。

1. 婚前咨询　通过询问病史、家系调查、家谱分析，再结合全面的体格检查，对遗传缺陷绝大多数能确诊。根据其遗传规律，评估下一代的风险度，提出对结婚、生育的具体指导意见，从而减少可避免遗传病儿的出生。婚前咨询是防止遗传性疾病延续的第一关。

2. 孕前咨询　我国新《婚姻法》取消了强制性婚前检查的要求，孕前咨询不但可以使婚前检查的项目得到检查，还可以检查出婚后发生的疾病，并作孕前指导。

3. 产前咨询　主要遇到的遗传咨询为：①妊娠期间，尤其是妊娠前 3 个月接触过化学物质、放射线、服用过药物等，是否会导致胎儿畸形。②夫妻一方或家属曾有遗传病儿或先天畸形儿，再生育下一代患病几率有多大。③已生育过患儿再生育是否仍是患儿等。

4. 一般遗传咨询　主要咨询的问题为：①生育过畸形儿是否为遗传性疾病，是否影响下一代。②夫妻多年不孕或习惯性流产，希望获得生育指导。③夫妻一方接受放射线、化学物质，是否会影响下一代。④夫妻一方有遗传病家族史，该病是否累及本人及其子女。⑤夫妻一方已确诊为遗传病，询问治疗方法及效果等。

（四）遗传筛查的常用方法

遗传筛查手段包括 B 型超声检查、胎儿心动图、羊水检查、绒毛活检、羊膜腔胎儿造影、胎儿镜检查、胎血检测、磁共振成像等。

1. B 型超声检查 妊娠 16 周以后，在 B 型超声下能观察到胎儿体表及脏器有无畸形。B 型超声检查的另一重大用途，是在其引导下行羊膜腔穿刺抽取羊水、采集绒毛、行脐静脉穿刺抽取胎血和胎儿镜检查等操作时更安全、准确。

2. 胎儿心动图 是近年开展的一项新的诊断方法。胎儿心动图能正确显示胎儿心脏结构和功能，对高危胎儿先天性心脏畸形及孕妇或胎儿患病所致的心脏并发症作出宫内诊断。

3. 羊水检查 通过羊膜腔穿刺取出羊水，取羊水上清液及沉渣检查及培养，已是目前产前诊断的重要手段。

4. 绒毛活检 获取的绒毛标本，不需培养直接进行涂片在光镜下观察诊断，也可进行酶活性测定和对绒毛细胞进行性染色质检查确定胎儿性别，或提取 DNA 后作基因诊断。还可行绒毛细胞培养，进行染色体核型分析。绒毛活检诊断结果比检测羊水获得结果约提前 2 个月。

5. 羊膜腔胎儿造影 是一种显示羊水中胎儿轮廓的造影法。先行羊膜腔穿刺，将 40% 碘化油（脂溶性造影剂）20mL 和 76% 泛影葡胺（水溶性造影剂）40～60mL 同时注入羊膜腔内，行 X 线摄片，能诊断胎儿体表畸形和胎儿消化道畸形。

6. 胎儿镜检查 可在直视下观察胎儿体表和胎盘胎儿面，其附属装置可以同时采集羊水、抽取胎儿血液和取胎儿皮肤组织检查等，是近年发展的一项宫内胎儿诊断技术。

7. 胎血检测 在妊娠 18～20 周经皮脐静脉穿刺抽取纯胎儿血液检测，是一项值得推广的新技术。抽取的胎儿血液可以确定胎儿血型，可以诊断血友病、血红蛋白病、半乳糖血症等数十种疾病。脐静脉血还可以作为胎儿基因工程检测的标本。

8. 磁共振成像 为彻底摆脱 X 线损伤的全新扫描技术，能从任何方向截面显示解剖病变，诊断效果优于 CT。

复习思考题

1. 试述妇女早孕期、中孕期、晚孕期的保健方法。
2. 试述围绝经期的保健方法。
3. 试述遗传咨询的种类与对策。

附录 妇产科住院病历示例

住院病历

姓名：_____　　　　　　　　性别：女

年龄：46 岁　　　　　　　　　　婚姻：已婚

民族：_____族　　　　　　　职业：_____

籍贯：_____　　　　　　　　住址：_____

入院日期：　年　月　日　　　　病历采集日期：　年　月　日

病史陈述者：本人　　　　　　　可靠程度：可靠

主诉：月经量增多 3 年，尿频 1 年。

现病史：患者平素月经规律，4/30 天，量中等，无痛经。3 年前开始月经量增多，经期延长，周期缩短，6 - 7/26 天，每次月经较前多用约 10 块卫生巾。当时无头晕乏力，无腹痛，无尿频，尿急，尿痛，无肛门坠胀及里急后重感，同年单位体检发现子宫肌瘤 5cm×6cm，之后定期复查。1 年前自觉尿频，每日小便 10 多次，夜间小便 1 次，有尿不净感，无尿急，尿痛，偶感腰酸。当时在我院查子宫增大如孕 12 周大小，建议手术，患者拒绝。1 年来患者可自己于下腹部触及包块，自觉逐渐增大，尿频加重，经量较前无明显增多，无其他不适。近日于外院查子宫如孕 14 周大小，B 超示：子宫多发肌瘤，最大者 9.2cm×9.0 cm×8.0cm，为进一步诊治收入院。患者自发病以来精神、食欲、睡眠可，小便如前所述，大便如常，体重无明显变化。

既往史：糖尿病 2 型 5 年，间断口服降糖灵，优降糖等药物，2 个月前查空腹血糖 7.0mmol/L。23 年前妊娠时患妊娠期高血压疾病，10 多年来血压升高，自述最高达 150/100mmHg，未正规诊治。否认肝炎、结核、心脏病、肾病史，无手术外伤史，无输血史。

系统回顾：

头颅五官：无视力障碍，耳聋，耳鸣，眩晕，鼻出血，牙痛，牙龈出血或声音嘶哑。

呼吸系统：无咽痛，咳嗽，咳痰，咯血，呼吸困难，发热，胸痛，盗汗。

循环系统：无心悸，活动后气促，心前区痛，下肢水肿，腹水，头晕，头痛，晕厥，血压升高，无皮肤苍白，黏膜出血，黄疸，淋巴结肿大，骨骼疼痛。

消化系统：无嗳气，反酸，吞咽困难，腹痛，腹泻，呕吐，黄疸或黑便。

泌尿系统：无尿频，尿急，尿痛，腰痛，血尿，尿量异常，排尿困难，血压增高，颜面水肿。

内分泌系统：无怕热，多汗，乏力，头痛，视力障碍，烦渴，多尿，水肿，显著肥胖或明显消瘦，无毛发增多或脱落，无色素沉着，性功能改变。

肌肉关节系统：无疼痛，关节红肿，关节畸形，肢体活动障碍，肌无力或肌萎缩。

神经系统：无头痛，头晕，记忆力减退，语言障碍，失眠，意识障碍，皮肤感觉异常，瘫痪，抽搐。

精神状态：无幻觉，妄想，定向力障碍，情绪异常。

个人史：原籍_____，从事行政工作，否认烟酒嗜好及疫区居留史。否认药物过敏史。

月经婚育史：13岁初潮，4/30天，量中，无痛经，末次月经2015年1月2日。28岁结婚，丈夫53岁，患糖尿病。G2P1，1993年顺娩一活男婴，现健存，1995年人流1次，1996年上宫内节育环。

家族史：其父患高血压病，家族中其他人无遗传性疾病及传染病史。

体格检查

一般状况：T 36℃，P 80次/分，R 16次/分，BP 150/90mmHg

发育正常，营养良好，体型匀称，神志清楚，表情自然，自主体位，查体合作。

皮肤黏膜淋巴结：颜色正常，富有光泽，弹性良好，无黄染，苍白，皮疹或出血。全身浅表淋巴结未触及肿大。

头部器官：

头颅：发育正常，未见畸形，头发色光泽正常，分布均匀。无瘢痕，压痛。

眼：眼眉无脱落，眼睑无水肿，下垂，结膜无苍白，充血，巩膜无黄染，角膜透明，双侧瞳孔等大同圆，对光反射灵敏。

耳：听力正常，耳郭无畸形，外耳道无异常分泌物，乳突无压痛。

鼻：外形正常，鼻道通畅，中隔无弯曲，副鼻窦无压痛。

口腔：口唇无苍白，紫绀，双侧鼻唇沟对称，牙齿排列整齐，无龋齿，牙龈无红肿，溢脓或萎缩，伸舌居中无震颤，口腔黏膜颜色正常，双侧扁桃体未见肿大，咽部平滑，无充血，红肿，脓性分泌物。

颈部：颈无抵抗，未见颈静脉怒张或颈动脉异常搏动，气管居中，甲状腺未触及肿大。

胸部：

胸廓：两侧胸廓对称，无局部隆起或凹陷，无胸壁静脉曲张，胸式呼吸为主，乳房丰满，无包块。

肺脏：

视诊：两侧呼吸运动对称。

触诊：胸廓扩张度对称，未触及胸膜摩擦感，两侧语音震颤对称。

叩诊：双肺叩诊清音，肺下界位于右锁骨中线第 6 肋间，右腋中线第 8 肋间，右肩胛线第 10 肋间，左腋中线第 8 肋间，左肩胛线第 11 肋间，双侧肺底移动度分别为 7cm（左）、8cm（右）。

听诊：双肺呼吸音清，未闻及干、湿性啰音，双侧语音共振对称。

心脏：

视诊：心前区无隆起或凹陷。

触诊：，心尖搏动于第 V 肋间左锁骨中线内 0.5cm 处，搏动范围约 2cm，无抬举样搏动，无震颤、心包摩擦感。

叩诊：心浊音界如下：

右（cm）	肋间	左（cm）
2	Ⅱ	2
3	Ⅲ	3.5
3	Ⅳ	5
	V	8

左锁骨中线距前正中线为 8.5cm。

心界叩诊正常。

听诊：心率 80 次/分，律齐，瓣膜听诊区未闻及杂音，附加音。

周围血管征：（－）

腹部：

视诊：腹部平坦，无腹壁静脉曲张，腹纹，未见胃肠型，蠕动波。

触诊：腹软，无压痛，反跳痛，耻上 3 指可触及质硬包块，边界清楚，宽 9cm，活动可，无压痛，下界未及。肝脾肋下未触及，无液波震颤，振水音。

叩诊：腹部叩诊音正常，移动性浊音（－）。

听诊：肠鸣音存在，7 次/分，未闻及血管杂音。

脊柱四肢：弯度正常，未见畸形，活动度正常，无压痛或叩痛。无畸形，杵状指，趾，无静脉曲张，肌肉萎缩，运动正常，关节无红肿，无关节活动受限。

神经系统：腹壁反射存在，膝腱反射对称引出，Babinski 征（－）。

妇科检查：外阴已婚已产型，阴道畅，分泌物不多，白色稍稠，无味，宫颈光，子宫前位，如孕 14 周大小，表面不平，质硬，活动可，无压痛，双附件区无增厚，压痛及包块。

化验及辅助检查：血常规：WBC 7.0×10^9/L，Hb 122g/L，PLT 251.0×10^9/L；血型：B 型。尿常规：正常。抗感染疾病筛查：阴性。凝血功能：APTT 比值：1.20（↑），其他各项均在正常范围。肝肾功能正常。空腹血糖：7.34mmol/L（↑）。宫颈防癌涂片正常。心电图示：T：$V_1 \sim V_3$ 倒置，$V_4 \sim V_6$、Ⅱ、Ⅲ、aVF 低平；诊断：窦性心率，T 波改变。胸片：双肺及纵隔未见异常；2015 年 1 月 14 日超声：子宫前位，明显增大，外形不规则宫壁有数个低回声团，最大位于左前壁直径 9.2cm×9.0cm×8.0cm，宫内可见节育器，位置正常，双侧附件（-）。提示：宫内节育器，子宫多发肌瘤。

病历摘要

　　患者某，女，46 岁，主因月经量增多 3 年，尿频 1 年于 2015 年 1 月 10 日入院。既往有高血压，糖尿病史。体检：BP 150/90mmHg，腹部耻上 3 指可触及质硬包块，边界清楚，宽 9cm，活动可，无压痛，下界未及。妇科检查：宫颈光，子宫前位，如孕 14 周大小，表面不平，质硬，活动可，无压痛，双附件区（-）。超声：子宫前位，明显增大，外形不规则宫壁有数个低回声团，最大位于左前壁直径 9.2cm×9.0cm×8.0cm，宫内可见节育器，位置正常，双侧附件（-）。

　　　　　　　　　　　　初步诊断：
　　　　　　　　　　　　　　子宫多发肌瘤
　　　　　　　　　　　　　　高血压
　　　　　　　　　　　　　　糖尿病
　　　　　　　　　　　　　　　　签名：＿＿＿＿＿＿

首次病程记录

一、病例特点

中年女性，慢性发病。

主因月经量增多 3 年，尿频 1 年入院。既往有高血压，糖尿病史。

体检：BP 150/90mmHg，腹部耻上 3 指可触及质硬包块，边界清楚，宽 9cm，活动可，无压痛，下界未及。妇科检查：宫颈光，子宫前位，如孕 14 周大小，表面不平，质硬，活动可，无压痛，双附件区（-）。

超声：子宫前位，明显增大，外形不规则宫壁有数个低回声团，最大位于左前壁直径 9.2cm×9.0cm×8.0cm，宫内可见节育器，位置正常，双侧附件（-）。

二、诊断与鉴别诊断

子宫多发肌瘤：患者为中年女性，月经量增多 3 年，经期延长，周期缩短，尿频 1 年，定期检查子宫逐渐增大，查体及超声检查均提示有肌瘤，故考虑该诊断可能性大，确诊需待术中所见及病理结果。

子宫腺肌瘤或腺肌症：患者为中年女性，子宫逐渐增大，超声检查提示有低回声区，应考虑该诊断。但患者无继发性渐进性痛经，查体子宫为前位，无压痛，超声未提示子宫后壁较厚，故该诊断可能不大，但仍有子宫腺肌瘤或腺肌瘤并发子宫肌瘤的可能，确诊需待病理。

妊娠子宫：患者育龄妇女，子宫增大，不除外妊娠可能。但无停经史，妇科检查子宫不软反而以硬为主，B 超未见宫内孕囊，故不支持该诊断。可进一步查尿 HCG 明确诊断。

卵巢肿瘤：卵巢肿瘤大多无月经改变，盆腔检查在子宫旁边可触及包块，质地或囊性或囊实性。该患者主诉月经过多，检查子宫本身增大，且 B 超提示子宫外形不规则，宫壁有数个低回声团，最大位于左前壁直径 9.2cm×9.0cm×8.0cm，双侧附件（－）。故卵巢肿瘤可除外。

宫内节育器：患者 1996 年带环后未取出，超声示宫内节育器位置正常，故该诊断成立。

高血压病：患者十多年来血压高于 140/90mmHg，入院时查 BP 150/90mmHg，故该诊断成立。

糖尿病：患者糖尿病史 5 年，入院查空腹血糖 7.34mmol/L，诊断明确。

三、检查计划

1. 完善术前化验，复查血常规、血糖。
2. 监测血压变化。
3. 彩超。

四、治疗计划

1. 予以降糖药及降压药，控制血糖与血压。
2. 择期行全子宫切除术。
3. 计划住院日期：10 天。

请上级医师查患者，根据患者病史，查体及 B 超的结果，考虑子宫多发肌瘤诊断基本明确，目前子宫大小如孕 14 周，并有压迫症状，因此有手术指征。患者 45 岁，近绝经，无生育要求，手术范围可考虑行全子宫切除术。先控制高血压，糖尿病等内科疾病，待血压，血糖稳定后择期行手术治疗。

签名：上级医师/主管住院医师

主要参考书目

1. 尤昭玲. 中西医结合妇产科学. 北京：中国中医药出版社，2011

2. 乐杰. 妇产科学. 第6版. 北京：人民卫生出版社，2004

3. 乐杰. 妇产科学. 第7版. 北京：人民卫生出版社，2010

4. 陈丽娟. 临床疾病学·妇产分册. 哈尔滨：黑龙江科学技术出版社，2003

5. 张玉珍. 中医妇科学. 北京：中国中医药出版社，2002

6. 王萍. 中西医结合妇产科学. 北京：人民卫生出版社，2005

7. 连方，齐聪. 中西医结合妇产科学. 北京：人民卫生出版社，2012